おいしい　かんたん　作りおき

高血圧・減塩レシピ

監修　伊藤貞嘉　公立刈田綜合病院 特別管理者

料理　牧野直子　管理栄養士・料理研究家

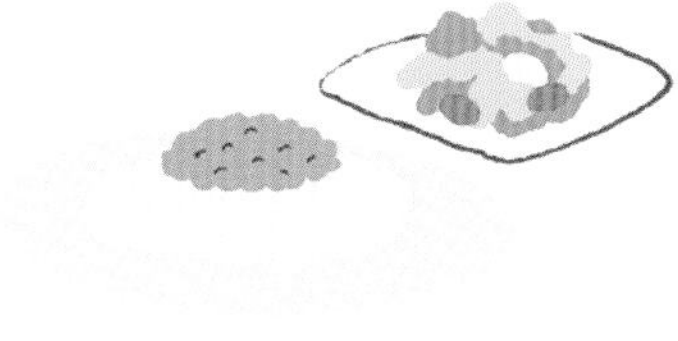

ナツメ社

はじめに

良い血圧で百までピンピン！元気で長生きの秘訣は何といっても血圧です。

　高血圧は脳卒中、心筋梗塞や心不全を起こします。図1に示すように、心臓・血管死の原因として高血圧は圧倒的で、糖尿病やメタボをはるかにしのいでいます。現在は治療が進歩して、脳卒中や心筋梗塞を起こしても命が助かるケースが多くなりました。しかし、このような方は介護が必要になることがあります。我が国は世界一の長寿国ですが、介護大国でもあります。自立して生活できる健康寿命は平均寿命より10年も短く、この間は誰かのお世話になって暮らさなければなりません。要介護の原因の半分近くは、高血圧が原因となる脳卒中、心不全、認知症です。また、高血圧は透析を必要とする末期腎不全の強力な危険因子でもあります。**血圧管理は健康長寿に欠かせません。**

　高血圧は生活習慣病の代表です。食事、特に食塩摂取が多いと高血圧になります。また、カロリーの過剰摂取による肥満も高血圧、糖尿病や心血管病の原因となります。減塩といいますと、おいしくないイメージがありましたが、最近はおいしい減塩食品などが開発されています。また、本書では高血圧の予防や治療のためのおいしい、しかも簡単な食事の作り方が解説されています。医食同源《いしょくどうげん》といいますが、日頃から家族と一緒にバランスの取れたおいしい食事をとることで病気を予防・治療しましょう。本書が皆さんとご家族の健康長寿のお役に立てれば幸甚です。

公立刈田綜合病院特別管理者
医学博士
伊藤貞嘉

図1 わが国の脳心血管病による死亡数への各種危険因子の寄与（男女計）

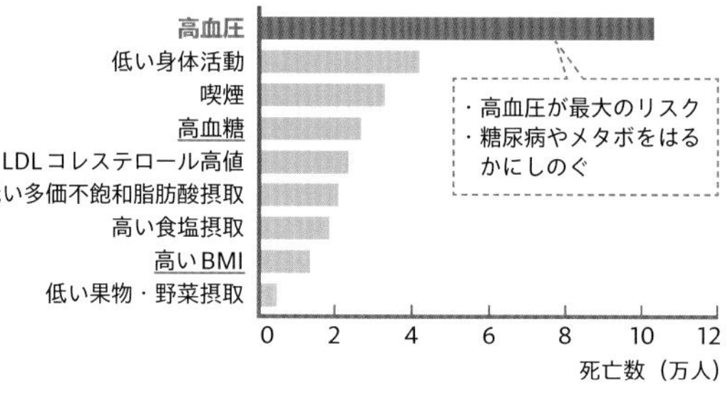
高血圧
低い身体活動
喫煙
高血糖
LDLコレステロール高値
低い多価不飽和脂肪酸摂取
高い食塩摂取
高いBMI
低い果物・野菜摂取
・高血圧が最大のリスク
・糖尿病やメタボをはるかにしのぐ
0
2
4
6
8
10
12
死亡数（万人）

PLoS Med 2012; 9: e1001160.より
作図　伊藤貞嘉

塩分の摂取量はこの10年間で減少傾向にありますが、それでも摂取目標量に対して多いのが現状です。つまり、高血圧でなくても、塩分を減らすことは健康維持、増進にも欠かせないといえます。高血圧と診断されると塩分摂取量の目標は１日６ｇ未満となるので、献立を考えたり食事をしたりするうえで、さまざまな工夫やコツが大事になってきます。

この本では、減塩してもおいしく感じられる工夫や、作りおきや下ごしらえをまとめてしておくなどの調理時間を短縮する方法、料理の組み合わせ方など、実践しやすく習慣化できる食生活を提案しています。

とはいえ、塩分を控えた食事に急に切り替えるのはハードルが高いかもしれません。まずは汁物を１食分減らす、麺類の汁は残す、かける調味料を減らすだけでも減塩できます。そして１週間ほど減塩料理を食べ続けると、薄味にも慣れてきます。実践しやすいところから始めてみましょう。

最初はレシピ通りに作ってください。その味が薄いと感じたら、少しだけ調味料を増やして作り、慣れてきたら徐々に減らしていけば、薄味をおいしくいただくことができるでしょう。無理せずに少しずつ減塩するのが成功の秘訣です。

管理栄養士
料理研究家
牧野直子

もくじ

Part 1 高血圧の食事の基本

Part 2 高血圧のおいしい減塩献立 朝・昼・夕1週間

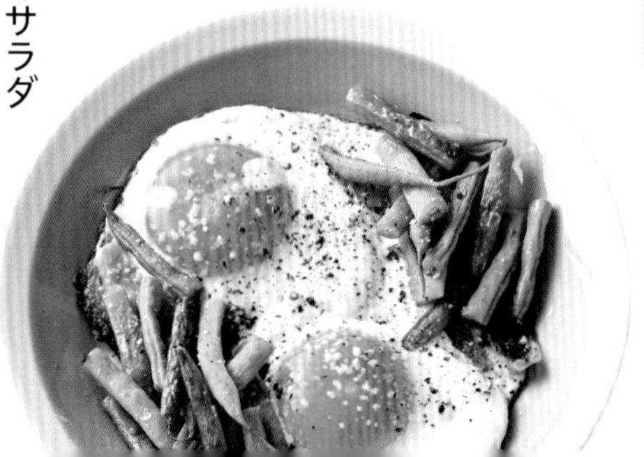

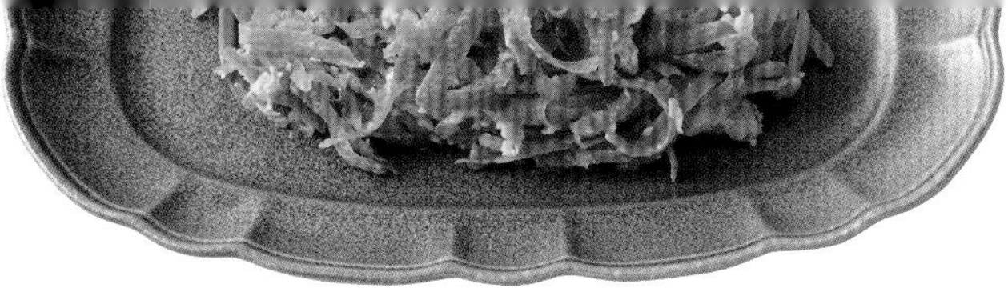

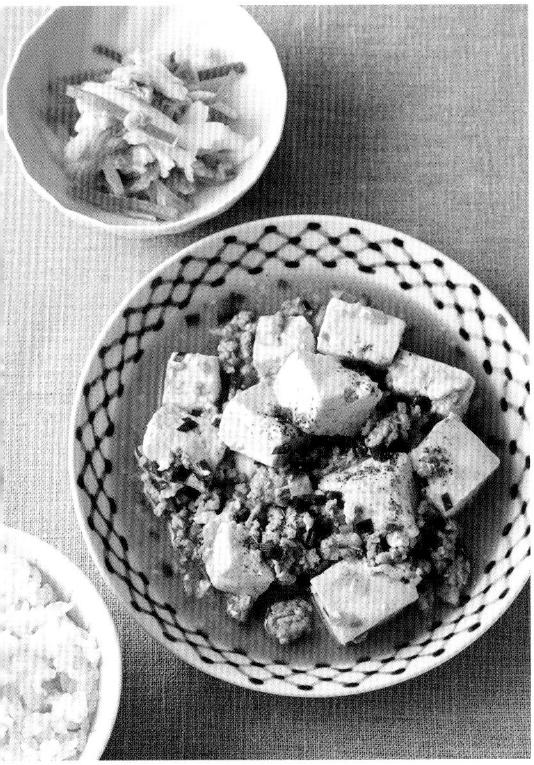

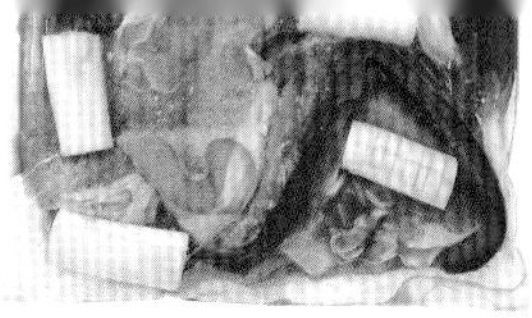

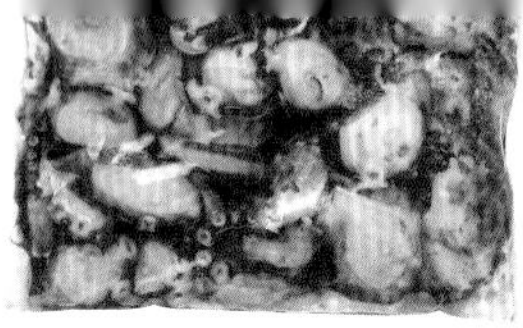

Part 3 高血圧のおいしい主菜のおかず

Part 4 高血圧のおいしい副菜のおかず・汁物

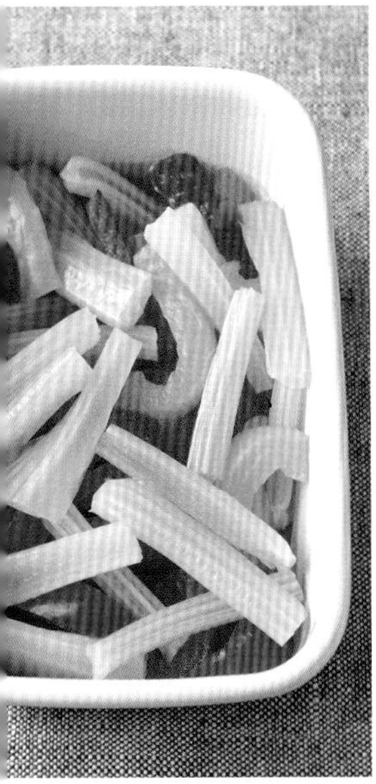

Part 5

高血圧のおいしいごはん・麺料理

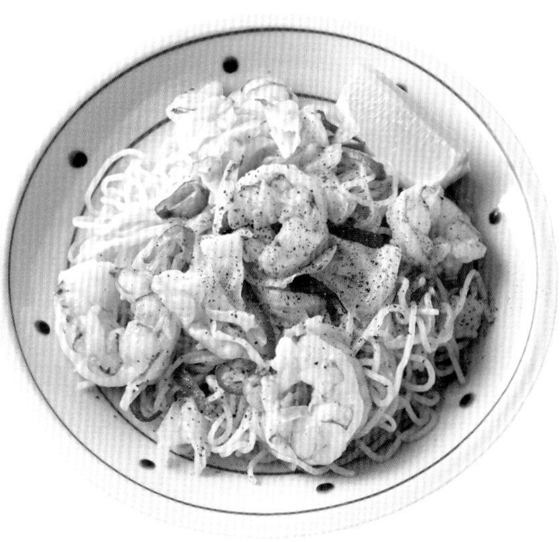

この本の特長と決まり

この本では、高血圧の食事の基本として、食事療法に沿って塩分を控えめにしながら、
おいしく食べられることを第一に考えてレシピを提案しています。時間のあるときに作っておける「下味冷凍」、
「副菜の素」、「作りおき」と、さっと作れる「時短」レシピを紹介しています。
また、「作りおき」などを組み合わせた1週間分の朝、昼、夕の献立例も参考にしてください。

下ごしらえをして保存できる野菜は、副菜の素として作っておくと、食べるときにさっと調理できて便利です。

冷凍保存できる期間の目安を表示しています。

下味をつけて冷凍しておけば、さっと炒めるだけで、忙しいときにも便利です。

さっと簡単に作れる時短メニューを紹介しています。

時間のあるときに、まとめて作っておくと、食べるときに盛るだけでラクチンです。

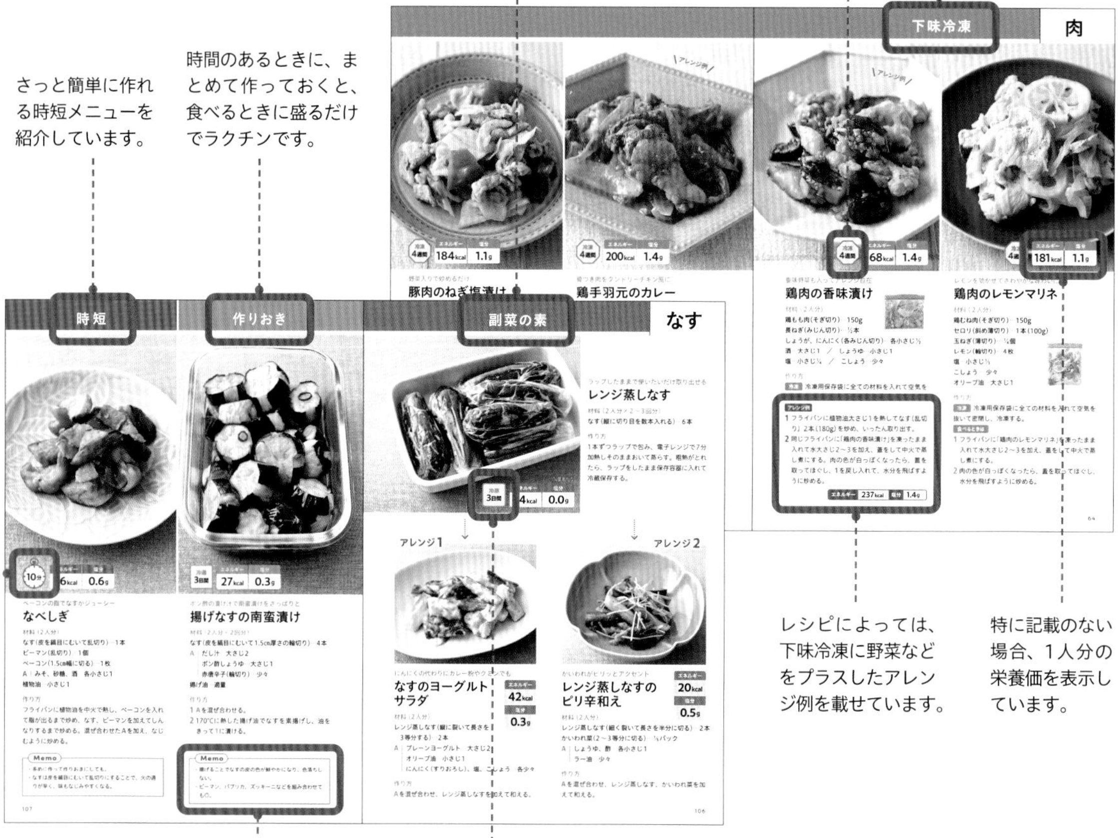

レシピによっては、下味冷凍に野菜などをプラスしたアレンジ例を載せています。

特に記載のない場合、1人分の栄養価を表示しています。

調理時間の目安を表示しています。

調理のコツや食材の情報などを載せています。

冷蔵保存できる期間の目安を表示しています。

この本の使い方

- 材料は、基本的に「下味冷凍」は2人分、「副菜の素」は6人分、「作りおき」は4人分、「時短」は2人分です。
- 栄養価は、特に記載のない場合、1人分です。日本食品標準成分表2020年版（八訂）を基準に算定しています。
- 計量単位は、大さじ1＝15㎖、小さじ1＝5㎖、1カップ＝200㎖です。
- 植物油は、サラダ油や菜種油、米油などの好みの植物油を使用してください。
- 野菜類は、特に記載のない場合、皮をむくなどの下処理を済ませてからの手順で説明しています。
- テフロン加工のフライパンを使用しています。
- 作り方の火加減は、特に記載のない場合、中火で調理してください。
- 電子レンジは600Wを基本としています。500Wの場合は、加熱時間を1.2倍にしてください
- 保存期間は目安の期間です。季節や保存状態によって保存期間に差が出るので、できるだけ早く食べきりましょう。

Part 1

高血圧の食事の基本

高血圧がどんな病気なのかを踏まえたうえで、
食事療法について解説していきます。
おいしく減塩を実現するポイントや
コツについて具体的に説明します。

高血圧の基本❶

高血圧ってどんな病気なの？

血液が流れる際に血管の内側にかかる圧力が高い状態のこと

血液は心臓から送り出され、血管を通って体の隅々まで送られます。血圧は体に流れている血液が血管の内側の壁を押すときにかかる圧力です。体の全ての血管に血圧はありますが、通常は動脈、なかでも測定しやすい上腕動脈の圧力を意味します。

心臓はポンプのように縮んだり広がったりして血液を送り出します。縮むことを収縮といい、収縮時に押し出される血液の量が心拍出量です。血圧の値は、心拍出量や末梢血管での血液の流れやすさ、血管の弾力性など、さまざまな要因が関係しています。

心臓が収縮して血管に最も強い圧力がかかっている状態の血圧が、上の血圧です。収縮期血圧とも呼ばれます。このとき同時に、大動脈がふくらみ、血管内に血液が溜まっている状態になります。逆に、心臓が広がると血管にかかる圧力は弱まります。この最も弱い血圧が、下の血圧、拡張期血圧です。心臓から血液は出ませんが、ふくらんだ大動脈が元に戻ることで血液が全身に流れます。

家庭血圧を測ってみよう

朝

- 起床して1時間以内
- トイレの後
- 朝食の前
- 薬を飲む前

夜

- 寝る前
- 入浴や飲酒の直後は避ける

血圧には、病院などで測定する診察室血圧と、自宅で測る家庭血圧があります。高血圧の診断や治療のために家庭血圧を測ることは重要です。測定は、朝起きて１時間以内（排尿後、食前）と夜、寝る前に行います。各２回計測して平均値を記録します。血圧計は上腕タイプを使いましょう。

血圧の分類	診察室血圧（mmHg）	家庭血圧（mmHg）
正常血圧	上120未満かつ下80未満	上115未満かつ下75未満
正常高値血圧	上120～129かつ下80未満	上115～124かつ下75未満
高値血圧	上130～139かつ／または下80～89	上125～134かつ／または下75～84
高血圧	上140以上かつ／または下90以上	上135以上かつ／または下85以上

高血圧の診断基準未満の血圧がすべて正常なわけではありません。特に、診察室収縮期血圧130～139mmHg、家庭収縮期血圧125~134mmHg は「高値血圧」と分類され、正常ではなく注意が必要です。このレベルの血圧は正常に比べると、特に腎不全の発症リスクが高くなっています。

高血圧の定義

	診察室で測定	家庭で測定
上の血圧（収縮期）	140mmHg以上	135mmHg以上
	かつ／または	かつ／または
下の血圧（拡張期）	90mmHg以上	85mmHg以上

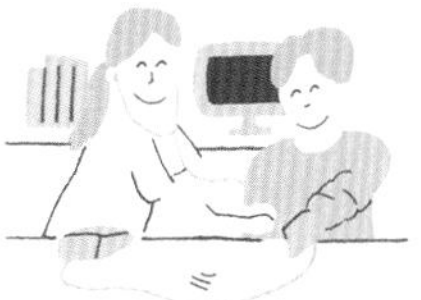

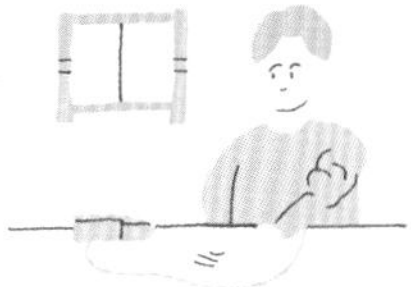

上下の血圧がどちらかでも基準値を超えていたら高血圧

　高血圧は、上の血圧と下の血圧のいずれか、または両方が基準値を超えてしまう病気です。ただし、たまたま測った血圧が高い場合は高血圧とは限りません。高血圧かどうかは、数回の結果をもとに判定されます。一般的に、診察室での血圧測定は緊張しやすく、家庭血圧に比べて高くなりやすいことがわかっています。そのため、家庭血圧にもとづく数値が優先されます。

　高血圧患者は日本に約４３００万人いると推定されています。そのうち約１８５０万人もの人が治療を受けていません。また、治療をしていても十分に血圧をコントロールできていない人が約１２５０万人います。

放置しているとさまざまな病気を引き起こすことも

　高血圧は誰もがなりうる身近な病気ですが、自覚症状がないからと放っておくのはよくありません。血圧が高い状態が続くと、いつも張りつめた状態の血管は次第に厚く、硬くなります。これが高血圧によって起こる動脈硬化です。血管が厚く、硬くなるまでの間、ほとんど症状はなく、サイレントキラーと呼ばれるとおり、静かに長い時間をかけて動脈硬化が進行していきます。そして突然、脳卒中や心筋梗塞になるなど、負担がかかる血管や臓器で合併症が生じたり、腎臓病や認知症のリスクが高くなったりします。病気のリスクを減らすためにも高血圧は放置せずに治療しましょう。

高血圧の基本❷

どうして高血圧になるの？

塩分のとりすぎやアルコールの過剰摂取などが原因

　高血圧には、原因がはっきりしない「本態性高血圧」と原因がはっきりしている「二次性高血圧」があり、日本人の高血圧の約90％が本態性高血圧です。本態性高血圧の原因は一つではなく、遺伝的な要因や環境的な要因が組み合わさって発症します。また、加齢も関係します。高血圧の家族歴があると高血圧になりやすいのは、遺伝に加えて食習慣や運動習慣などの生活習慣が似ているためです。発症リスクがあるものには、塩分やアルコールの過剰摂取、肥満、運動不足、ストレス、喫煙などがあり、生活習慣を改めることで予防や改善ができることから、高血圧は生活習慣病と呼ばれています。なかでも日本人の高血圧の原因として一番にあげられるのが食塩のとりすぎです。

　なお、二次性高血圧の原因は病気によるものが多く、副腎や甲状腺などの病気で血圧を上げるホルモンが増えたり、血液量が増加したりして起こります。ほかにも心臓や血管の病気、睡眠時無呼吸症候群なども原因になります。

血圧は年齢とともに高くなるの？

本態性高血圧は生活習慣の積み重ねで起こる病気です。老化で血管のしなやかさが損なわれることもあり、年齢とともに高血圧の患者数が増加します。40代は５人に１人の割合ですが、75歳以上になると５人に３～４人と多くの人が罹患する国民病といえます。一方、二次性高血圧は本態性高血圧に比べると若い人に見られます。

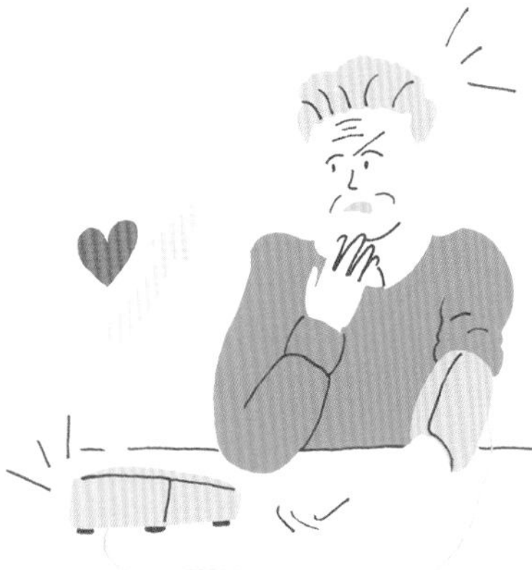

高血圧のさまざまな要因

■塩分のとりすぎ

日本人の塩分摂取量は多く、高血圧の大きな原因になっています。塩分を過剰に摂取すると血液中のナトリウム濃度が高くなります。体はナトリウム濃度を一定に保とうとするため、水分を増やして薄めようとします。その結果、体内を循環する血液量が増えて血圧が高くなります。高血圧の診断後はもちろん、普段から減塩を心がけることが大切です。

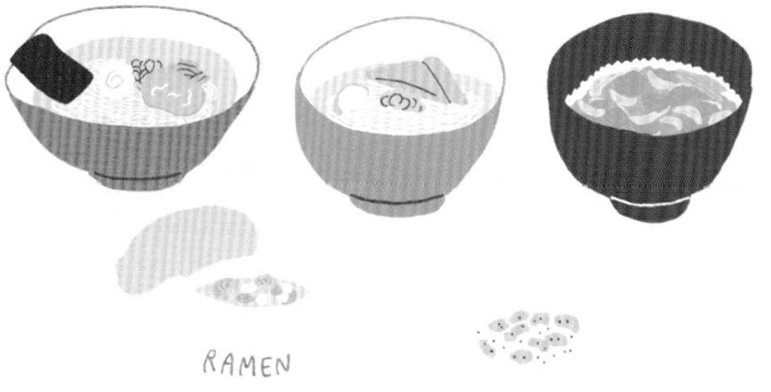

■アルコールの過剰摂取

アルコールを摂取すると一時的に血圧が下がります。これはアルコール代謝の途中で生じるアセトアルデヒドによって血管が広がるためです。しかし、長期にわたる飲酒習慣やアルコールの過剰摂取は、慢性的に血圧を上げる原因となり、高血圧のリスクになります。また、アルコールの飲みすぎは肝臓病をはじめとするいろいろな病気を引き起こします。

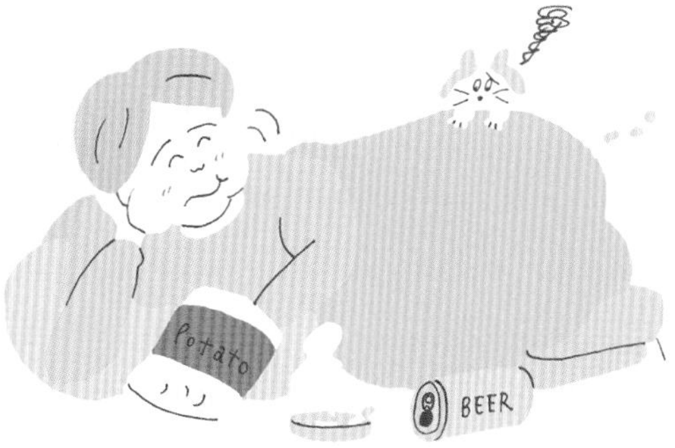

■ストレス

診察室で血圧を測ると緊張して血圧が高くなることはよく知られています。ストレスを感じると体は交感神経を優位にするようになります。交感神経は血管を収縮させたり、心拍数を増やしたり、心拍出量を増加させたりするため、血圧が上がりやすくなります。強いストレスがかかり続けると自律神経の乱れにもつながり、血圧が調整しにくくなります。

■肥満

肥満の人は、肥満でない人より高血圧になりやすいことがわかっています。内臓の脂肪細胞から分泌される物質によって、自律神経やホルモンの働きが乱れ、血管が収縮するなどして高血圧が生じます。また、肥満の人は食事を多くとっている分、塩分をとりすぎている場合もあります。糖尿病や脂質異常症にもなりやすいので注意しましょう。

■運動不足

運動を行うと一時的に血圧は上昇しますが、適度な運動習慣は血圧を下げるのに効果的です。血管が広がることで圧力を高めなくても血液が循環しやすくなるほか、肥満予防にも役立ちます。運動することでストレス発散ができ、睡眠の質にも好影響があります。運動不足になるとこうしたメリットが失われ、高血圧のリスクが高まるので注意が必要です。

■喫煙

喫煙は百害あって一利なしといわれるほど、体にさまざまな悪影響を及ぼします。一酸化炭素を吸い込んで酸素不足になると、血液の循環量を増やすために、心拍数が増え、血管が収縮し、血圧が上昇します。ニコチンは血管を収縮させるので、より血圧が高くなります。また、血液の粘度が高まるので動脈硬化が進行し、高血圧のリスクが高まります。

隠れ高血圧に注意しよう

自分の高血圧のタイプを知ることが大切

診察室と家庭で違うように、血圧は環境によって変動します。最近の研究で、診察室血圧と家庭血圧では、家庭血圧のほうが脳卒中や心筋梗塞などの発症の予測方法として適していることがわかっています。そのため、家庭血圧の測定は重要です。しかし、家庭血圧の測定だけで高血圧の診断や治療ができるわけではありません。なかには見逃されてしまう高血圧も存在します。『高血圧治療ガイドライン2019』では、家庭や職場などで測った血圧と診察室で測った血圧のそれぞれの値で、非高血圧、高血圧（持続性高血圧）、白衣高血圧、仮面高血圧と4つのタイプに分けています。診察室でも家庭でも血圧が高血圧の基準値未満である場合は高血圧ではありません。逆に診察室でも家庭でも血圧が高い場合を高血圧といいます。白衣高血圧は、家庭血圧は高血圧ではないのに診察室で測定する血圧が高くなるタイプ、仮面高血圧は、診察室血圧は高血圧ではないのに家庭血圧が高いタイプで、高血圧が見逃されやすいため治療が遅れてしまうことがあります。

高血圧のタイプ

高
家庭血圧
低
高
診察室血圧
仮面高血圧
上135mmHg以上
または
下85mmHg以上
高血圧
高血圧
ではない
白衣高血圧
上140mmHg以上
または
下90mmHg以上

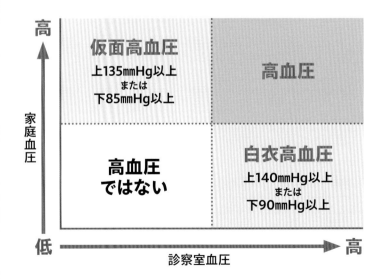

「白衣高血圧」って？

病院やクリニックの診察室で血圧を測定すると、緊張やストレスなどで血圧が上がってしまう方がいます。このように、家庭血圧は高血圧ではないのに診察室血圧だけが高くなるタイプを白衣高血圧と呼びます。普段は高血圧ではないのに高血圧と診断される可能性があるため、必要のない薬が投与されるリスクがあります。どのようなタイミングで高血圧になるかを知ることは重要です。家庭血圧を測定しましょう。

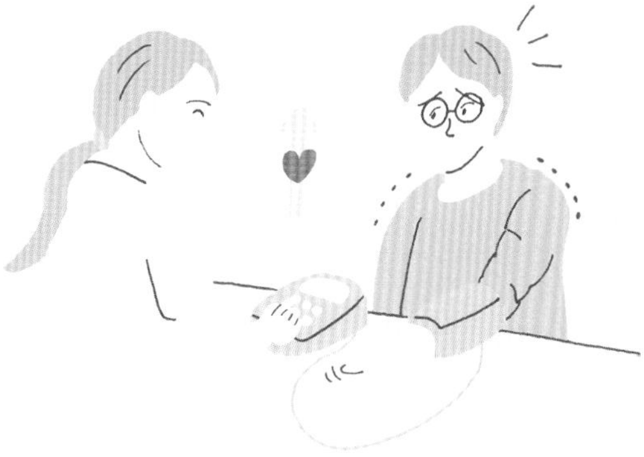

注意したい「仮面高血圧」

診察室では正常だった血圧が、早朝や夜間、昼間などに高血圧を示すなど、仮面をかぶったように高血圧が隠されているタイプ。正常血圧に比較して仮面高血圧は、脳卒中や心筋梗塞が４倍も起こりやすいので注意が必要です。

早朝高血圧

血圧は1日のなかで変動します。健康な人では、睡眠中に最も血圧が低くなり、起床前後に緩やかに上昇して、日中の活動を支えています。早朝高血圧は、早朝に測定した血圧が高くなっている状態。血圧の変動の仕方で２つのタイプに分けられます。１つは、朝方に急激に血圧が上昇するタイプ（モーニングサージ）、もう１つは夜間高血圧が朝まで継続するタイプです。原因は飲酒や喫煙、室温、動脈硬化、適正でない薬などがあります。

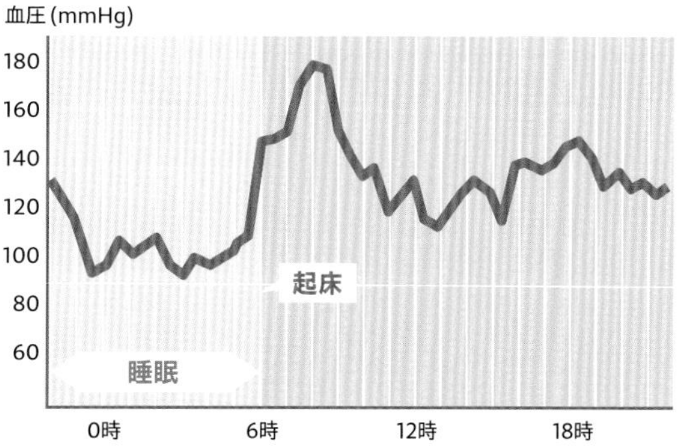

早朝昇圧(モーニングサージ)

夜間は血圧が下がっているのに目覚める時間に急激に血圧が上昇します。高齢者に多く、朝の時間帯に起こる脳卒中や心筋梗塞に関係していると考えられます。

夜間高血圧

日中の血圧がうまく管理できている場合などに見逃されやすいのが夜間高血圧です。心不全や腎不全による循環血液量の増加や、糖尿病による自律神経障害や起立性低血圧、睡眠時無呼吸症候群、脳血管障害、抑うつ状態、認知機能低下、薬が適切に投与されていないことなどが原因とされています。測定は、24時間自由行動下血圧測定（ABPM）または、夜間血圧が自動測定できる家庭血圧計で行います。

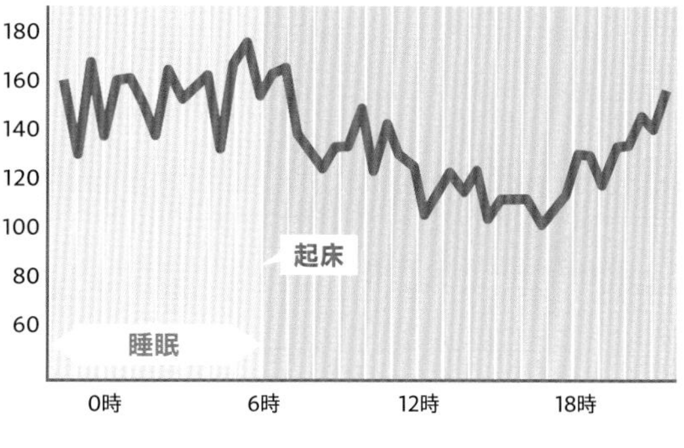

高血圧になると、どんな病気になるの？

自覚症状がないのである日突然重大な病気を引き起こすことも

体は年を重ねるごとに少しずつ血管の弾力性を失い、少しずつ血圧も高くなっていきます。血圧が高くなると血管は圧力に耐えられるよう、さらに厚く硬くなって動脈硬化を進行させます。これは、長い時間をかけて起こる変化なので、自覚症状はほとんどありません。高血圧を放置しておくと、気づかないうちにどんどん動脈硬化が進行してしまうことになるのです。

高血圧による動脈硬化は、大血管にも小血管にも生じます。その結果、脳卒中や心筋梗塞といった命にかかわる病気や、認知症などの健康寿命を損なう合併症を引き起こします。

超高齢社会に突入した日本では介護が必要な人が年々増加しています。介護問題は大きな社会問題です。介護が必要な疾患の約4割に高血圧が関連しており、血圧コントロールができれば防げる病気も多く存在します。血圧の管理は、自分だけでなく家族や社会を守ることにもつながっているといえるでしょう。

血管の構造により脳・心臓・腎臓に影響が出る

血管は心臓から離れるにつれて細くなり、血圧も低下します。しかし、脳や心臓、腎臓では太い動脈から直接細い動脈に枝分かれする構造になっています。このような血管はstrain vessel（緊張血管）と呼ばれています。これは血液を重要な臓器に届けやすくするためです。この構造により、高血圧では太い血管と同等の高い圧力が細い血管にかかり、血管が傷ついて重い病気が起こりやすくなります。

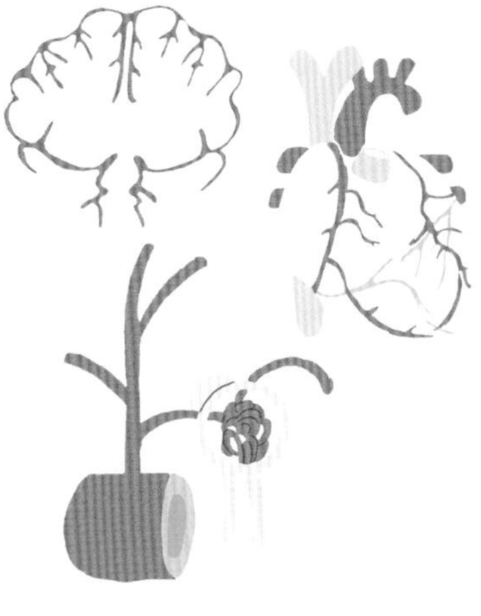

高血圧によって合併する病気

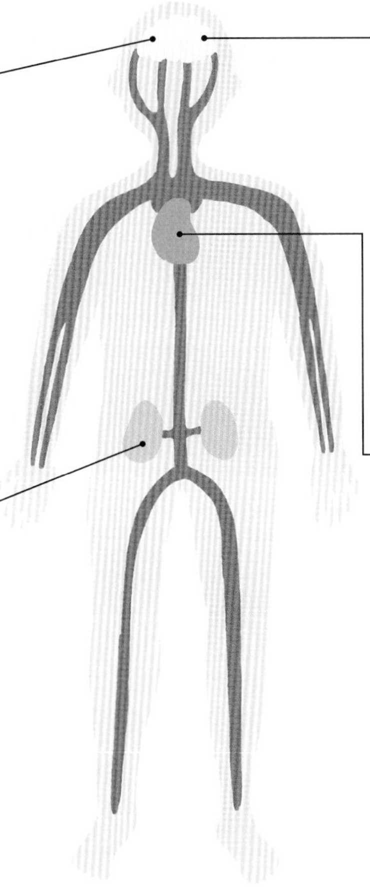

脳卒中
脳出血・脳梗塞

脳の血管が詰まると脳梗塞を起こし、詰まった先の脳細胞に血液が届かなくなります。血管が破れて起こる脳出血では、脳内に血が溜まって脳細胞が壊れます。どちらの場合も、意識がなくなったり、半身麻痺や言語障害、認知機能低下などが起こります。

慢性腎臓病
腎不全

余分な水分と塩分を排出する働きがある腎臓は、血圧調整に深くかかわっています。高血圧が続くと動脈硬化によって腎硬化症が生じ、腎機能が低下します。その結果、さらに血圧調整がうまくできなくなるなどの悪循環となり、腎不全に陥ります。

認知症

認知症には、神経細胞が減って脳が萎縮することで発症するものと、脳梗塞や脳卒中などの血管障害で起こるものがあります。脳の血管障害によって脳細胞がダメージを受けることで認知症を発症する場合があり、高血圧はそのリスクを高めます。

心筋梗塞
心肥大

心筋梗塞は、心臓を動かす心筋に血液を送る冠動脈に血の塊が詰まって血液がとどこおり、細胞が壊れてしまう病気です。詰まる部位によっては突然死を引き起こします。また、高血圧状態が続いて血管の弾力性が失われると、血液を送るために心臓の負担が大きくなり、筋肉が増大して心肥大を生じます。

血圧はどこまで下げたらいいの?

高血圧治療の目的は、高血圧が続くことで将来起こる可能性があるさまざま病気を予防することです。脳卒中や心筋梗塞、腎不全などの病気を避けるために、降圧目標を達成しましょう。ほかに治療すべき病気がある場合は、目標数値がさらに低くなることもあります。糖尿病や腎臓病などの持病がある場合はかかりつけ医に相談しましょう。

降圧目標(単位はmmHg)

	診察室血圧	家庭血圧
75歳未満の場合	上130未満 かつ 下80未満	上125未満 かつ 下75未満
75歳以上の場合	上140未満 かつ 下90未満	上135未満 かつ 下85未満

高血圧の食事療法

塩分は1日6g未満に抑えることを目標に

血圧のコントロールに塩分制限は有効です。とくに塩分摂取量が多い日本人では減塩すると効果が大きくなります。本態性高血圧の場合、個人差はありますが、塩分摂取量を1日1g減らすと上の血圧（収縮期血圧）を平均1mmHg強下げることが期待できます。つまり、1日5g減らすと5~6mmHg下げられる可能性があります。

高血圧の人の塩分摂取量の目標量は1日6g未満です。令和元年度の国民健康・栄養調査の結果によると、20歳以上の塩分摂取量の平均値は男性10.9g、女性9.3gとなっています。高血圧になりやすい食生活をしている人は、平均より塩分摂取量が多い可能性があります。減塩が重要とはいえ、急に厳しい食事制限をすると長続きしないので、少しずつ摂取量を減らしましょう。第一段階として高血圧でない人の目標量の男性7.5g、女性6.5gを目指すのもおすすめです。家族歴の強い人は高血圧になる前からの減塩が大切です。ご自身だけでなく、ご家族みんなで減塩に取り組みましょう。

塩分が高血圧を招くメカニズム

塩分過多の食事 ▶ 大量の水を飲む ▶ 血液量が増える ▶ 血圧が上昇する!

1日の食塩摂取量の目標値		
男性	女性	高血圧
7.5g未満	6.5g未満	6g未満

参考文献：日本人の食事摂取基準（2020年版）

減塩を実現するためのポイント

1 加工食品や調味料の塩分をチェックする

加工食品や調味料などに含まれていて無意識に摂取している塩分のことを「見えない塩分」といい、その割合は摂取塩分量の約７割といわれています。加工食品や調味料を選ぶときは必ず栄養表示の塩分を確認し、なるべく少ないものを選びましょう。

2 だしや香り、減塩食品を利用する

最近では、加工食品でも塩分控えめでおいしい商品が増えています。調味料を減らして薄味に慣れることも大切ですが、我慢するばかりではなく、減塩食品を上手に利用するのがコツ。だしを活用するなどして旨味を強くすると、塩味が弱くてもおいしく感じます。

3 減塩チェックシートを活用する

減塩する前に現状を知るため、下の図でチェックしてみましょう。日常の食生活にあてはまる項目の点数を合計します。３点の項目は２点、2点の項目は1点にできるよう、食習慣の改善を。

塩分チェック表		3点	2点	1点	0点
食品を食べる頻度	みそ汁・スープなど	1日2杯以上	1日1杯くらい	2～3回／週	あまり食べない
	漬け物・梅干しなど	1日2回以上	1日1回くらい	2～3回／週	あまり食べない
	ちくわ・かまぼこなどの練り製品		よく食べる	2～3回／週	あまり食べない
	あじの開き・みりん干し・塩鮭など		よく食べる	2～3回／週	あまり食べない
	ハムやソーセージ		よく食べる	2～3回／週	あまり食べない
	うどん・ラーメンなどの麺類	ほぼ毎日	2～3回／週	1回／週以下	食べない
	せんべい・おかき・ポテトチップスなど		よく食べる	2～3回／週	あまり食べない
しょうゆやソースなどをかける頻度は?		よくかける（ほぼ毎食）	毎日1回はかける	時々かける	ほどんどかけない
うどん・ラーメンなどの汁を飲みますか?		全て飲む	半分くらい飲む	少し飲む	ほどんど飲まない
昼食で外食やコンビニ弁当などを利用しますか?		ほぼ毎日	3回／週くらい	1回／週くらい	利用しない
夕食で外食や惣菜などを利用しますか?		ほぼ毎日	3回／週くらい	1回／週くらい	利用しない
家庭の味つけは外食と比べていかがですか?		濃い	同じ		薄い
食事の量は多いと思いますか?		人より多め		普通	人より少なめ

○をつけた個数	3点×　　個	2点×　　個	1点×　　個	0点×　　個
小計	点	点	点	点
合計				点

チェック	合計点	評価
	0～8	食塩はあまりとっていないと考えられます。引き続き、減塩をしましょう。
	9～13	食塩摂取量は平均的と考えられます。減塩に向けてもう少し頑張りましょう。
	14～19	食塩摂取量は多めと考えられます。食生活の中で減塩の工夫が必要です。
	20以上	食塩摂取量はかなり多いと考えられます。基本的な食生活の見直しが必要です。

引用文献（土橋卓也、増田香織、鬼木秀幸、他：高血圧患者における簡易食事調査票「塩分チェックシート」の妥当性についての検討。先端医学社「血圧」vol.20 p.1239-1243、2013）

おいしく簡単に減塩する方法

普段の料理の塩分を知るのは、減塩の第一歩。
調味料や食材を上手に置き替えながら減塩しましょう。

1 調味料と食材は必ず計量する

計量する道具と基本のはかり方を見直しましょう

塩分をどのくらい摂取しているかを知るために、調味料と食材を計量しましょう。塩分を含む食塩、しょうゆ、みそ、めんつゆ、ドレッシングなどの調味料をどのくらい使用しているかを把握するのはとても重要です。また、ハムやソーセージなどの肉加工品、ちくわやかまぼこなどの魚加工品、うどんやパンなどの小麦加工品、チーズなどには意外と多くの塩分が含まれています。知らずに食べると調整できませんが、塩分をきちんと把握できると、低塩食材に置き換えなどがしやすくなるので手軽に減塩できるようになります。

計量する道具

道具によってはかりやすいものや量が異なります。
以下の道具があるとあらゆる計量に対応できます。

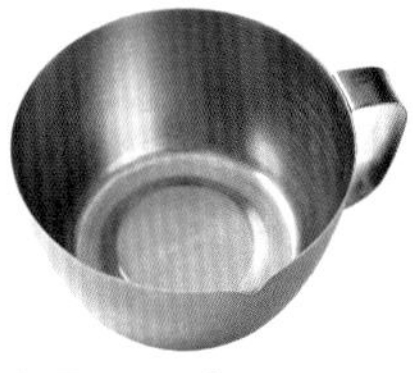

計量カップ
粉末や液体をはかります。
とくに液体の計量に便利。
大きさもさまざまです。

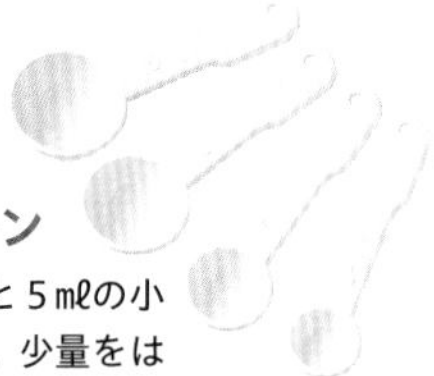

計量スプーン
15mℓの大さじと５mℓの小さじがセット。少量をはかりやすいので調味料の計量に向いています。

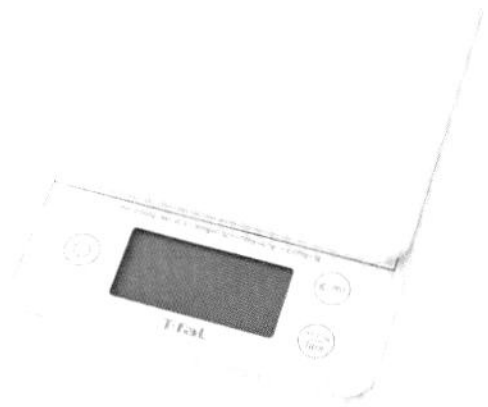

デジタルばかり
いろいろな食材がはかれます。0.1ｇ単位まではかれるものが便利です。

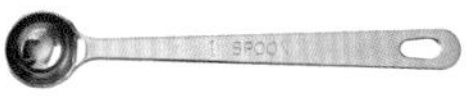

ミニスプーン
１mℓをはかります。ミニスプーン１杯の食塩を減らすと1.2ｇ減塩できます。

基本のはかり方

少量をはかるので、はかり方で量に違いが生じます。
正しくはかるコツを身につけましょう。

粉状の場合

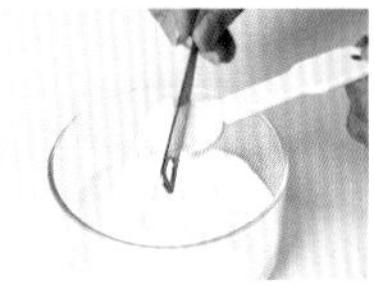

小さじ1
塊にならないよう気をつけてふんわりとすくい、すりきりヘラで水平にすりきります。

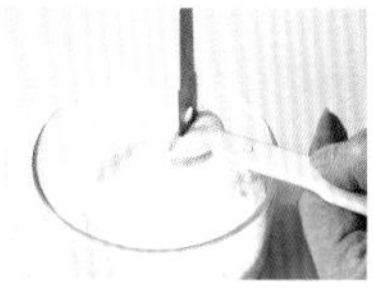

小さじ1/2
すりきり１杯にしたものを、すりきりヘラで半分に切るようにして半量を除きます。

液体の場合

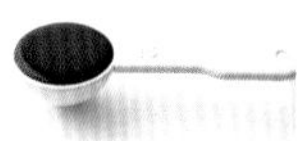

大さじ1
表面張力でこんもり盛り上がる状態が適切です。内径いっぱいに満たせるように。

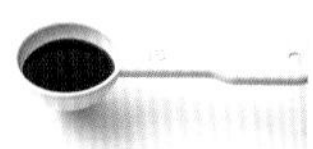

大さじ1/2
スプーンの形状は底が丸いので、半分の高さより少し多め（2/3くらい）にします。

❷ 香りのいいだしで上手に減塩

だしの旨味を生かして上手に減塩しましょう

昆布やかつお節には旨味成分がたっぷり含まれています。料理の塩分だけを減らすと味けなく感じますが、だしを利用するとしっかりとした味わいになります。干ししいたけ、煮干し、貝などにも、旨味成分は豊富です。だしは一つだけよりも組み合わせると相乗効果で味が濃くなります。また、料理の味を引き立てるだしの香りも減塩に役立ちます。忙しくてだしをとれないときなどは、だしパックやだしの素を利用すると手軽です。減塩が主目的なので、だしパックやだしの素は食塩を添加していないものを選びましょう。

おいしいだしのとり方（まとめてとるとき）

かつお節を煮すぎないうちに取り出すだしを一番だしといいます。透明感があって香りがよく、旨味が強いのが特徴です。取り出しただしがらを鍋に戻して水を加えて煮出し、追いがつおしてこしたのが二番だしです。だしは使う直前にとると最も香りがよくおすすめですが、まとめて数回分をとることもできます。

材料（作りやすい分量）
かつお節…40g
昆布…10g（15㎝×２枚）
水…1.5ℓ

冷蔵 2日間
冷凍 4週間

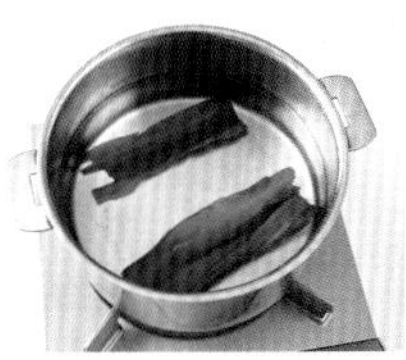

❶ 昆布を浸す
鍋に水と昆布を入れ、昆布が戻るまで30分以上浸ける。

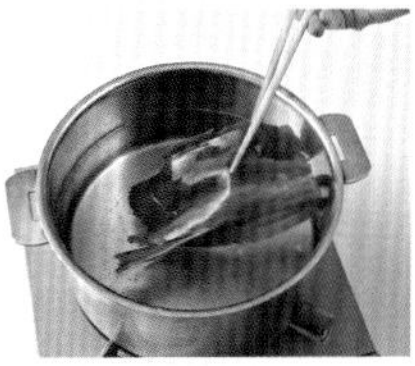

❷ 弱火にかけて昆布を取り出す
❶の鍋を弱火にかけて、沸騰直前で昆布を取り出す。

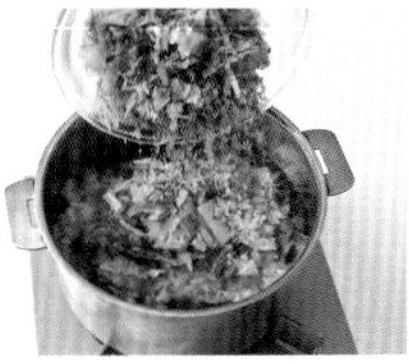

❸ かつお節を加える
❷を沸騰させ、かつお節を加える。沸騰してから加えるとかつお節の味がよく出る。

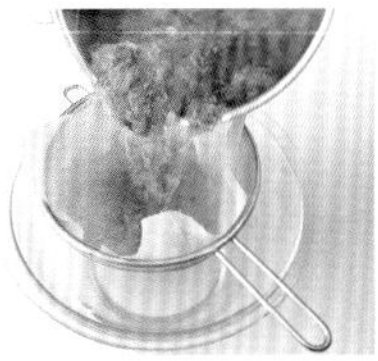

❹ 再び煮立ったら火を止めてこす
❸が再び煮立ったら火を止め、ザルにあけてこし、絞らずにそのまま汁が落ちるまでおく。

おいしいだしのとり方（少量とるとき）

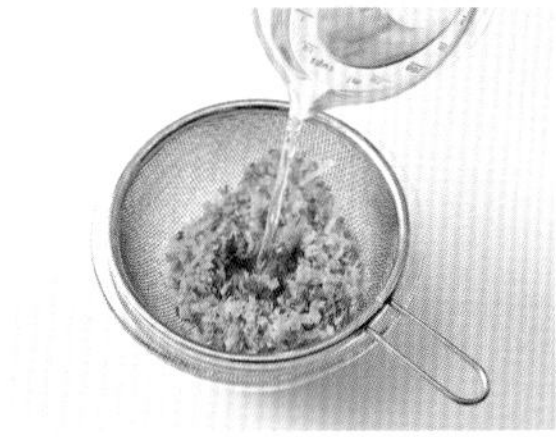

❶ かつお節に熱湯を注ぐ
ザルにかつお節1パック（5g）を入れてボウルに重ね、熱湯1カップを注ぐ。

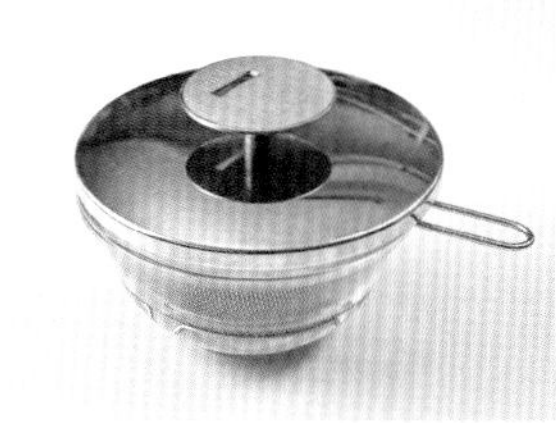

❷ 蓋をして蒸らす
蓋をして２～３分おき、蒸らす。蓋はサイズの合うものがベスト。

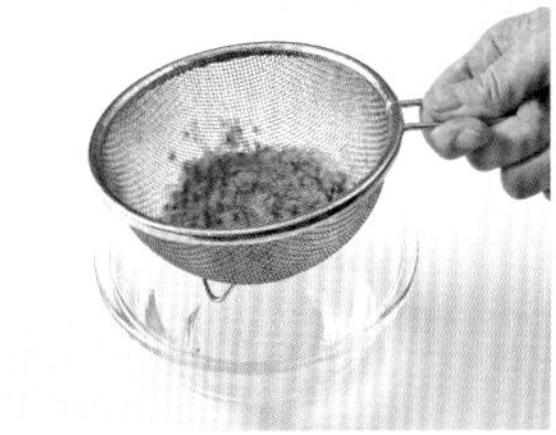

❸ ザルを引き上げる
ザルを引き上げてそのまま汁をきる。

3 香り、辛味、酸味、コクを生かす

薬味やスパイス、油脂でメリハリのある味に

「おいしさ」はさまざまなもので構成されています。舌の味細胞で感知する塩味・甘味・旨味・酸味・苦味の５つの基本味と、辛味や渋味のほか、香りやコクなどの風味、歯ごたえや温度、音、見た目などです。私たちは味覚・嗅覚・触覚・聴覚・視覚を使って五感で味わっています。減塩のコツは味つけを塩味に頼らないことです。だしの旨味、酢や果汁の酸味、香辛料の辛味を利用しましょう。また、料理に油脂を使うことでコクが増し、味わいが深くなります。料理ごとに違いを持たせ、メリハリをつけるのもポイントです。

香り

鼻をつまんで食べると味がないように感じるのは、香りがおいしさを左右する要素だから。香り成分の多くは揮発性で長く加熱すると減少するので香りを強く残したいときは調理の最後のほうに加えましょう。

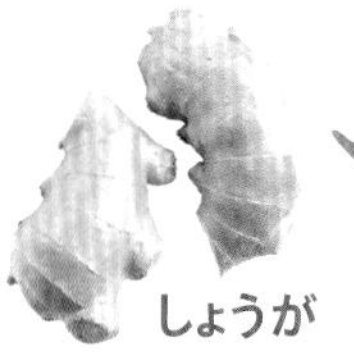
しょうが

青じそ
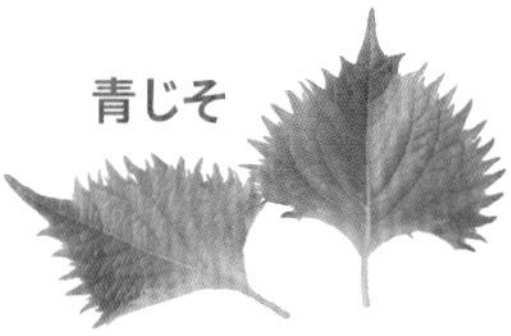

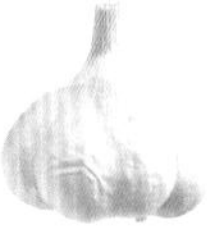
にんにく

長ねぎ
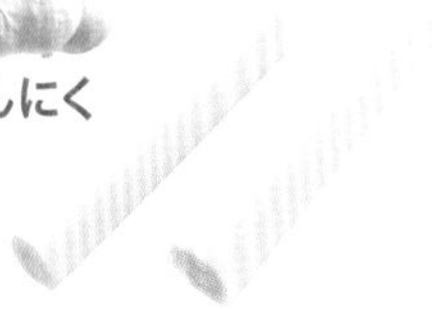

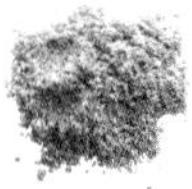
粉山椒

辛味

スパイシーな辛味は食欲をそそる味です。赤唐辛子、こしょう、山椒、しょうが、にんにく、大根、わさび・・・食材によって辛味が異なります。特有の香りもあるので料理に合わせて使うとラクに減塩できます。

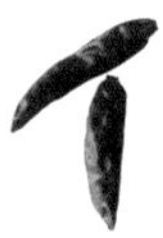
赤唐辛子

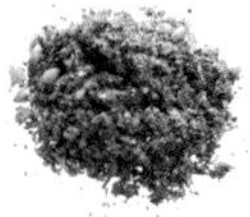
七味唐辛子

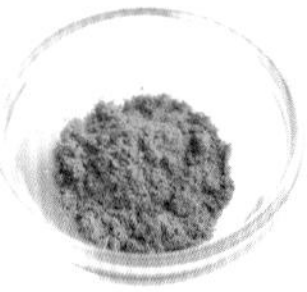
カレー粉

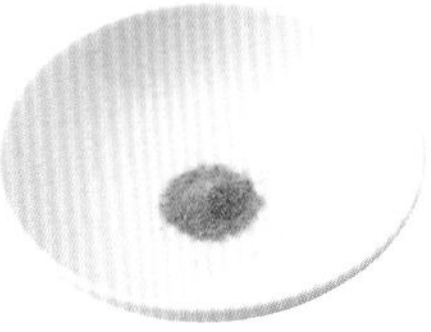
こしょう

酸味

酸味にもいくつかのタイプがあります。酢と果物のように異なる酸味を合わせると味に広がりができます。またレモンなどの柑橘系果物は、さわやかな香りもプラスできるので、より減塩につながります。

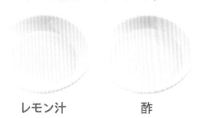

レモン汁

酢

コク

複雑な味を調和させて味の幅を広げ、長く持続することをコクと表現します。特定の物質を指すものではなく深い味わいのある状態です。コクを出すのに役立つのが油脂で、さまざまな味わいを引き出します。

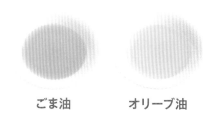

ごま油

オリーブ油

4 減塩でもおいしく作れる調理のコツ

味が染みやすく、絡みやすい調理の工夫を

同量の調味料を使う場合でも、調理の仕方で完成時の味が変わります。煮物を作る場合は、切り方や調味料を入れる順番などを意識しましょう。切り方のポイントは味が染みやすくなるように、表面積を広げることと、調味料が入りにくい皮を除いたり、繊維を断つことです。食材にまんべんなく調味料がいきわたるようにしましょう。調味料を入れる順番は、塩味のある調味料は後から。塩分は食材に染み込みやすいので、だしの旨味や砂糖などの甘味を染み込ませた後に加えることでバランスのよい味に仕上がります。

味が染みやすいコツ

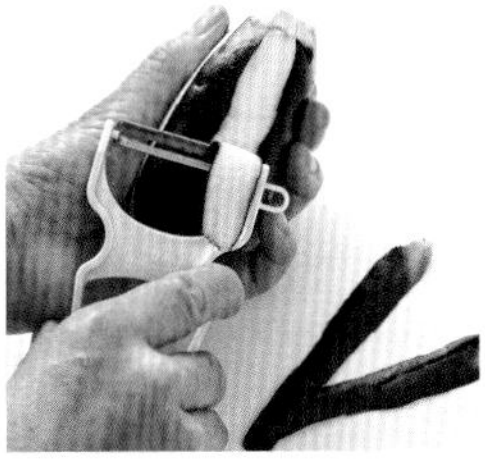

なすは皮をむく

味が染みやすくなります。皮にも栄養があるので縞模様に少し残してもよいでしょう。

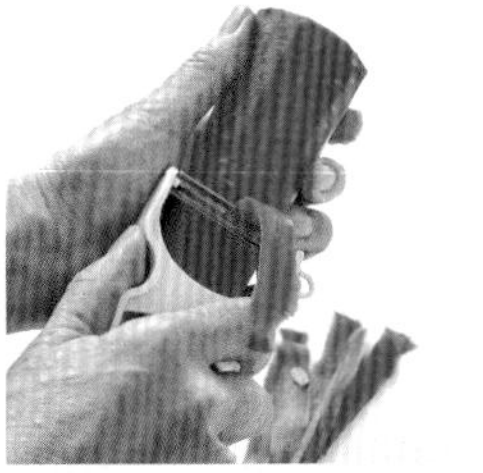

ピーラーで薄く切る

薄く切るほど表面積が広がり、調味料が簡単に染みわたります。調理時間の短縮にも。

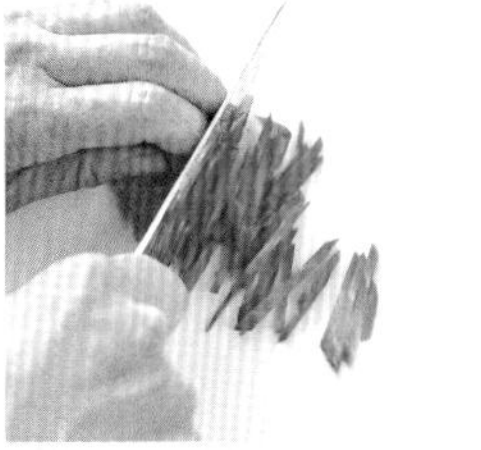

繊維を断つように切る

根菜などの野菜は、繊維に対して垂直になるように切ると味が染みやすくなります。

調味料が絡まるコツ

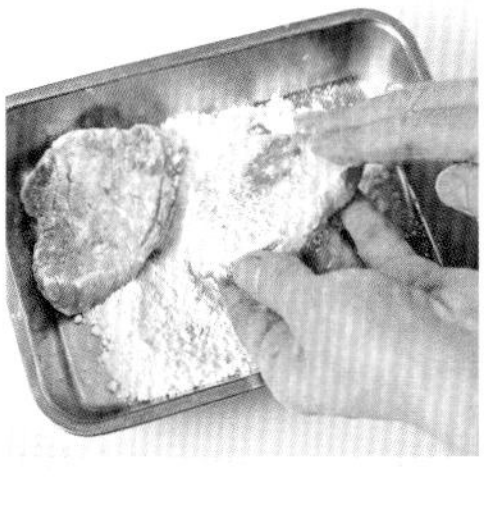

肉や魚に粉をまぶす

小麦粉や片栗粉をまぶすと食材に味がまとわりつくので、しっかりと味が感じられます。

ねばねば食材を利用する

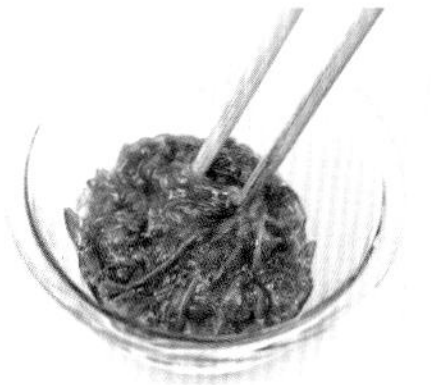

長いもやめかぶのねばねばで減塩

ねばりは口に残りやすいので、さらっとしたものよりも味を濃く感じることができます。

パスタをゆでるコツ

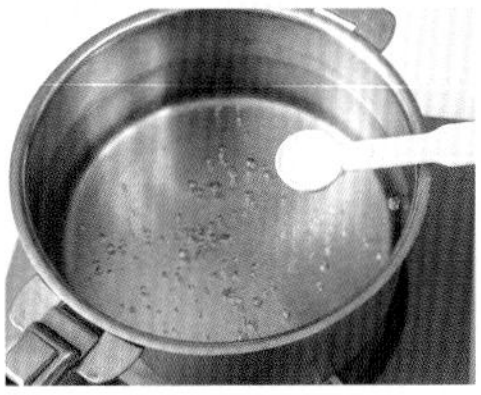

0.5%塩分の熱湯でゆでるのがコツ

水ゆでのほうが塩分は減らせますが、0.5%の塩分でゆでるとコシが出ておいしくなります。

魚は余分な塩を拭き取る

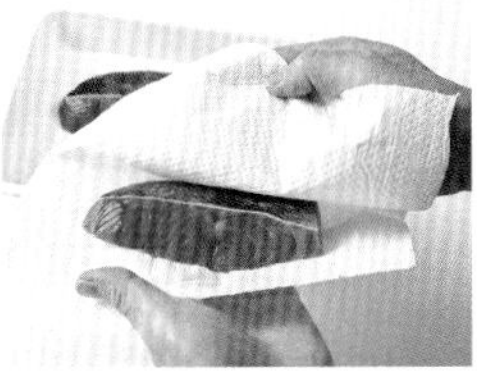

0.5%の塩をふり、余分な塩を拭き取る

軽く塩をふって拭き取ると臭みが取れます。おいしく仕上げるのも減塩のコツです。

減塩の味つけのコツ

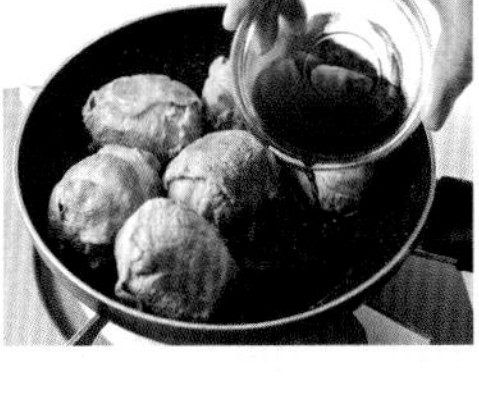

調味料は最後に加える

旨味をしっかりと染み込ませるために、だしで十分に煮てから調味しましょう。

生活コラム❶

アルコールと喫煙のこと

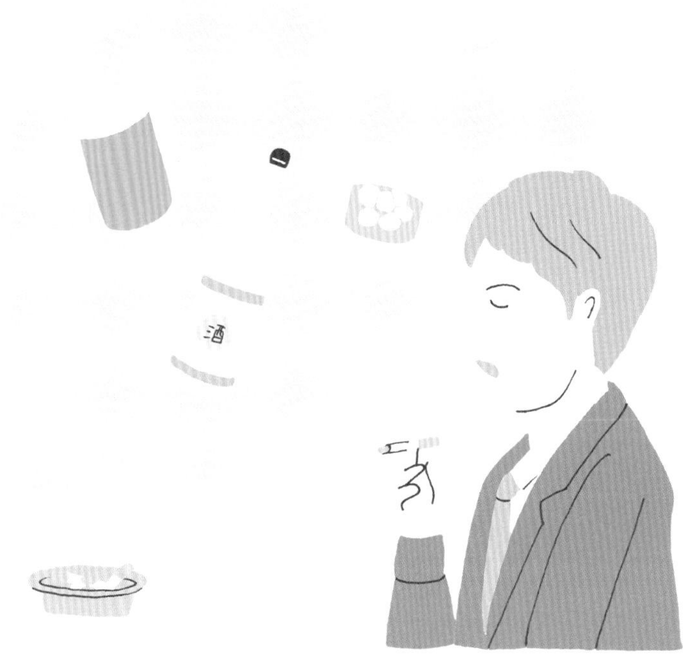

お酒とタバコを両方嗜むという人は多いでしょう。しかし、それぞれ、健康への害があることを知っていますか？ お酒は飲みすぎると中性脂肪を増加させ、心筋梗塞のリスクを高めます。喫煙も同様に、血圧上昇、動脈硬化、心筋梗塞、脳卒中などの原因となります。さらにこの2つが合わさることで相乗的な作用があることも明らかになっています。千葉大学大学院教授で、環境労働衛生学の諏訪園靖氏らの研究によると、飲酒量の多い人がタバコも吸う場合、相乗的にリスクが高まることがわかりました。エタノール換算値で飲酒量が週に154g以上の場合、飲酒しない人、あるいは飲酒量が少ない人に比べ、非喫煙者で1.51倍、喫煙者で1.81倍も、発症リスクが高まることがわかっています。両方やめられるのが理想ですが、まずはどちらかだけでもやめることを考えてみましょう。例えばお酒を適量にとどめながら、禁煙を目指してはどうでしょうか。禁煙外来で専門家のサポートを得るのもおすすめです。

参考文献：「飲酒と喫煙が重なると高血圧発症リスクがより高くなる（千葉大学大学院）」（健康づくりポータルサイト）

Part 2

高血圧のおいしい減塩献立朝・昼・夕 1週間

Part2では、高血圧の食事の基本を踏まえて、
実際にどのように献立を立てていけばいいのかを見ていきます。
1日に摂取する塩分が6g未満になるような
献立の立て方を覚えていきましょう。

おいしい減塩献立の立て方

朝・昼・夕の献立アドバイス

朝

減塩は朝食からスタートするのが効果的。

減塩するなら、朝食を抜けばいいのではと思っていませんか？ 朝食を抜くと体力の低下や肥満を招きやすくなります。朝食はきちんと食べましょう。朝食に塩分が多いものを食べると、血圧が上がりやすいという報告もあるので、朝から減塩に取り組むのがおすすめです。

昼

外食よりも手作りするのが最大のポイント。

昼食は手作りすることが一番の減塩の近道。減塩を意識したおかずを作って、お弁当箱に詰め合わせたり、丼物や麺料理なら、自分で塩分を調整することもできます。どうしてもコンビニや市販の惣菜を買うときは、栄養表示などで塩分チェックを忘れずに。

夕

帰宅が遅くなった日は野菜中心がベスト。

夕食は、朝食や昼食でとった塩分によって、調整するのがベター。仕事で疲れたからといって食べすぎることのないよう、適量を守りましょう。また、帰宅が遅くなったら、消化のよい野菜のおかずを中心にたんぱく質源も消化のよいものを選ぶとよいでしょう。

基本は2品のおかずで組み立てる

献立を考えるとき、一汁三菜が一般的ですが、減塩の献立の場合は、おかず2品+主食というように考えましょう。減塩にしなくてはと思うだけでも大変ですし、品数が多くなると、塩分過多を招きやすくなります。肉、魚介、卵、大豆、大豆製品などのたんぱく質源をメインにした主菜、野菜をメインにした副菜、そしてごはんの主食を組み合わせるだけでＯＫの2品献立なら、何品も作る手間がなくなるうえ、塩分管理もラク。汁物は副菜の一つと考えて、汁を少なくして具だくさんにし、具を食べることを心がけましょう。手間が多いとそれだけで挫折しやすくなるので、手軽でおいしい2品献立を基本に、減塩生活を継続していきましょう。

1食、1日、1週間で考える減塩献立

1食 で考える献立の立て方

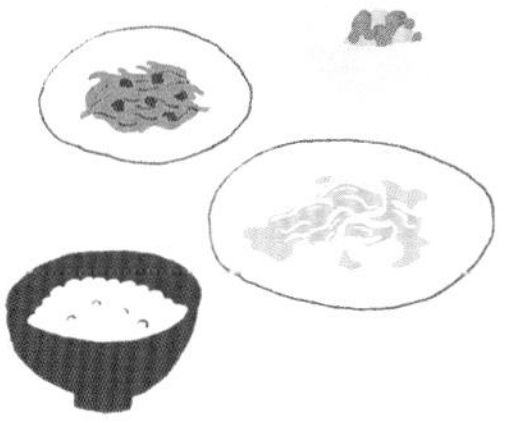

●1食の目安は約2ｇ。主食がごはんであれば、塩分0ｇなので、主菜、副菜で約2ｇを目安に。

●パン、麺、炊き込みごはんや混ぜごはんの場合は、主食に塩分があるので、汁物を控えたり、主菜、副菜を合わせて1〜1.5ｇを目安に。

●量的に物足りない場合は、塩分のない果物やヨーグルトなどをプラスする。

1日 で考える献立の立て方

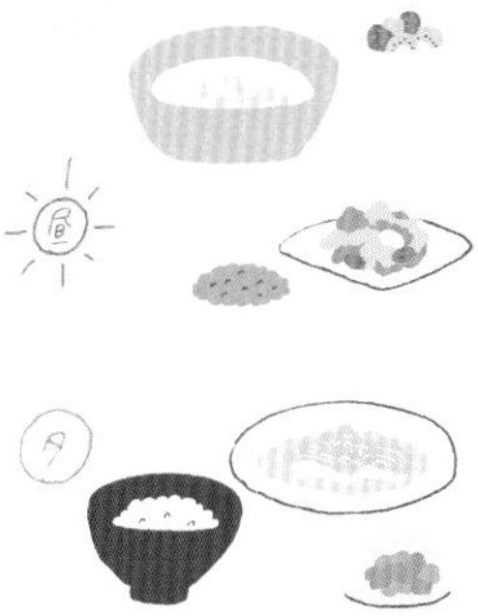

●1日トータルで考えるので、外食などで昼食や夕食の塩分が1食3ｇを超えることが予想される場合は、朝食でなるべく塩分を少なめに（主食は白飯、汁物はとらない。おかずに味つけをしない、または控えめにする。たとえば、シリアルに牛乳、果物の組み合わせだと塩分1g以下）。

●外食、中食を利用する場合は、なるべく卓上調味料や添付の調味料を使わない、塩蔵加工品は残す、麺類の汁はもちろん、煮汁やつゆ、タレなどが皿に残っても食べない（飲まない）などで塩分のとりすぎに注意する。

1週間 で考える献立の立て方

●外食や中食の利用状況を考え、コントロールしにくい分は、自宅での食事、手作り弁当などで調整する。

●外食、中食も栄養成分表示があれば、それを参考に選んだり、食べ方（汁を残す、調味料の使用量に気をつけるなど）に気をつける。

●3日単位くらいで自分や家族の予定を含め、献立を考える。たまには塩分が多めの料理があってもよいが、その3日間の範囲でなるべく、平均1日6ｇ未満に調整した献立にする。

	月	火	水
朝	シリアル 0.8g	ごはん 1.2g 目玉焼き	パン 1.4g オムレツ
昼	手作り弁当 1.5g	外食 3.0g パスタ	手作り弁当 1.5g
夕	ごはん 1.8g 魚料理	ごはん 1.2g 魚料理	外食 4.0g ビール 焼き鳥
合計	4.1g	5.4g	6.9g

平均 6g 未満に

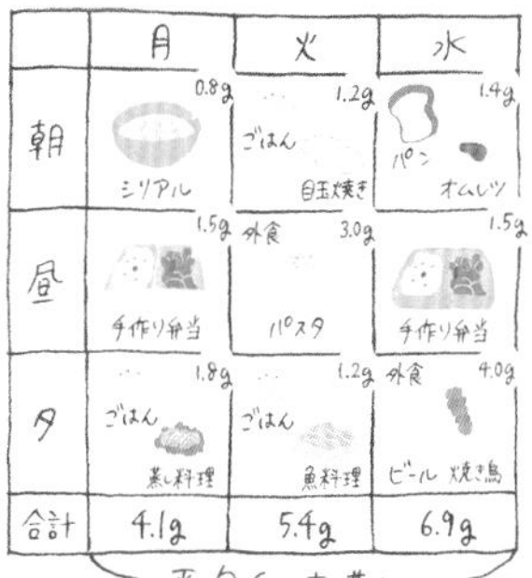

減塩はとにかく、分量を守って食べることが大切

減塩の食事は「何も味がしないのでは？」「薄くておいしくないのでは？」と思っていませんか？塩分を控えめにすると物足りなさがあるかもしれませんが、だしの旨味や酸味、香りを生かすことで、塩分が少なくても十分においしい食事を楽しむことができます。濃い味に慣れている場合は、急に減塩するよりも、少しずつ塩分を減らしていくのが成功のポイント。見落としがちなのが適量を守るということ。どんなに減塩のおかずを取り入れたとしても、食べすぎては、結果的に塩分のとりすぎにつながります。減塩＆適量の食事を心がけることで、適正体重をキープしながら、健康な体を手に入れましょう。

1週間の買い物リスト&作りおき

日持ちするものは、週後半分もまとめて購入しましょう。残った食材は適切に保存し使いきりましょう。

週前半 買い物リスト

肉	
牛こま切れ肉	300g
豚ひき肉	100g
鶏ひき肉	150g
*ベーコン	6枚
魚・魚加工品	
ぶり	320g(4切れ)
さば缶(水煮)	1缶
ツナ缶(油漬け)	1缶
海藻	
もずく	1パック
焼きのり	½枚
野菜	
青じそ	6枚
オクラ	4本
*かいわれ菜	1パック
*かぼちゃ	½個
きゅうり	1本

*小ねぎ	1束
小松菜	1束
さやいんげん	15本(100g)
大根	¼本
*長ねぎ	3本
にら	1束
*にんじん	4本
*パプリカ(赤)	2個
ブロッコリー	1株
ミニトマト	5個
みょうが	2個
もやし	50g
きのこ	
えのきだけ	小½袋(50g)
しいたけ	4枚
果物	
キウイフルーツ	1個
オレンジ	½個

*みかん	3個
*レモン	1個
大豆・大豆製品	
無調整豆乳	100mℓ
納豆	2パック
*ミックスビーンズ	2袋(100g)
蒸し大豆	30g
卵・乳製品	
*卵	2パック
*牛乳	500mℓ
プレーンヨーグルト	200g
麺・パン	
*スパゲッティ	1袋(500g)
中華麺	2玉
ゆでそば	2玉
ロールパン	2個

*は後半でも使う食材

作りおき

下味冷凍

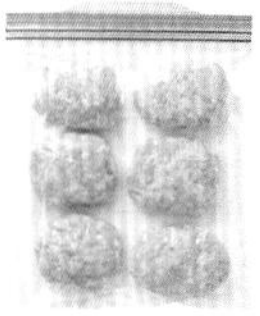

えのき入りつくね→P67

副菜の素

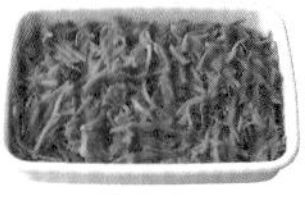

にんじんの塩もみ→P110

作りおき

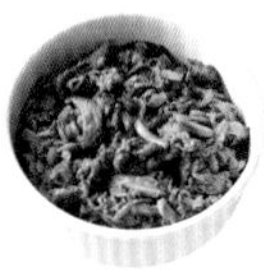

牛しぐれ煮→P72

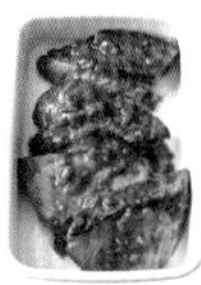

ぶりの梅照り焼き→P80

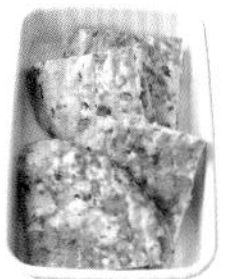

スパニッシュオムレツ→P92

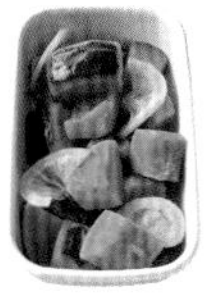

かぼちゃのレモン煮→P116

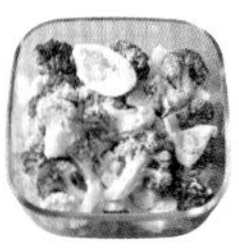

ブロッコリーとゆで卵のサラダ→P130

週後半 買い物リスト

肉	
豚ヒレ肉	300g
鶏むね肉	260g
合いびき肉	300g
豚ひき肉	200g
ハム	1枚
魚介	
むきえび	150g
生鮭	4切れ(320g)
鯛(刺身)	75g
まぐろ(刺身)	75g
野菜	
青じそ	3枚
アスパラガス	4〜5本(50g)
カリフラワー	½株
キャベツ	150g
きゅうり	3本

しし唐辛子	6本
ズッキーニ	½本
セロリ	1本
玉ねぎ	2個
チンゲン菜	2株
トマト	2個
トマトホール水煮缶	1缶
なす	1本
にら	1束
白菜	¼個(300g)
パプリカ(黄)	¼個
ピーマン	3個
ほうれん草	1束
きのこ	
えのきだけ	小¼袋
しめじ	小3パック(300g)
マッシュルーム	30g

果物	
キウイフルーツ	1個
りんご	1個
大豆・大豆製品	
油揚げ	½枚
豆腐	2丁(600g)
納豆	1パック
卵・乳製品	
プレーンヨーグルト	200g
ピザ用チーズ	60g
麺・パン	
中華蒸し麺	2玉
食パン(6枚切り)	1枚
ロールパン	2個

作りおき

下味冷凍

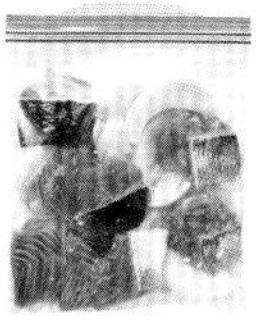

鮭と玉ねぎの塩麹漬け
→P76

作りおき

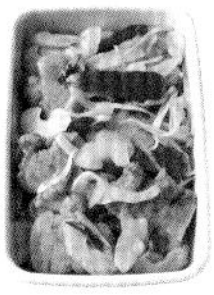

豚肉の南蛮漬け
→P70

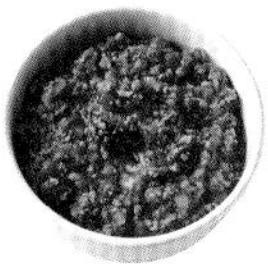

ミートソース
→P74

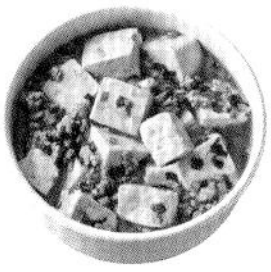

麻婆豆腐
→P86

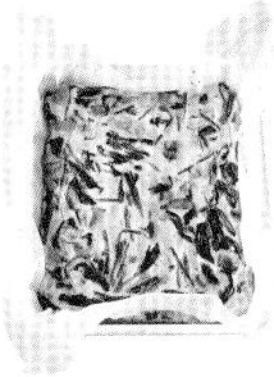

ほうれん草の皮なしキッシュ→P95

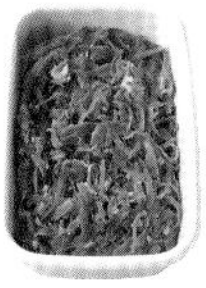

にんじんしりしり
→P111

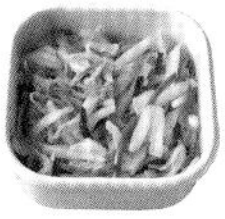

ラーパーツァイ
→P113

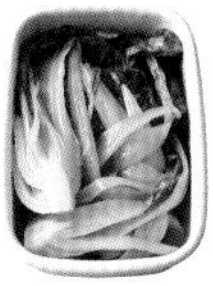

チンゲン菜の塩油ゆで
→P114

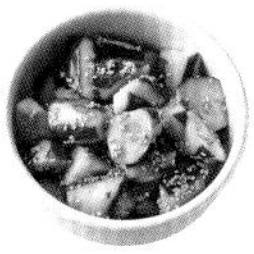

きゅうりのごま漬け
→P122

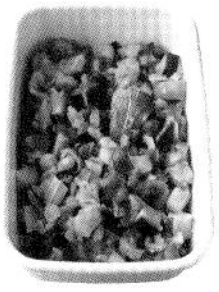

ラタトゥイユ
→P126

Memo

食べきれなかった作りおきは、冷凍できるものは冷凍保存したり、次の献立で使ったりして、早めに食べきりましょう。

減塩献立

1日目

朝

1献立分	
エネルギー	塩分
615kcal	0.9g

目玉焼きを作るだけで簡単！

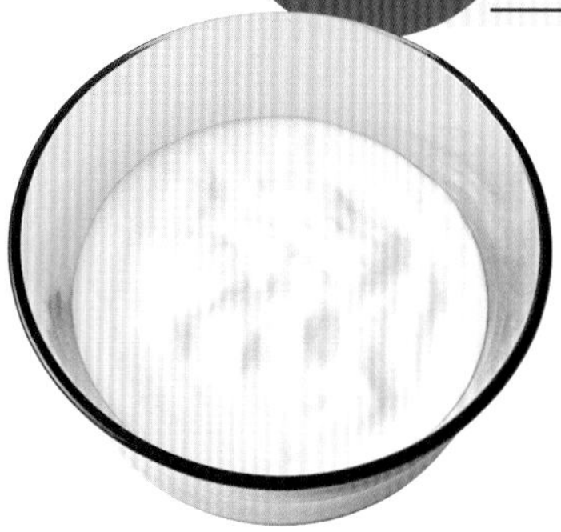

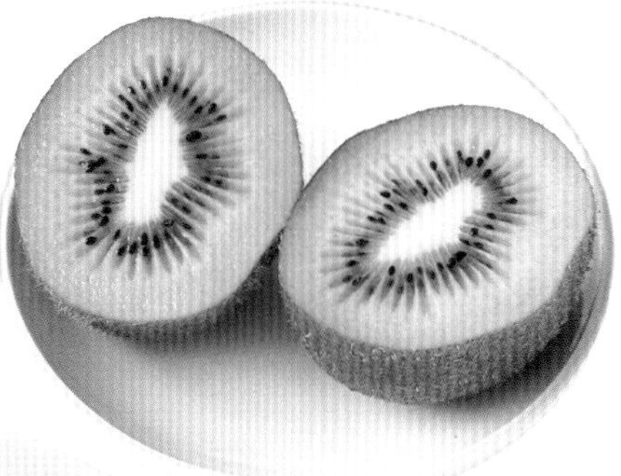

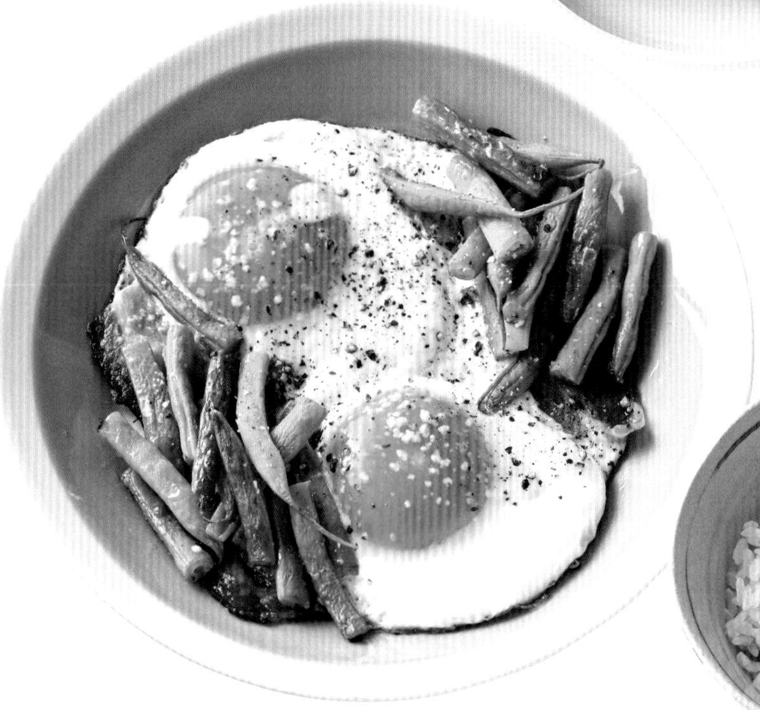

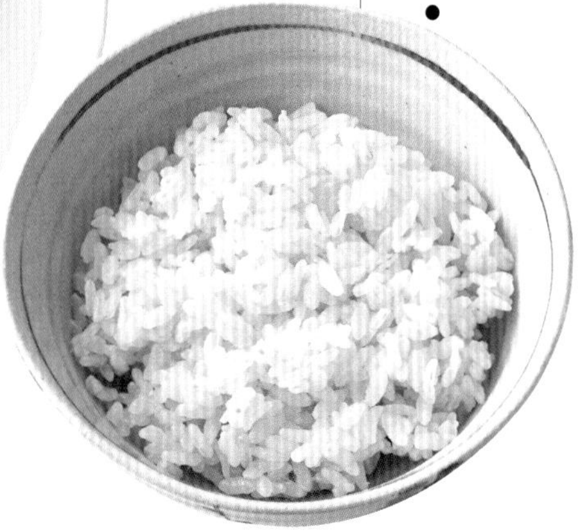

献立memo

巣ごもり目玉焼きに添える野菜はブロッコリー、アスパラガス、ピーマンなど火が通りやすい旬のものを。フライパン一つで主菜、副菜が作れます。ヨーグルトは牛乳でもOK。

減塩テクニック

主菜はベーコンの塩分を生かし、粗びき黒こしょうでアクセントをつけることで、薄味でも満足感が得られます。主食をごはんにすることで、塩分量を抑えられます。

		エネルギー	塩分
主食	胚芽米150g	239kcal	0.0g
主菜	巣ごもり目玉焼き 時短 →P97	285kcal	0.8g
乳製品	プレーンヨーグルト100g	56kcal	0.1g
果物	キウイフルーツ1個	35kcal	0.0g

魚缶を使ったパスタ 一皿でOK！

昼

1献立分	
エネルギー	塩分
495kcal	1.5g

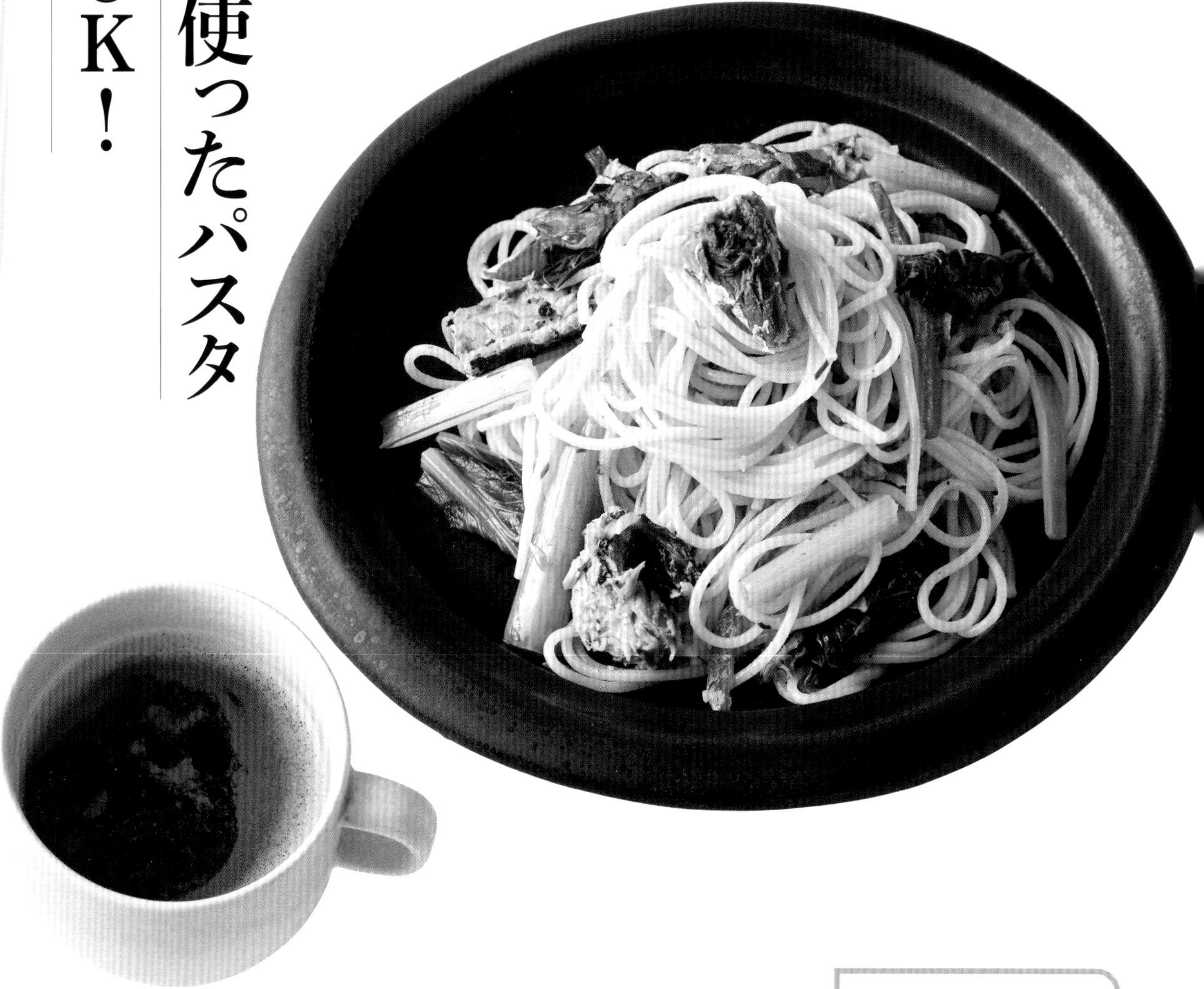

主食・主菜・副菜

小松菜とさば缶のパスタ →P151

エネルギー	塩分
487kcal	1.5g

飲み物

コーヒー

エネルギー	塩分
8kcal	0.0g

献立memo

スパゲッティで炭水化物、さば缶でたんぱく質、野菜でビタミンや食物繊維が補え、一皿で主食、主菜、副菜をカバーできます。

減塩テクニック

スパゲッティをゆでるときに入れる塩は、普段の半分（湯に対して0.5%）に。さば缶の塩分、旨味を生かして調味料は控えめに。

他にこんなパスタでも

たんぱく質源のさば缶は、鮭缶やツナ缶でもOK。小松菜のほか、ブロッコリーやアスパラガス、菜の花など、アクのない緑黄色野菜をスパゲッティと一緒にゆであげます。

減塩献立

1日目

下味冷凍があれば食事作りもラク!!

夕

1献立分

エネルギー	塩分
495kcal	2.1g

	料理	エネルギー	塩分
主食	ごはん150g	234kcal	0.0g
主菜	えのき入りつくね 下味冷凍 →P67	214kcal	1.1g
副菜	きゅうりと蒸し大豆のサラダ 時短 →P123	43kcal	0.5g
汁物	もずくスープ 時短 →P137	4kcal	0.5g

減塩テクニック

献立に汁物を入れる場合は、液量を減らして塩分を抑え、副菜は塩分が0.5g以下のものを選ぶようにします。えのきだけは旨味があるので、薄味でも満足感が得られます。

他にこんな夕食でもOK!

・主菜はえのきの肉巻き
・副菜はかぼちゃやさつまいものレモン煮

Column

しょうゆスプレーで上手に減塩を

刺身や寿司、冷奴やお浸しなどに欠かせないしょうゆ。ついつけすぎたり、かけすぎたりしてしまうことはありませんか？いつも使っているしょうゆ差しも、ものによってはかけすぎの原因になることも。思った以上に口の中に入るしょうゆの量は多いので要注意。無意識につけたり、かけたりすればなおさら、塩分過多に陥りやすくなります。そこでおすすめしたいのが、しょうゆスプレー。スプレー容器として売られており、ワンプッシュ約0.1～0.3㎖くらいなので、安心して使えます。物足りないのでは？　と思われがちですが、しょうゆの香りが広がるので、少ない量でも十分満足できます。しょうゆのボトル自体がスプレータイプのものも売られています。

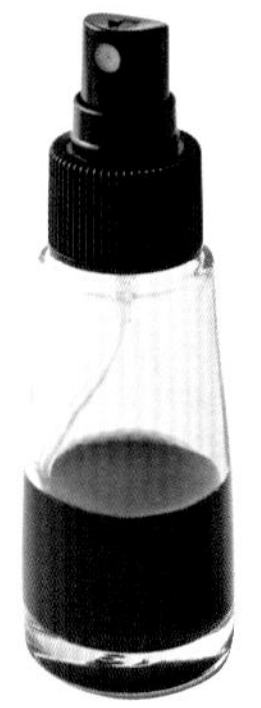

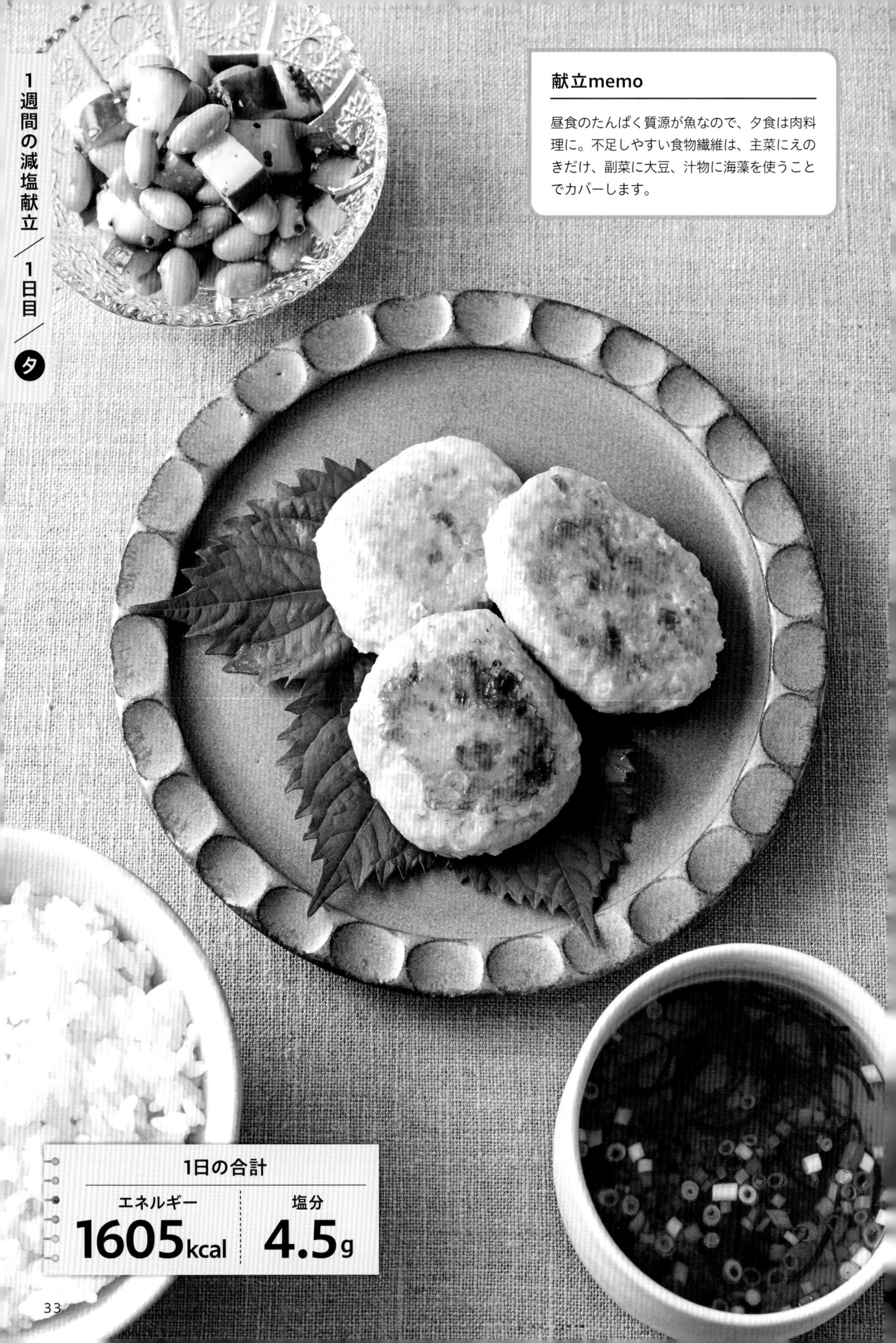

献立memo

昼食のたんぱく質源が魚なので、夕食は肉料理に。不足しやすい食物繊維は、主菜にえのきだけ、副菜に大豆、汁物に海藻を使うことでカバーします。

1日の合計

エネルギー	塩分
1605kcal	4.5g

減塩献立

2日目

朝

1献立分	
エネルギー	塩分
409kcal	0.4g

卵の入ったサラダでたんぱく質を

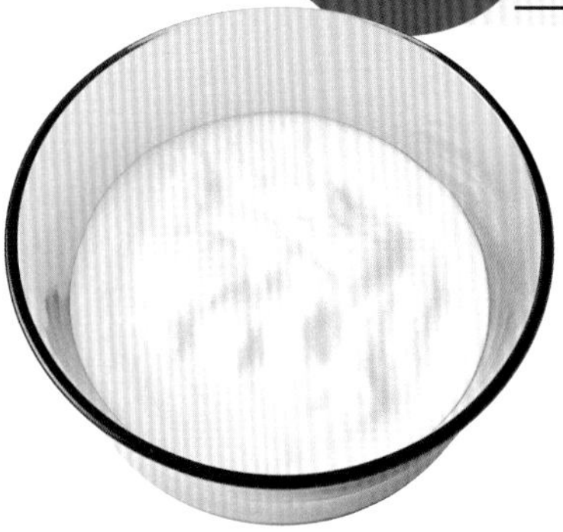

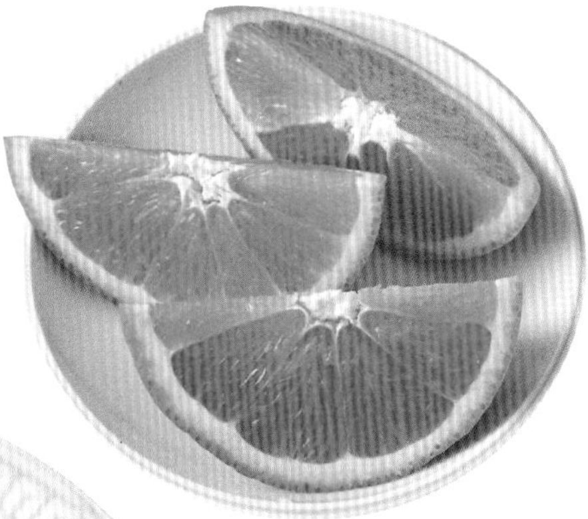

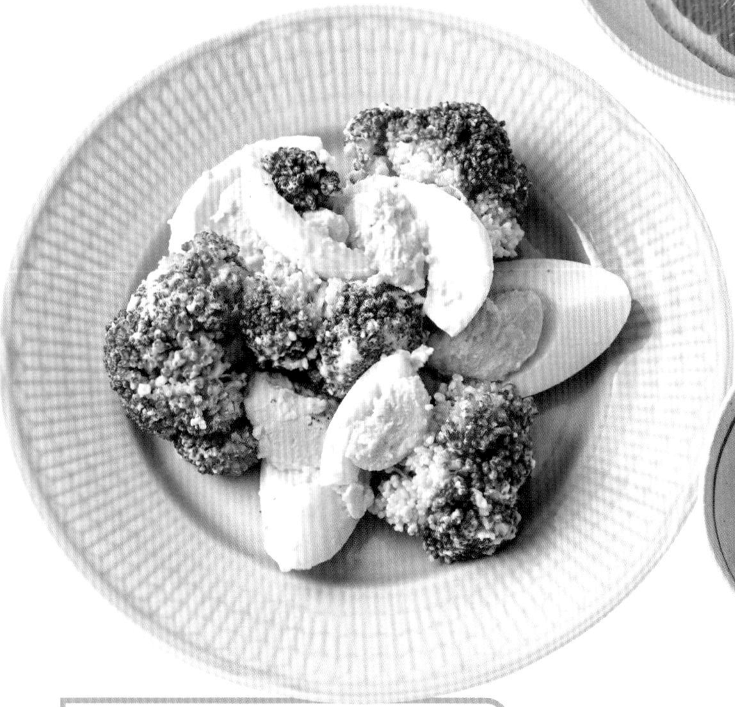

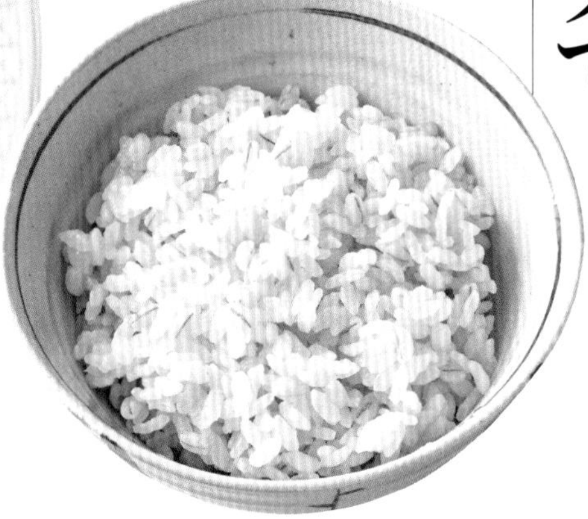

献立memo

ゆで卵を常備しておくと手軽なたんぱく質源になります。不足しがちな食物繊維はもち麦ごはんで補います。野菜はブロッコリーやほうれん草、アスパラガスなどをゆでおきしておきましょう。

減塩テクニック

パンが合う主菜ですが、パンには塩分があるので、主食は塩分がないごはんにします。卵自体に塩分があり、旨味があるので、調味料は最小限に。

主食

もち麦ごはん150g

エネルギー	塩分
233kcal	0.0g

主菜

ブロッコリーとゆで卵のサラダ 作りおき →P130

エネルギー	塩分
93kcal	0.3g

乳製品

プレーンヨーグルト100g

エネルギー	塩分
56kcal	0.1g

果物

オレンジ½個

エネルギー	塩分
27kcal	0.0g

昼

1献立分

エネルギー	塩分
448kcal	1.6g

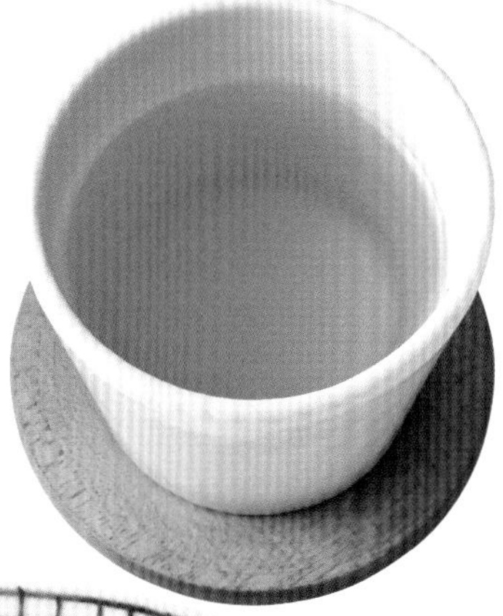

具だくさんな一皿で バランスよく

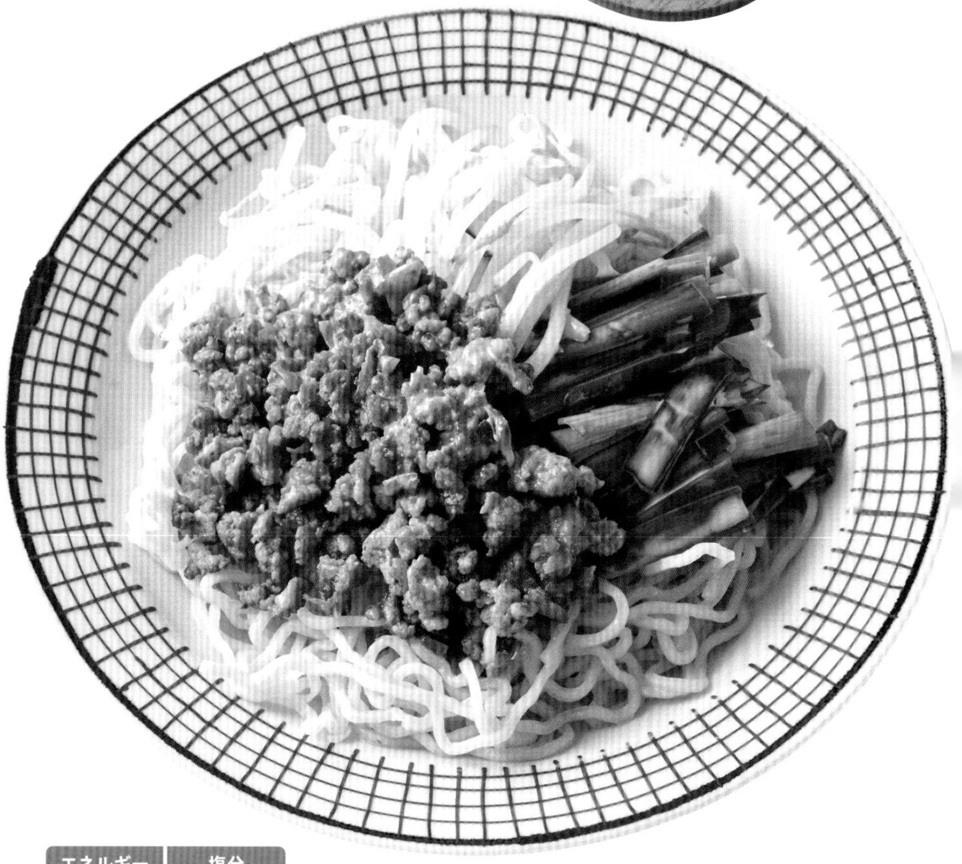

主食・主菜・副菜

	エネルギー	塩分
担々風和え麺 →P155	444kcal	1.6g

飲み物

	エネルギー	塩分
お茶	4kcal	0.0g

減塩テクニック

肉みそに辛味を効かせているので、塩分が少なくてもパンチがある味わいになります。中華麺はうどんやそうめんより塩分が少ないです。

他にこんな麺でも

同じ具材で焼きそばにしても。麺をごま油で香ばしく焼くのも、コクが加わり、塩分が少なくてもおいしく食べられます。

献立memo

野菜はゆでることでかさが減るので、1食での野菜の摂取量の目安である120gがとりやすくなります。もやしをえのきだけに、にらは小松菜やチンゲン菜に代えてもいいです。

減塩献立
2日目

主菜も副菜も作りおきがあればラクチン

夕

1献立分

エネルギー **561kcal**　塩分 **1.1g**

主食

ごはん150g

エネルギー 234kcal　塩分 0.0g

主菜

ぶりの梅照り焼き 作りおき →P80

大根おろし、かいわれ菜添え

エネルギー 235kcal　塩分 1.0g

副菜

かぼちゃのレモン煮 作りおき →P116

エネルギー 92kcal　塩分 0.1g

減塩テクニック

梅干しの塩分を生かします。梅干しは低塩分のものを選びましょう。梅干しの酸味も薄味の物足りなさをカバーします。主菜でしっかり塩分があるので、副菜は塩分0.5g以下のものを。

他にこんな夕食でもOK!

・主菜は魚の照り焼き、から揚げ、ホイル焼き(ちゃんちゃん焼き)など。

・副菜はさつまいものレモン煮、甘煮など。

Column

とろみをつけて味を絡まりやすく

高血圧だからといって、急に調味料(主に塩分量の多いもの)の分量を減らすと、物足りなくなって食欲を落としてしまいがち。減塩調理のポイントとして、だしをしっかり効かせる、酸味を生かす、香辛料や香味野菜を使うなどがありますが、おすすめなのがとろみをつけること。ぶりの梅照り焼きのように、小麦粉を薄くまぶしてフライパンで焼いてから調味料を加えると、ぶり全体に味がよく絡まり、そのまま焼くだけでは薄くて物足りない味つけでも、舌が味をはっきり感じるようになります。ほかにも、片栗粉などをスープに溶いてあんかけのようにし、焼いた肉や魚、卵、豆腐などにかけると、味が全体によく絡み、十分においしくいただくことができます。

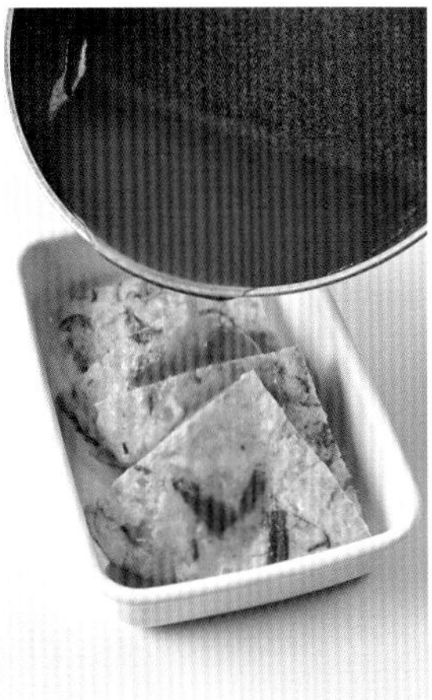

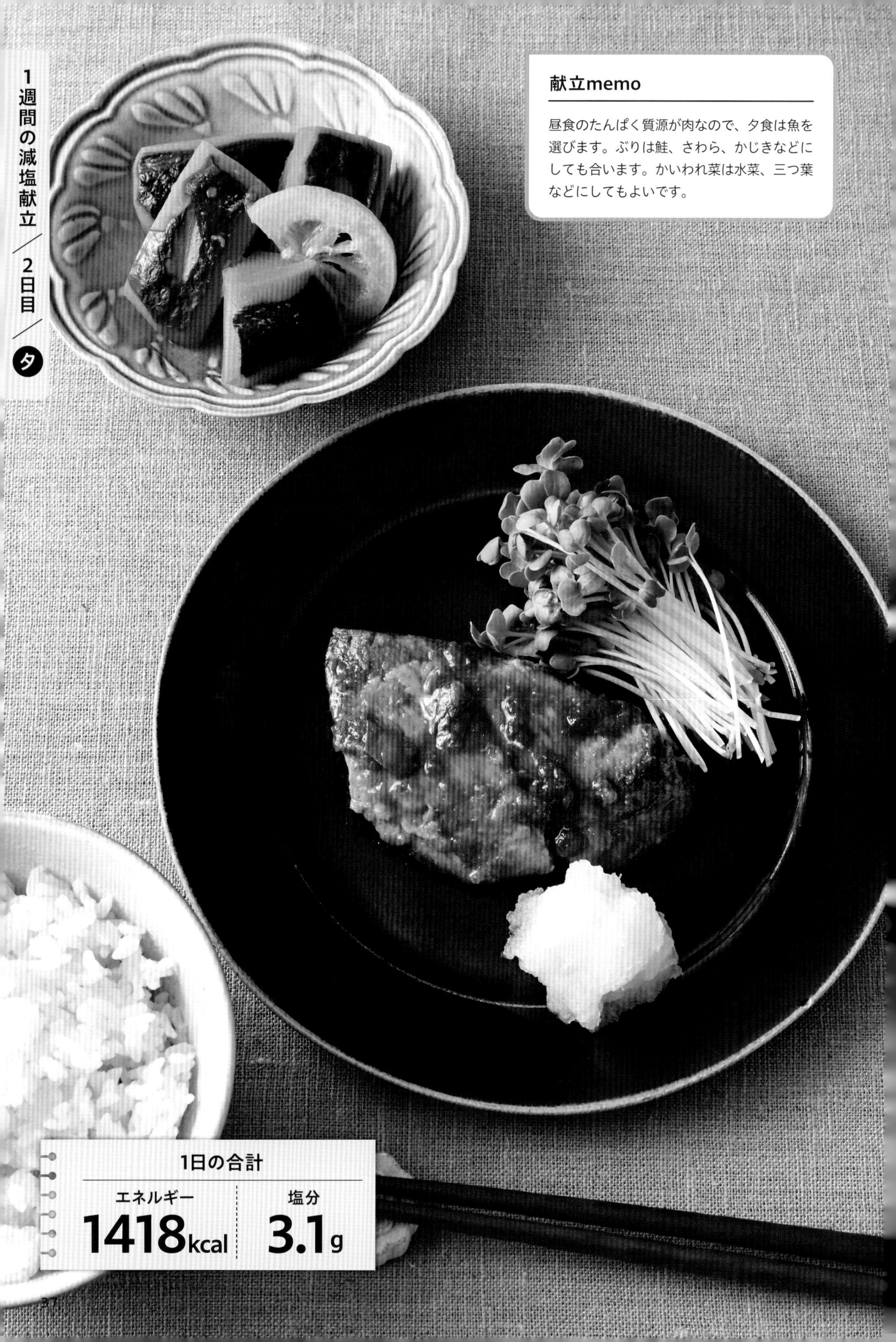

献立memo

昼食のたんぱく質源が肉なので、夕食は魚を選びます。ぶりは鮭、さわら、かじきなどにしても合います。かいわれ菜は水菜、三つ葉などにしてもよいです。

1日の合計

エネルギー	塩分
1418kcal	3.1g

減塩献立

3日目

朝

1献立分	
エネルギー	塩分
500kcal	1.5g

ミニトマトを添えて カリウムをプラス

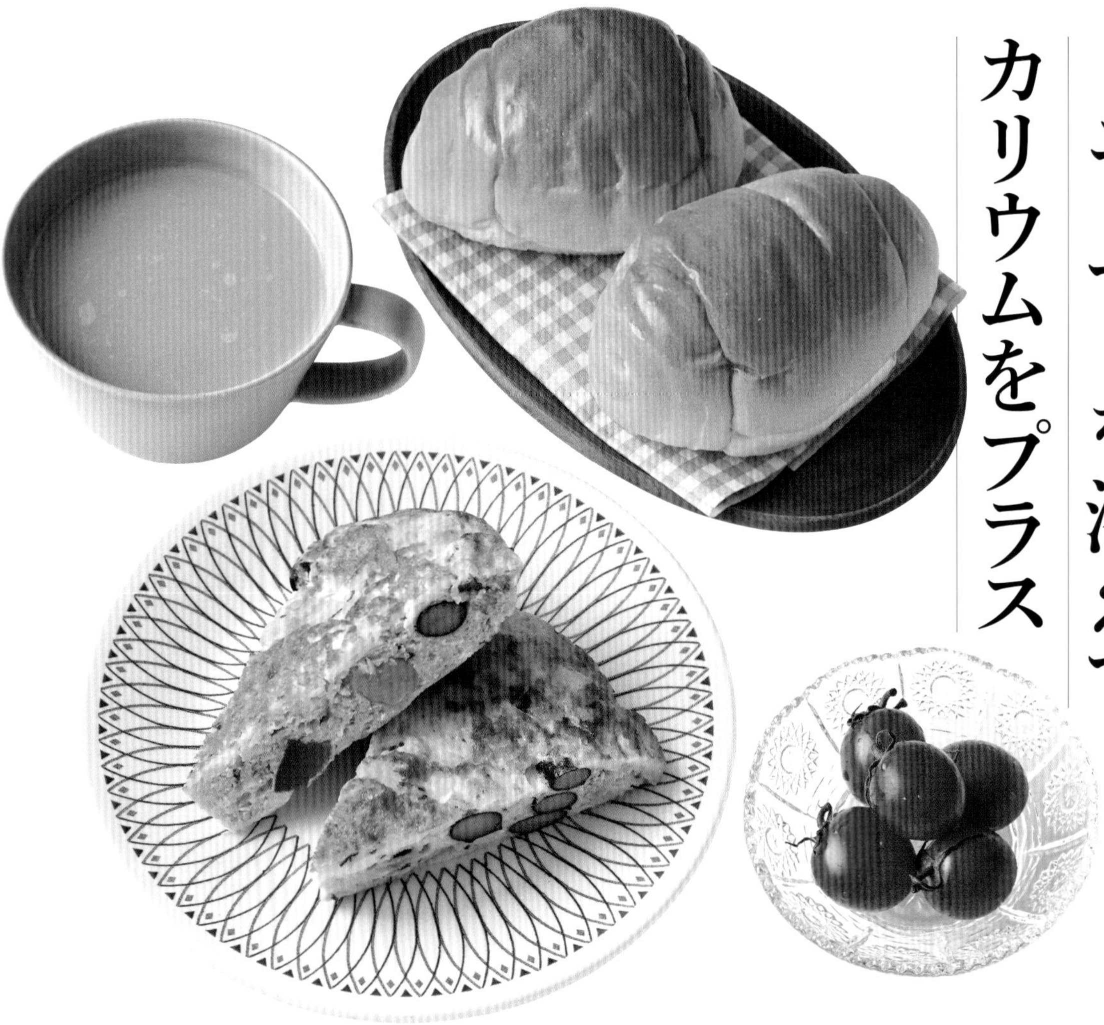

献立memo

スパニッシュオムレツを作りおきしておけば、朝、温めるだけ。オムレツの具は豆のほか、食物繊維が補えるブロッコリーやきのこ類も合います。

減塩テクニック

パンは塩分があるので、バターを使わなくても食べやすいロールパンに。ミニトマトはトマト自体に旨味があるので、ドレッシングなど使わずにシンプルにそのままで。

		エネルギー	塩分
主食	ロールパン2個	185kcal	0.7g
主菜	スパニッシュオムレツ 作りおき →P92	224kcal	0.7g
野菜	ミニトマト5個	23kcal	0.0g
飲み物	カフェ・オ・レ	68kcal	0.1g

ゆでそばを使って簡単昼食

昼

1献立分

エネルギー	塩分
454kcal	1.8g

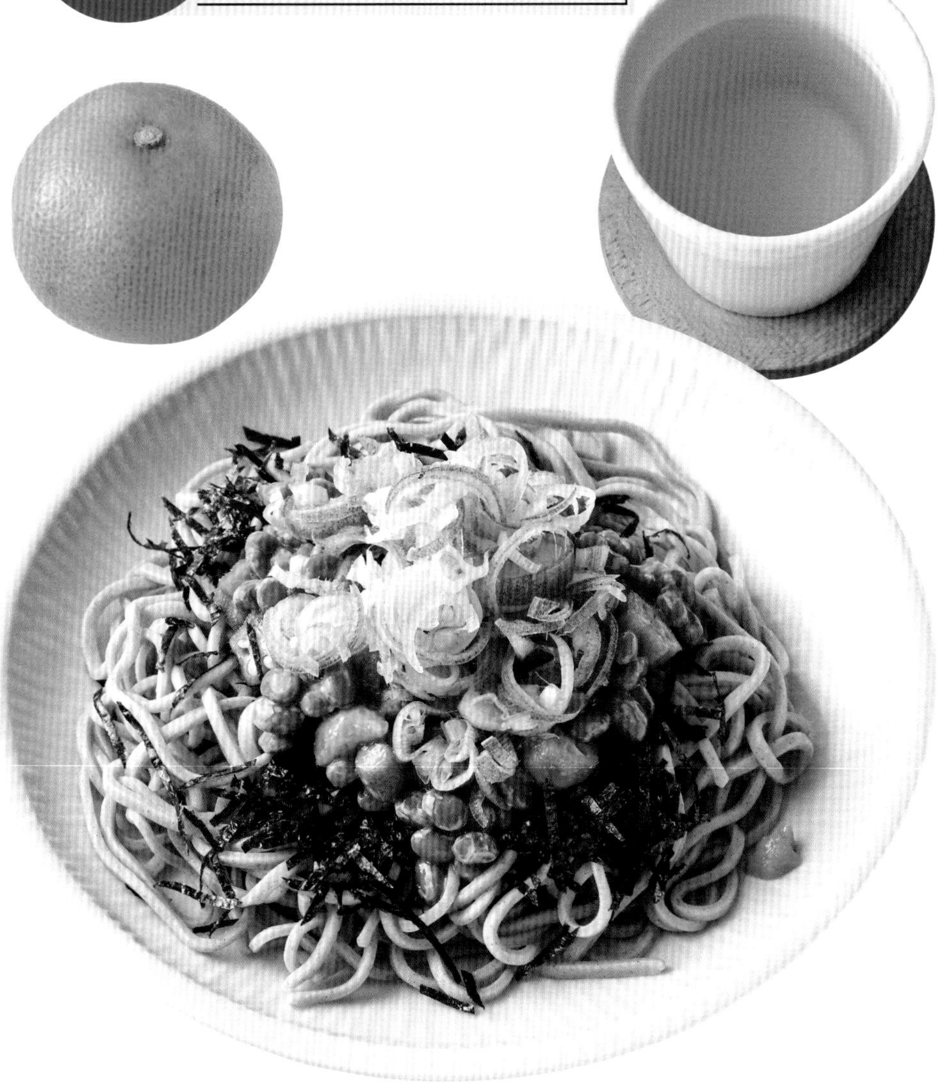

		エネルギー	塩分
主食・主菜・副菜	納豆和えそば →P152	411kcal	1.8g
果物	みかん1個	39kcal	0.0g
飲み物	お茶	4kcal	0.0g

減塩テクニック

そばは塩分がなく、旨味があります。汁なしにして具と和えることで、塩分を抑えられます。薬味野菜の風味で薄味でもおいしく食べられます。

他にこんな麺でも

ゆでそばを塩分0のゆでうどん、ごはんに代えても。

献立memo

オクラはモロヘイヤに代えても食物繊維が補えます。薬味野菜は刻んで常備したり、カット済みのものを使うと便利。朝食で果物がとれなければ、昼食で。

減塩献立

3日目

にんじんの副菜の素にのりを加えて簡単アレンジ

夕

1献立分

エネルギー **564kcal**　塩分 **1.8g**

主食

ごはん150g　エネルギー 234kcal　塩分 0.0g

主菜

牛しぐれ煮 作りおき →P72　エネルギー 296kcal　塩分 1.5g

副菜

にんじんののり和え 副菜の素 →P110　エネルギー 34kcal　塩分 0.3g

減塩テクニック

ごぼう、きのこの旨味で満足感が得られます。副菜はのりの旨味と塩味を生かします。主菜がしっかり味なので、副菜は0.5 g以下のものを。

◀ 他にこんな夕食でもOK! ▶

・主菜は鶏の照り焼き、豚肉のしょうが焼きなど、ほかのしょうゆ味の肉のおかずでも。
・副菜は塩分0.5 g以下の緑黄色野菜のおかずを。

Column

適正体重をキープしましょう

高血圧を引き起こす原因のひとつに「肥満」があります。肥満の人は普通体重の人と比べて高血圧になりやすいといわれています。なぜなら、肥満の人は食べすぎてしまう傾向があり、その分、塩分過多になってしまうからです。また、肥満によってお腹にたまる脂肪細胞からさまざまな物質が分泌され、その影響で血管が必要以上に収縮する、塩分が体内にたまるなどして心臓に大きな負担をかけ、高血圧を引き起こします。肥満は高血圧だけでなく、さまざまな生活習慣病を引き起こすので、適正体重をキープできるよう、生活習慣を見直してみましょう。まずは目標体重をBMIで算出し、そこに近づくために減塩＆適量の食事と適度な運動を取り入れていきましょう。

BMI値	判定
18.5未満 70歳以上は21.5未満	低体重(痩せ型)
18.5～25未満 70歳以上は21.5～25未満	普通体重
25～30未満	肥満(1度)
30～35未満	肥満(2度)
35～40未満	肥満(3度)
40以上	肥満(4度)

＊BMI（Body Mass Index）はボディマス指数と呼ばれる体格指数。
BMI*＝体重(kg)÷[身長(m)×身長(m)]
適正体重＝身長(m)×身長(m)×22
＊表のBMIと判定は18～69歳の数値です。

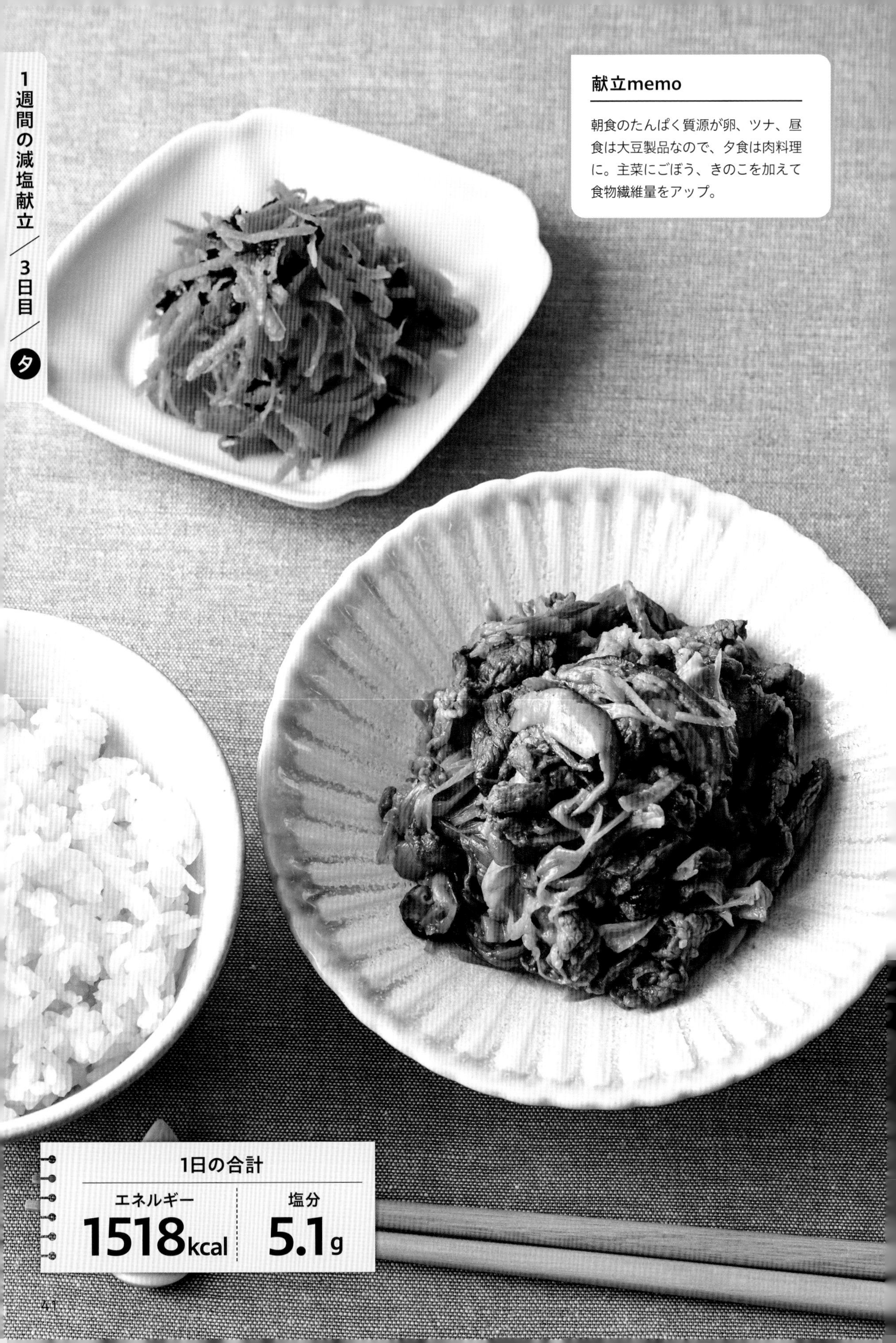

献立memo

朝食のたんぱく質源が卵、ツナ、昼食は大豆製品なので、夕食は肉料理に。主菜にごぼう、きのこを加えて食物繊維量をアップ。

1日の合計

エネルギー	塩分
1518kcal	5.1g

朝

1献立分	
エネルギー	塩分
526kcal	2.0g

減塩献立

4日目

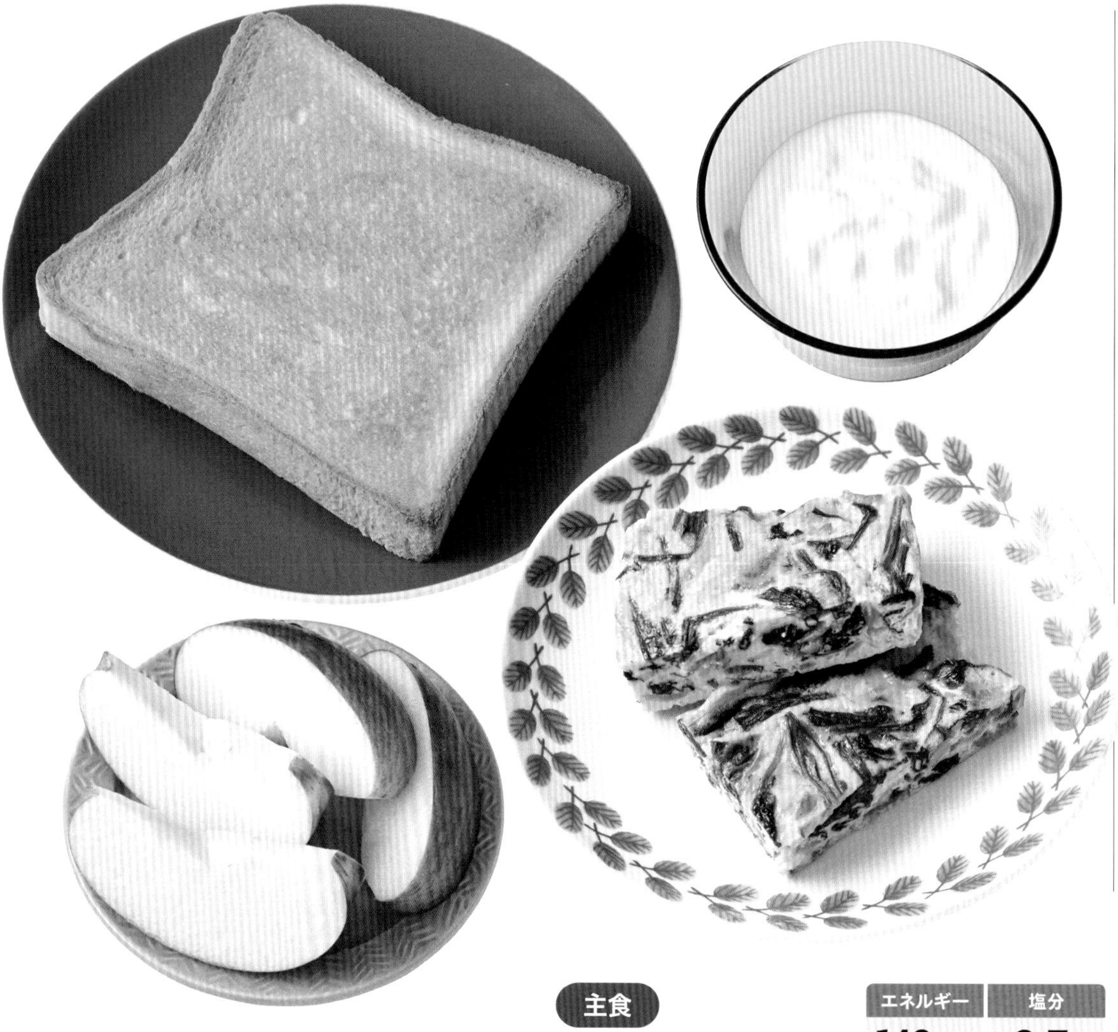

作りおきは朝の強い味方

主食
トースト（6枚切り）

エネルギー	塩分
149kcal	0.7g

主菜
ほうれん草の皮なしキッシュ 作りおき →P95

エネルギー	塩分
262kcal	1.2g

乳製品
プレーンヨーグルト100g

エネルギー	塩分
56kcal	0.1g

果物
りんご½個

エネルギー	塩分
59kcal	0.0g

献立memo

トーストはロールパンに代えても。キッシュの野菜はブロッコリー、アスパラガス、さやいんげんなどの旬の野菜でもOK。

減塩テクニック

パンは塩分があるので、バターなしで。オリーブ油なら、つけてもOK。キッシュは味つけ済みなのでケチャップやソースは不要。

作りおきの副菜で満足感アップ

昼

1献立分

エネルギー	塩分
462kcal	2.2g

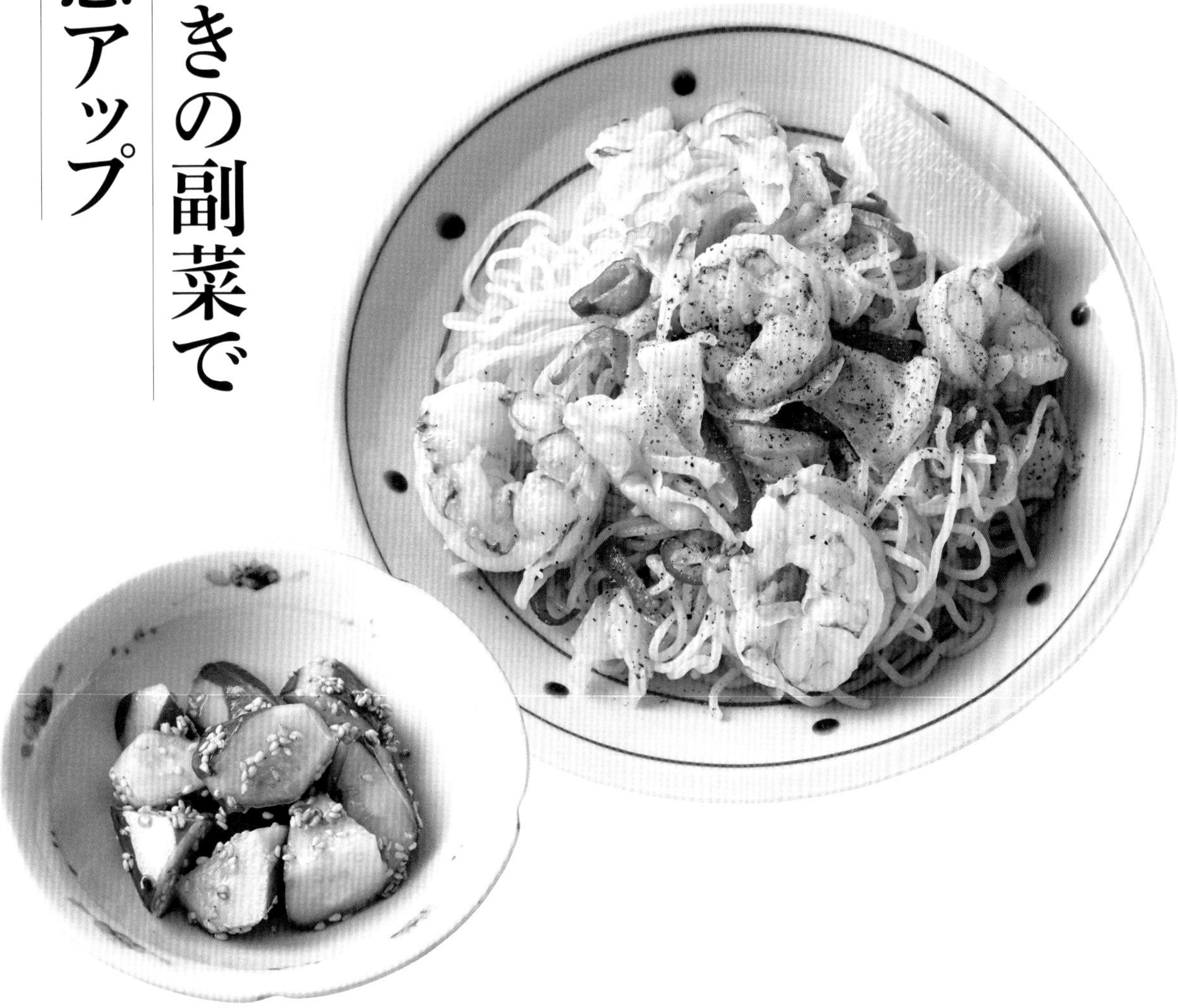

主食・主菜

塩レモン焼きそば →P155

エネルギー	塩分
434kcal	1.8g

副菜

きゅうりのごま漬け 作りおき →P122

エネルギー	塩分
28kcal	0.4g

減塩テクニック

レモンの酸味と風味に加え、えびを香ばしく焼くことで物足りなさをカバー。副菜のごまの風味でおいしさアップ。

他にこんな麺でも

麺を塩分0うどんに代えても。同じ具材でスパゲッティにしてもOKですが、その場合は副菜はミニトマトにしてください。

献立memo

余分な塩分（ナトリウム）の排出を促すカリウムが摂取できるきゅうりの副菜を組み合わせています。えびはほたて貝やシーフードミックスに代えてもOK。

減塩献立

4日目

具だくさんな作りおきがあれば あとは汁物を作るだけ

夕

1献立分	
エネルギー	塩分
406kcal	1.6g

主食

ごはん150g

エネルギー	塩分
234kcal	0.0g

主菜

豚肉の南蛮漬け 作りおき →P70

エネルギー	塩分
137kcal	0.9g

汁物

キャベツと油揚げのみそ汁 時短 ›P121

エネルギー	塩分
35kcal	0.7g

減塩テクニック

肉を揚げることや酢の酸味、赤唐辛子の辛味が満足感のポイント。みそ汁は液量を減らし、具材を増やすことで、減塩でも物足りなさを感じないようにします。

他にこんな夕食でもOK!

- 主菜は鶏や豚肉のから揚げ、照り焼き、しょうが焼き。
- 副菜は塩分0.5g以下のものから選んで。きのこや海藻類がおすすめ。

Column

ごはん食のススメ

食事は主食・主菜・副菜に分けることができ、これらが揃うように献立を立てます。なかでも主食は、主にごはん、パン、麺類などを主材料とする料理で、主に炭水化物を含み、エネルギー源として重要です。炭水化物は､1日に必要なエネルギーの5～6割ほどを占める栄養素なので、賢く選んで食べるようにしましょう。ごはんよりもパンや麺が好きでよく食べるという人も多いのですが、実はパンや麺には意外に塩分が多く含まれているので、食べすぎないように注意が必要です。その点、ごはんは塩分が0なので、主食として安心して食べることができます。また、発芽玄米やもち麦などを混ぜて炊いたごはんなら、食物繊維も多く摂取できるのでおすすめです。

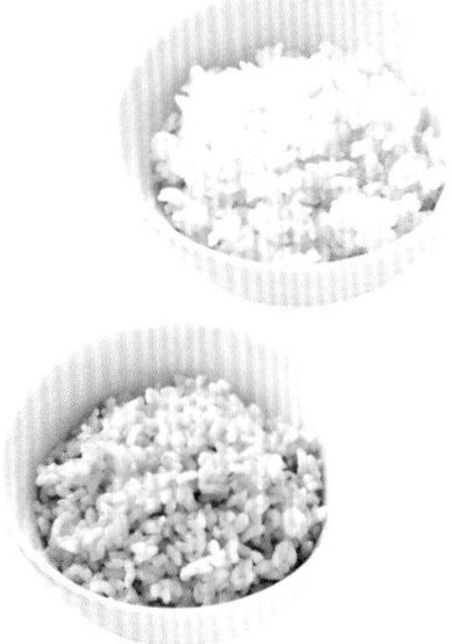

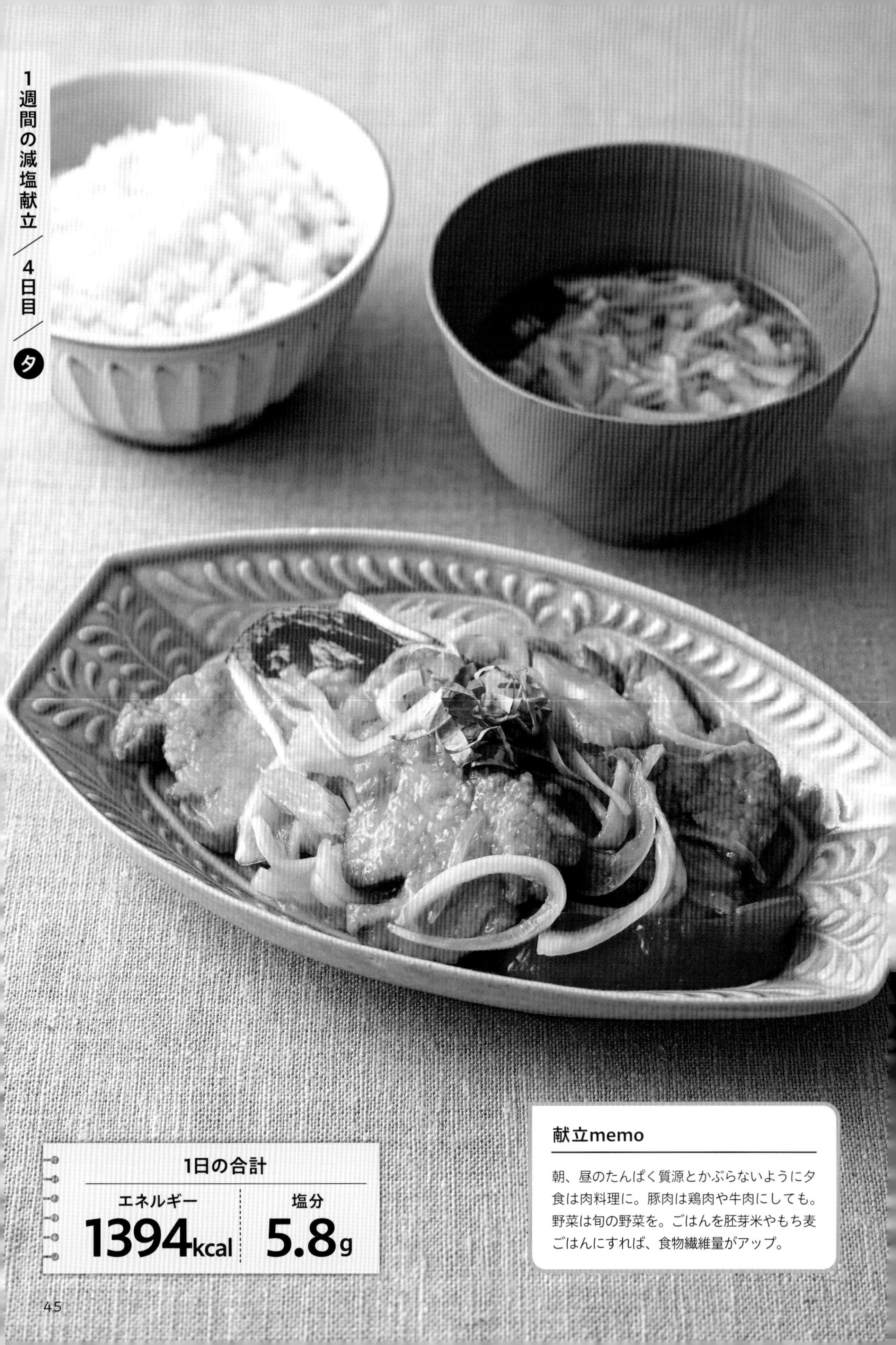

1日の合計

エネルギー	塩分
1394kcal	5.8g

献立memo

朝、昼のたんぱく質源とかぶらないように夕食は肉料理に。豚肉は鶏肉や牛肉にしても。野菜は旬の野菜を。ごはんを胚芽米やもち麦ごはんにすれば、食物繊維量がアップ。

減塩献立

5日目

メインの調理はトースターにおまかせ

朝

1献立分	
エネルギー	塩分
492kcal	0.8g

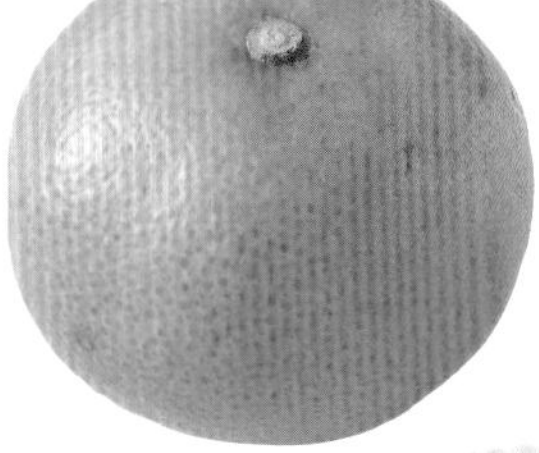

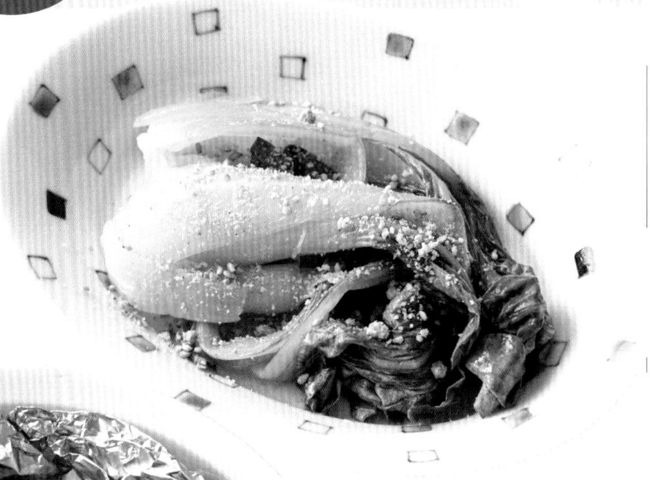

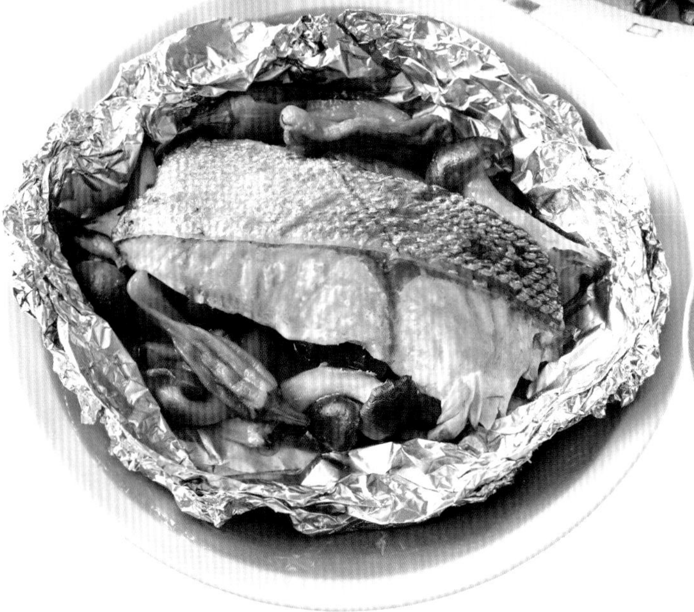

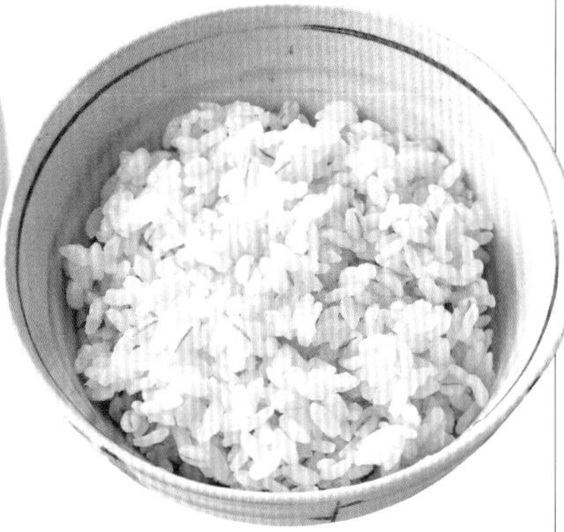

献立memo

ホイル焼きは前夜にセットしておけば、朝、焼くだけ。鮭はたら、さわら、かじきなどにして旬の野菜と一緒にしても。一緒に焼くきのこ類は好みで、野菜もあるものでOK。みかんはほかの柑橘類でもよいです。

減塩テクニック

青菜はゆでるとき、湯に塩を加えることで下味がつくので、味つけは風味のあるごまだけで十分おいしい。ホイル焼きは風味が閉じ込められ、コクもあるので、香りでおいしさが感じられます。

主食

胚芽米150g

エネルギー	塩分
239kcal	0.0g

主菜

鮭のホイル焼き 時短 →P81

エネルギー	塩分
180kcal	0.7g

副菜

チンゲン菜の塩油ゆで

作りおき →P114

エネルギー	塩分
34kcal	0.1g

果物

みかん1個

エネルギー	塩分
39kcal	0.0g

鶏肉も入って満足の一品

昼

1献立分

エネルギー	塩分
545kcal	1.2g

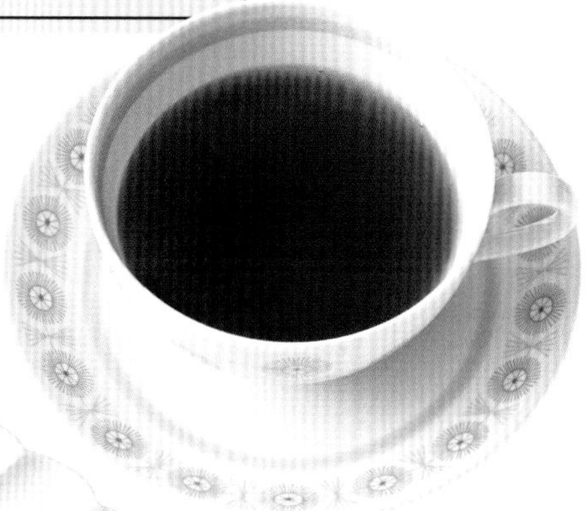

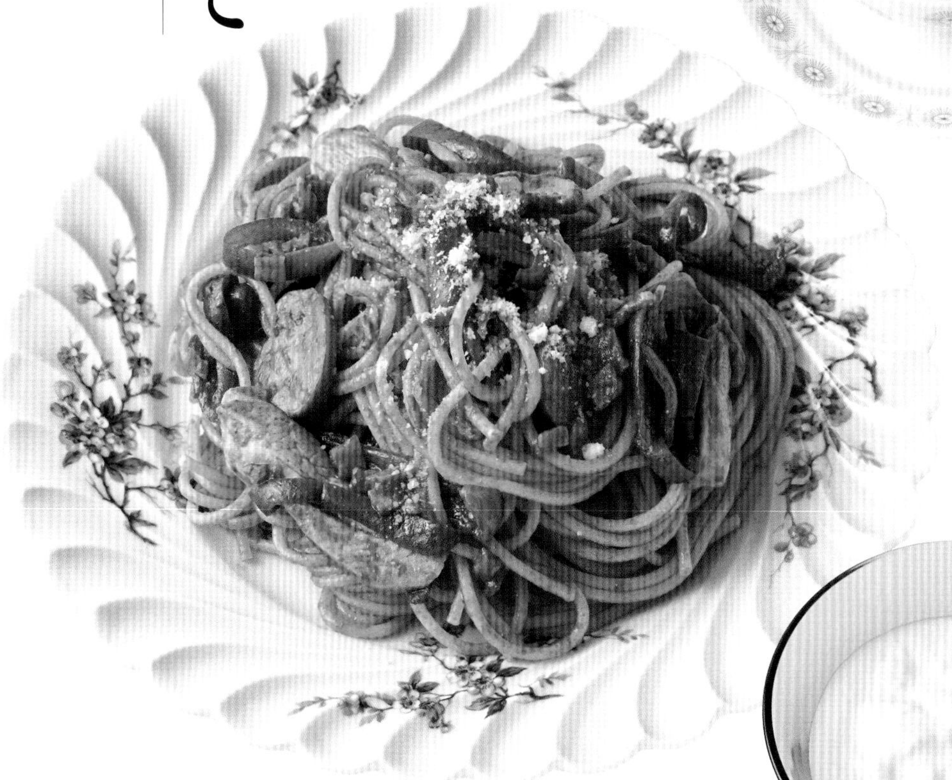

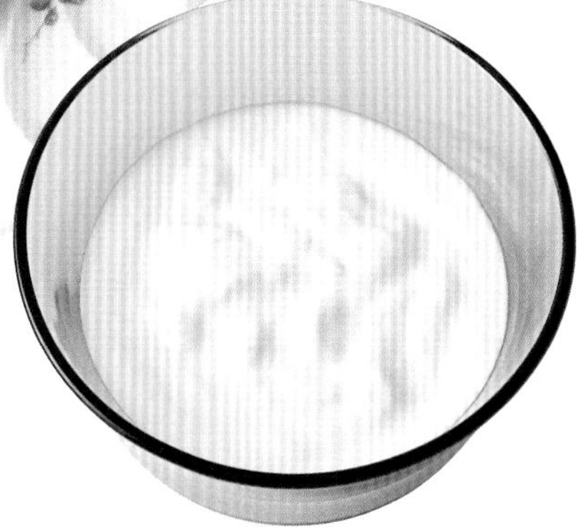

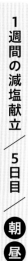

主食・主菜・副菜
ナポリタン →P151

エネルギー	塩分
492kcal	1.2g

乳製品
プレーンヨーグルト100g

エネルギー	塩分
56kcal	0.1g

飲み物
紅茶

エネルギー	塩分
2kcal	0.0g

減塩テクニック

トマトケチャップは塩分が少なく、旨味のある調味料なので、上手に使いたいもの。ナポリタンに欠かせないハムやウインナーは塩分が多いので、最小限の量にして、鶏肉でコクをプラス。

他にこんな麺でも

同じ具材をごはんと炒めてピラフ風やオムライスにしたり、目玉焼きをのせたりしても。

献立memo

鶏肉は、豚や牛のこま切れ肉でも。ヨーグルトの代わりに、カフェ・オ・レやミルクティーにしても。

減塩献立

5日目

作りおきがあれば、即席スープを添えるだけ！

夕

1献立分	
エネルギー	塩分
451kcal	1.4g

主食

ごはん150g

エネルギー	塩分
234kcal	0.0g

主菜

レンジ蒸し鶏 時短 →P69

エネルギー	塩分
206kcal	0.9g

汁物

にらとえのきのスープ 時短 →P109

エネルギー	塩分
11kcal	0.5g

減塩テクニック

ごまだれが薄味を引き立てます。副菜の汁物は液量を少なくし、仕上げにラー油をたらすことで満足度がアップ。

他にこんな夕食でもOK！

・主菜はゆで豚や牛しゃぶ。
・副菜は0.5g以下のきのこや緑黄色野菜のもの。

Column

味つけで上手に減塩する方法

おいしさをキープしながら、上手に減塩するためには、塩分の多い調味料の分量を減らすことが大切です。しょうゆを旨味のしっかりとしただしで割る、みそにプレーンヨーグルトを混ぜるなど、旨味だけでなく、酸味やコクを足したりするなどの工夫をすれば、塩分の多い調味料を控えてもおいしく仕上がります。また、ハムやソーセージ、ツナ缶、アンチョビ、キムチ、梅干しなど、肉や魚介、野菜の加工品に含まれる塩分を生かして加える調味料を控えるようにすると、上手に減塩できるのでおすすめです。ほかにも、薄味の料理2～3品の組み合わせよりも、しっかり味の主菜1品＋薄味の副菜1品にして味にメリハリをつけると、満足度の高い献立になります。

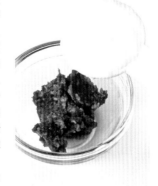

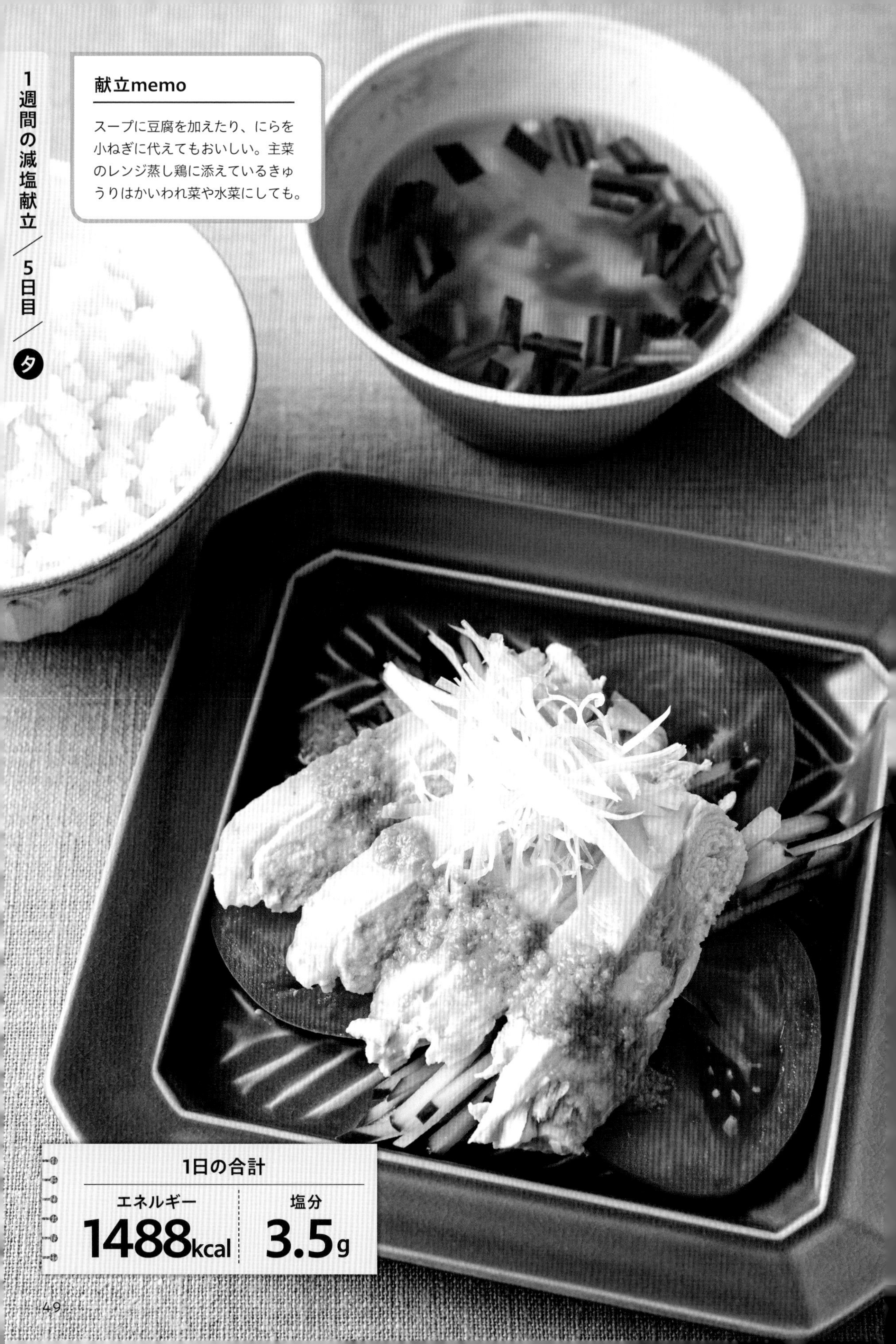

献立memo

スープに豆腐を加えたり、にらを小ねぎに代えてもおいしい。主菜のレンジ蒸し鶏に添えているきゅうりはかいわれ菜や水菜にしても。

1日の合計

エネルギー	塩分
1488kcal	3.5g

減塩献立
6日目

朝

1献立分	
エネルギー	塩分
411kcal	1.8g

卵を好みの固さに仕上げて！

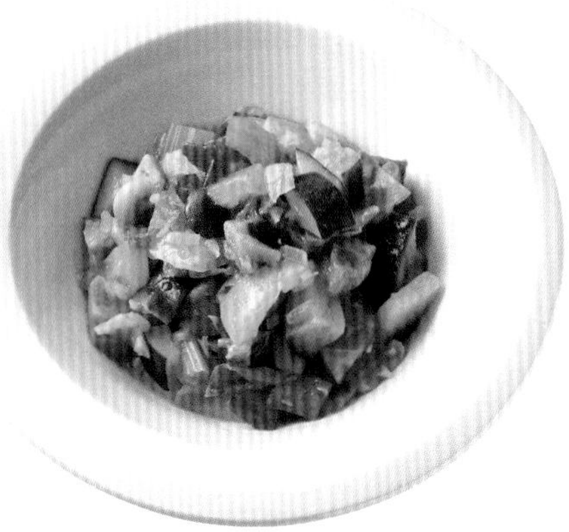

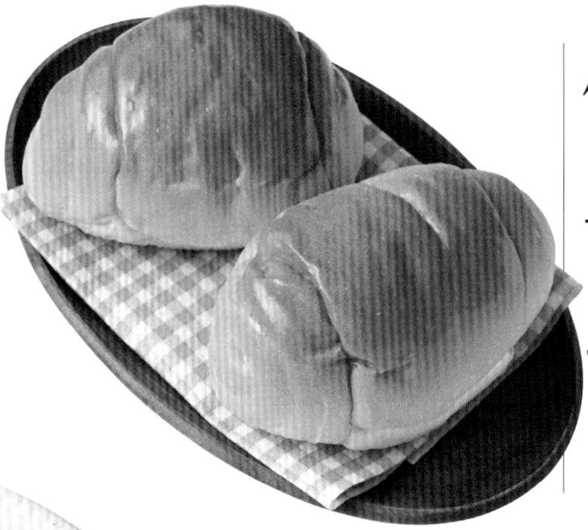

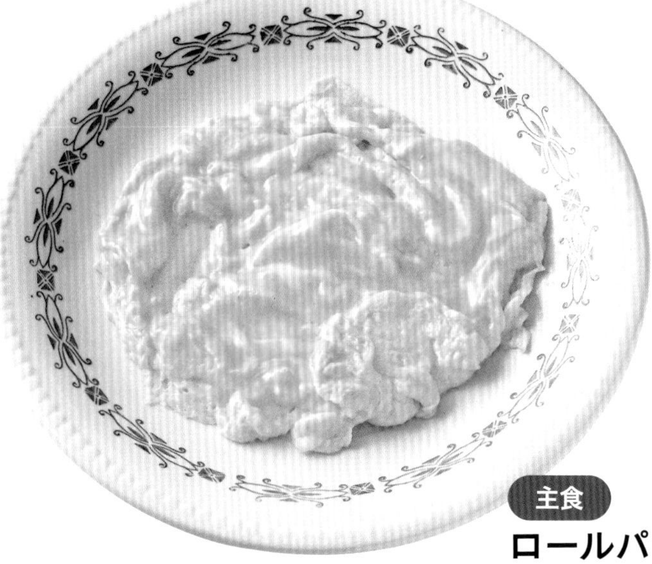

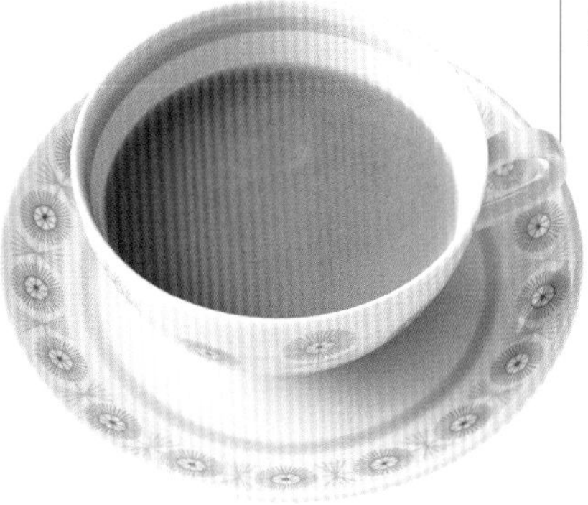

主食
ロールパン2個
エネルギー 185kcal　塩分 0.7g

主菜
スクランブルエッグ
エネルギー 106kcal　塩分 0.2g

材料と作り方（1人分）
卵1個を割りほぐし、牛乳大さじ1、塩、こしょう各少々を加え、植物油小さじ1を熱したフライパンに流し入れて、大きくかき混ぜ、好みの固さに仕上げる。

副菜
ラタトゥイユ
作りおき →P126
エネルギー 55kcal　塩分 0.8g

飲み物
ミルクティー
エネルギー 65kcal　塩分 0.1g

献立memo

ロールパンはトーストにしても。スクランブルエッグは減塩でも、作りたてなら十分おいしい。

減塩テクニック

卵には塩分があるので、味つけの塩は最小限に。スクランブルエッグはケチャップを添えずにラタトゥイユと一緒に食べれば減塩に。パンをごはんに代えれば、さらに減塩に。

漬け丼は途中で だしをかけて

昼

1献立分

エネルギー	塩分
454kcal	1.6g

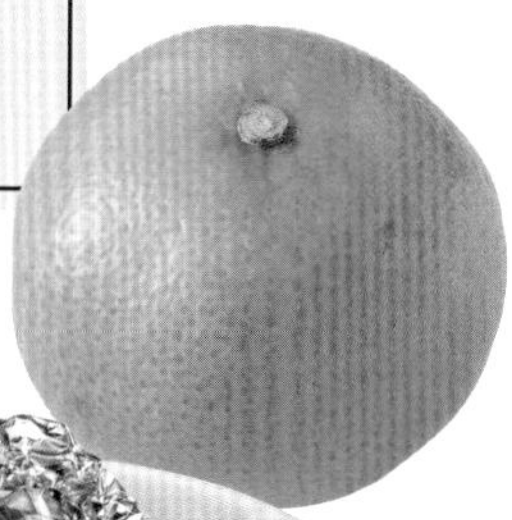

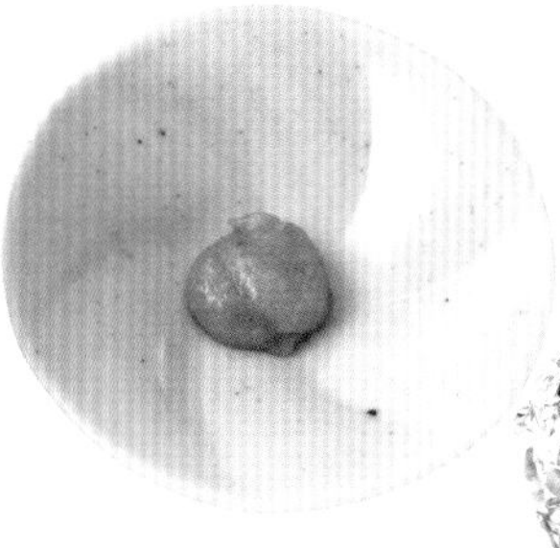

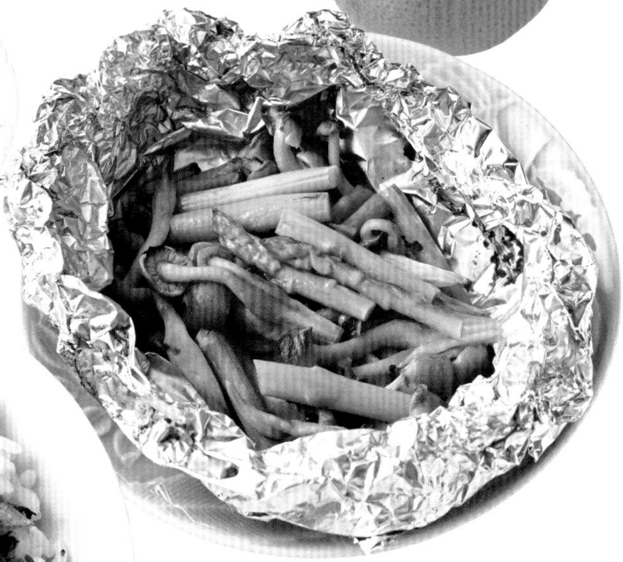

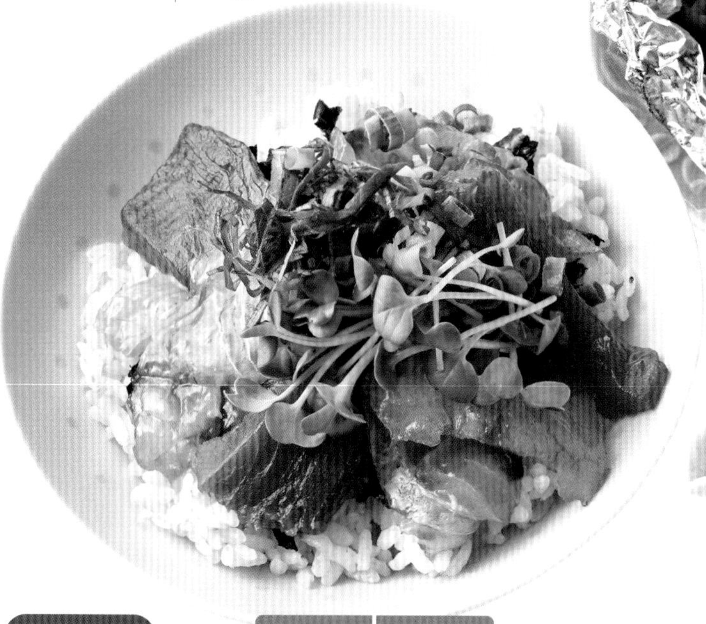

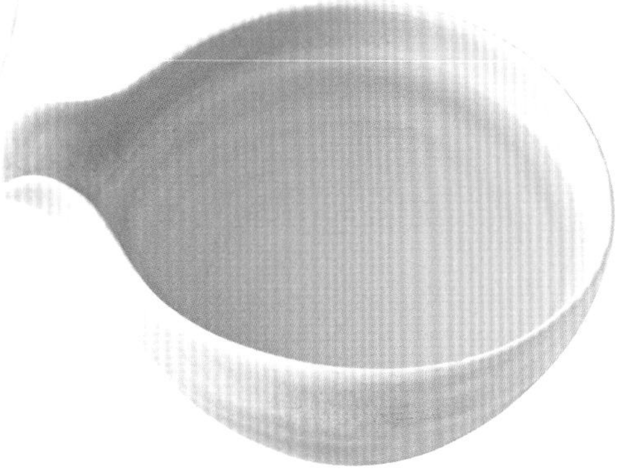

主食・主菜

漬け丼 →P145

エネルギー	塩分
383kcal	1.4g

副菜

きのことアスパラガスのホイル焼き 時短 →P135

エネルギー	塩分
32kcal	0.2g

果物

みかん1個

エネルギー	塩分
39kcal	0.0g

減塩テクニック

薬味野菜で風味アップ。だしの旨味で少ない塩分でもおいしく食べられます。わさびを効かせるのもポイント。

他にこんな麺でも

刺身を漬けではなく、昆布じめにするのもあり。昆布の旨味、塩味でおいしく食べられます。

献立memo

刺身は好みのもので。ごはんは胚芽米、もち麦ごはんにすると、食物繊維量がアップ。薬味野菜も好みで。ホイル焼きの野菜は旬の野菜でOK。

減塩献立

6日目

作りおきがあれば帰宅してすぐ中華！

夕

1献立分	
エネルギー	塩分
564kcal	1.6g

主食

ごはん150g

エネルギー	塩分
234kcal	0.0g

主菜

麻婆豆腐 作りおき →P86

エネルギー	塩分
295kcal	1.2g

副菜

ラーパーツァイ 作りおき →P113

エネルギー	塩分
35kcal	0.4g

減塩テクニック

主菜は、味つけの辛味やにら、しょうがなどの薬味で満足感をアップ。副菜のラーパーツァイは酸味と辛味が野菜の甘味を引き立て主菜級のおいしさ。

他にこんな夕食でもOK!

- 主菜はチリコンカンや豆腐チャンプルー、家常豆腐など。
- 副菜はわかめの酢の物、もずくなど。

Column

塩分計を活用しましょう

調味料や料理の塩分をチェックできる塩分計を使えば、料理のおおよその塩分含有量を知ることができます。汁物などを食べるときに測定したり、自分で料理するときにその都度チェックするのもいいでしょう。測ってみると、普段おいしいと食べている味つけが、実は塩分過多だったということに気づくかもしれません。また、外食が多い人は、塩分計で測るようにすれば、塩分のとりすぎ防止に有効です。機種によって測定可能な温度範囲が違ったり、粘性の高い液体や固形物は測定できないものもあるので、購入する際に確認しましょう。高血圧で減塩を心がけている人はもちろん、日々の塩分摂取量に気をつけている人におすすめです。

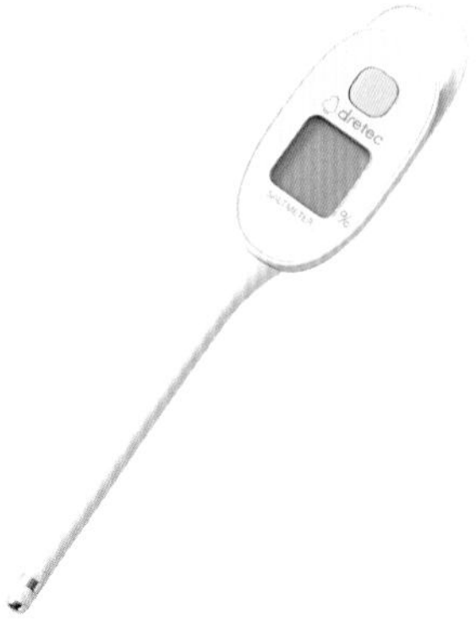

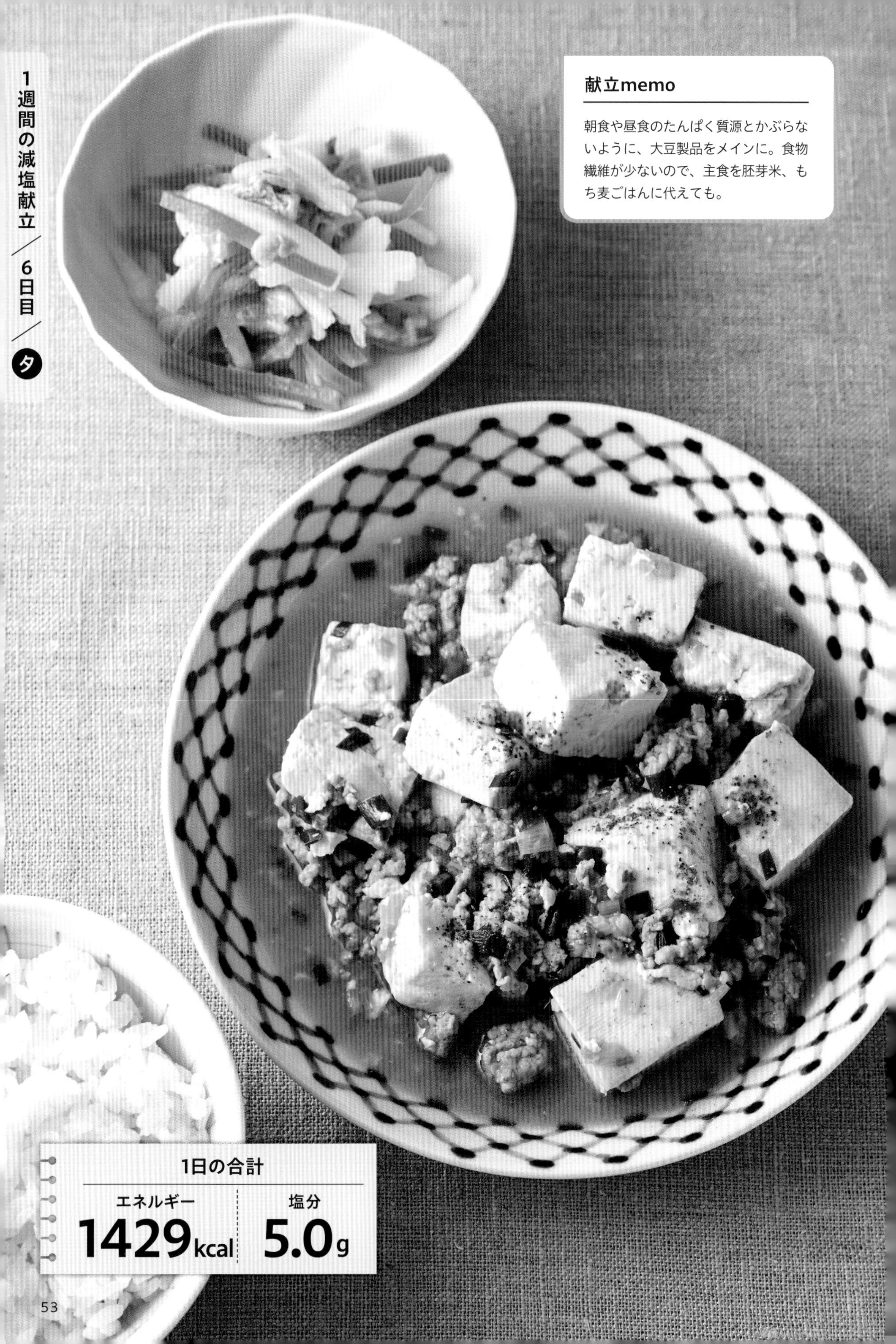

献立memo

朝食や昼食のたんぱく質源とかぶらないように、大豆製品をメインに。食物繊維が少ないので、主食を胚芽米、もち麦ごはんに代えても。

1日の合計

エネルギー	塩分
1429kcal	5.0g

減塩献立

7日目

朝

1献立分	
エネルギー	塩分
421kcal	1.1g

納豆を添えて たんぱく質をプラス

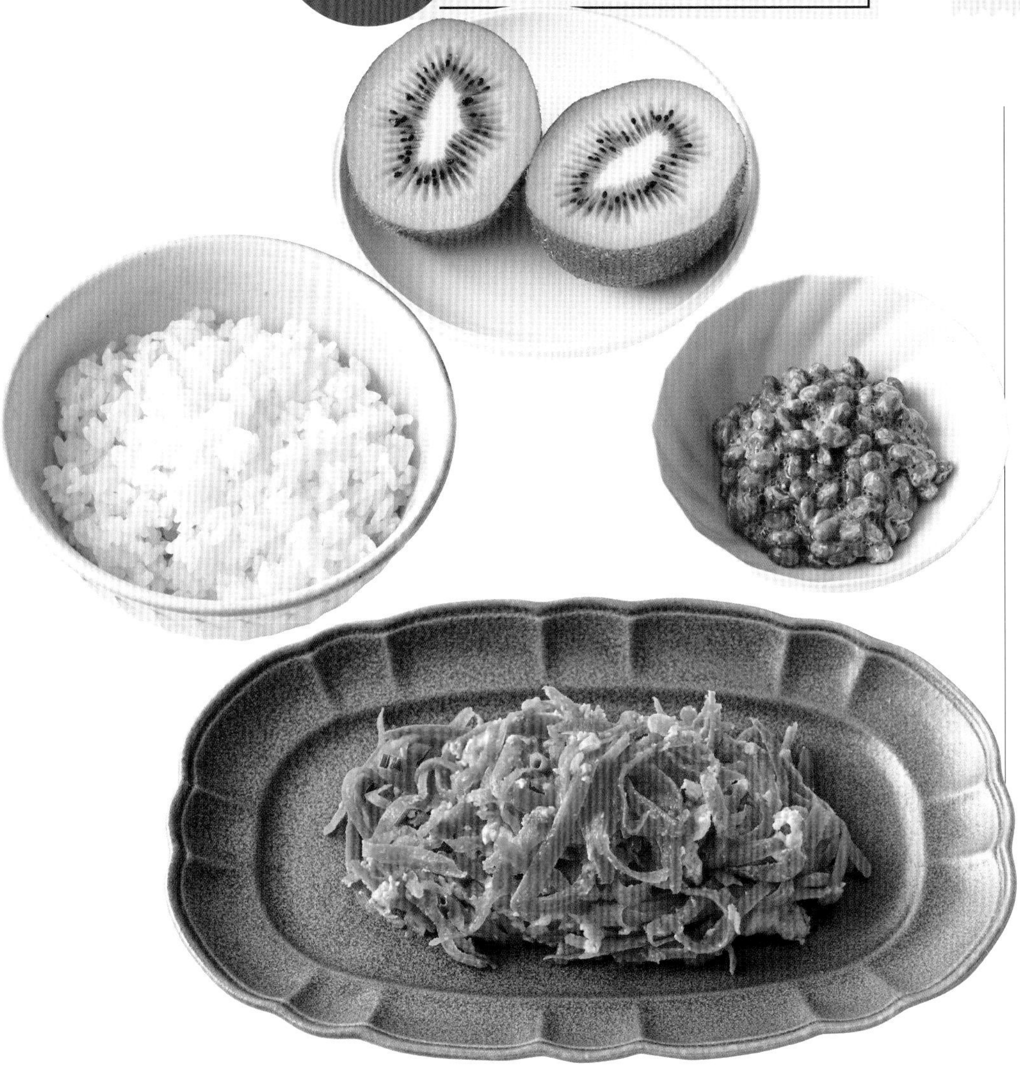

主食
ごはん150g

エネルギー	塩分
234kcal	0.0g

主菜
にんじんしりしり

エネルギー	塩分
67kcal	0.5g

作りおき →P111

副菜
納豆

エネルギー	塩分
85kcal	0.6g

果物
キウイフルーツ1個

エネルギー	塩分
35kcal	0.0g

献立memo

納豆は手軽ですが、豆腐や焼いた厚揚げでもOK。その場合は、しょうゆは1人分で小さじ1が目安。にんじんしりしりは作りおきしておくと、便利な一品。

減塩テクニック

主食をごはんにすれば、満足感を得られます。フルーツを添えて。

作りおきがあれば パスタをゆでるだけ！

昼

1献立分	
エネルギー	塩分
679kcal	1.8g

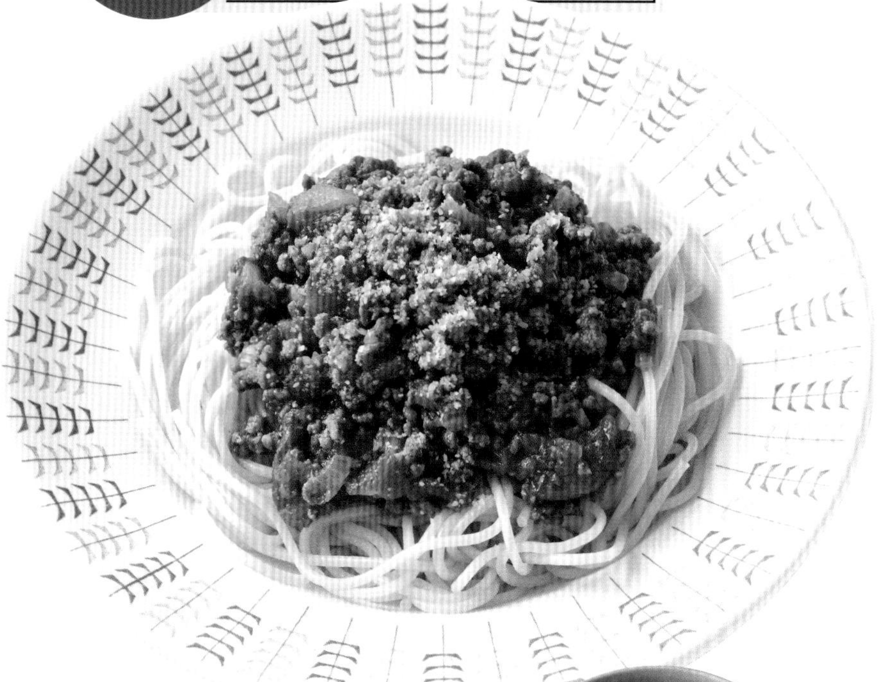

主食・主菜

ミートソーススパゲッティ

材料と作り方（1人分）

スパゲッティ75gをゆで、温めたミートソース1人分（作りおき →P74）をかけ、粉チーズ少々をふる。

エネルギー	塩分
524kcal	1.3g

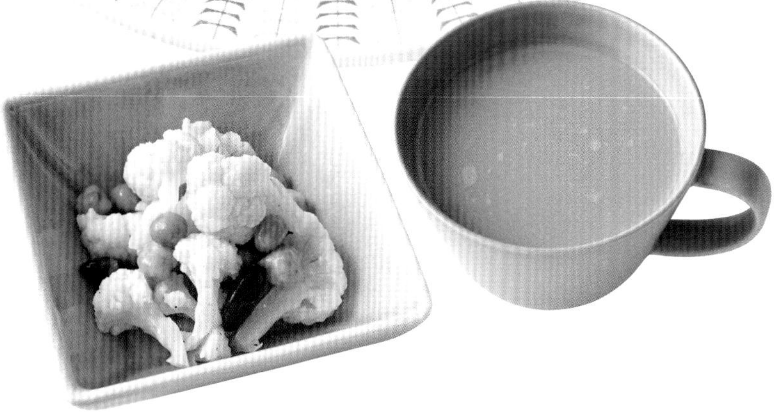

副菜

カリフラワーとミックスビーンズのサラダ 時短 →P119

エネルギー	塩分
87kcal	0.4g

飲み物

カフェ・オ・レ

エネルギー	塩分
68kcal	0.1g

減塩テクニック

副菜は酢を効かせたサラダで塩分を控えめに。スパゲッティをゆでるときの塩は、湯に対して0.5%の量に。

他にこんな昼食でも

スパゲッティをごはんに代えてミートソースをのせ、ピザ用チーズをのせて焼いてドリアにしても。

献立memo

ミートソースでも野菜は補えますが、さらに副菜で食物繊維が期待できるサラダをプラス。ミートソースのひき肉はツナ缶やさば缶に代えても。

減塩献立

7日目

時短レシピの副菜を添えれば彩りよく栄養価もアップ

夕

1献立分

エネルギー	塩分
486kcal	1.3g

区分	料理	エネルギー	塩分
主食	ごはん150g	234kcal	0.8g
主菜	鮭と玉ねぎの塩麹漬け 下味冷凍 →P76	163kcal	0.8g
副菜	かぼちゃの焼き浸し 時短 →P117	89kcal	0.5g

減塩テクニック

塩麹の旨味が味の決め手。かぼちゃは焼くことで香ばしさが加わり、かつお節をまぶすことで味わい深くなります。

他にこんな夕食でもOK!

・主菜は魚のホイル焼き、レンジ蒸し。
・副菜はかぼちゃやさつまいもの甘煮、レモン煮。

Column

野菜をたくさん食べましょう

高血圧対策では、「減塩」だけでなく、「塩分排出を促す」ことも重要です。体内の余分なナトリウム(食塩の成分)の排出を促すのが、ほうれん草などの葉物野菜や、いも類、大豆製品、果物などに多く含まれるカリウム。また、これらの野菜やいも類、果物に豊富に含まれる食物繊維は、体内の余分なナトリウムやコレステロールを排出してくれます。本書では2品献立を紹介していますが、副菜にはたっぷりの野菜を使ったおかずを選んでしっかり食べるようにしましょう。汁物に野菜を入れて食べるのもおすすめですが、汁物は塩分のとりすぎになる可能性もあるので、汁を少なくして具だくさんに。食物繊維が豊富な海藻やきのこも意識して摂取しましょう。

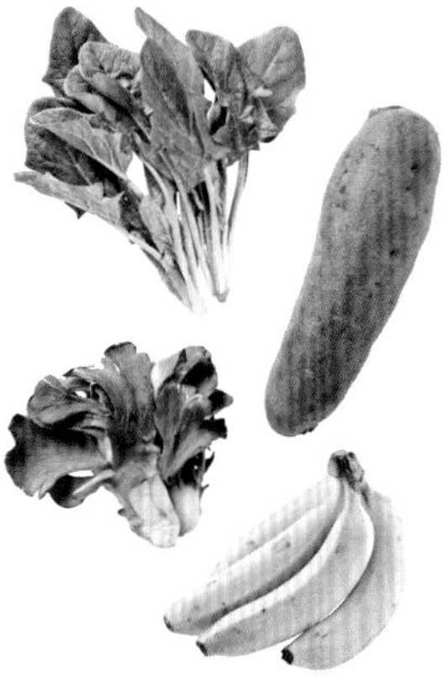

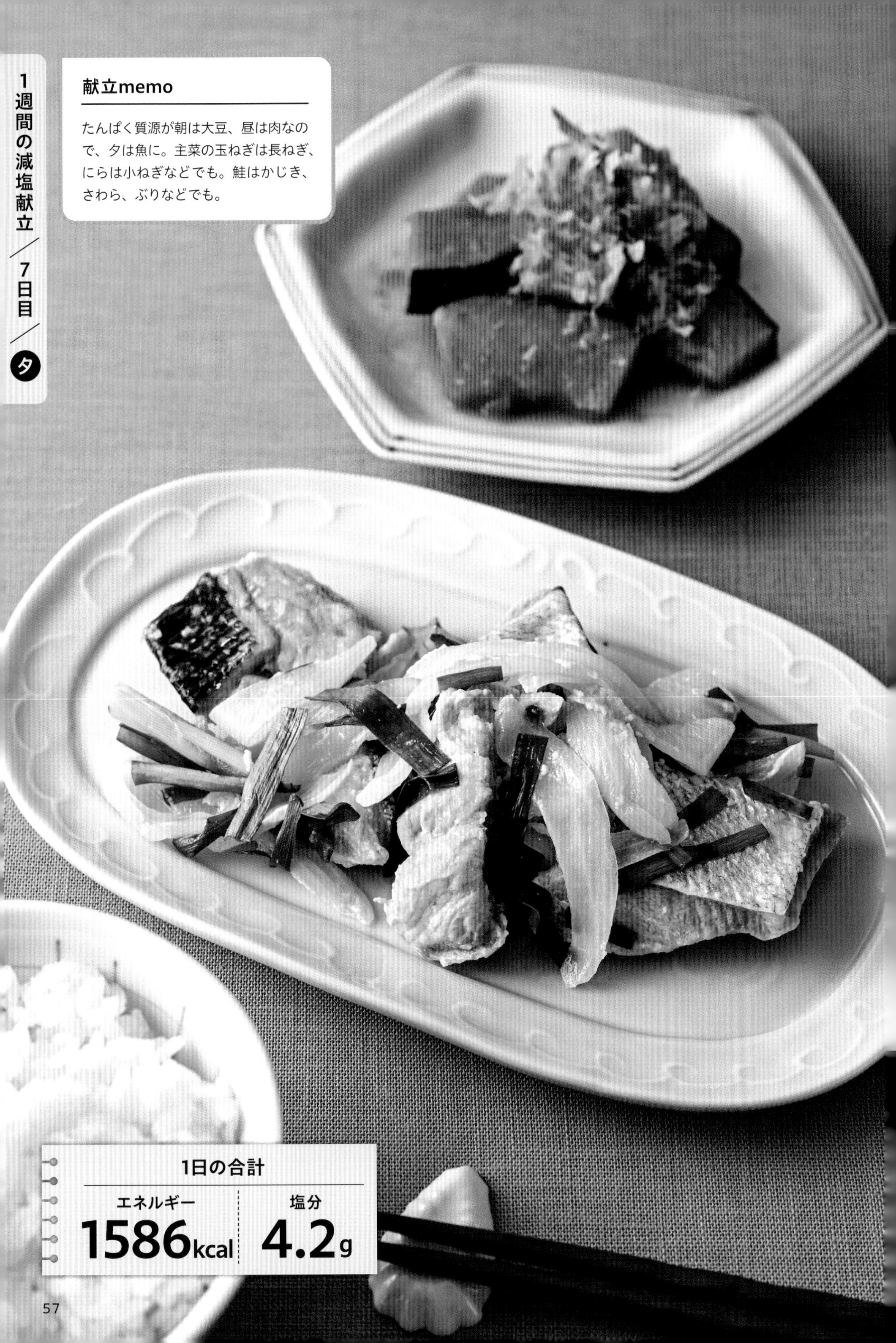

献立memo

たんぱく質源が朝は大豆、昼は肉なので、夕は魚に。主菜の玉ねぎは長ねぎ、にらは小ねぎなどでも。鮭はかじき、さわら、ぶりなどでも。

1日の合計

エネルギー	塩分
1586kcal	4.2g

減塩食品&調味料を上手に利用しましょう

高血圧の予防・改善で大事なのは減塩。おいしく減塩できる食品や調味料を活用して、毎日の食事から塩分を減らしていきましょう。

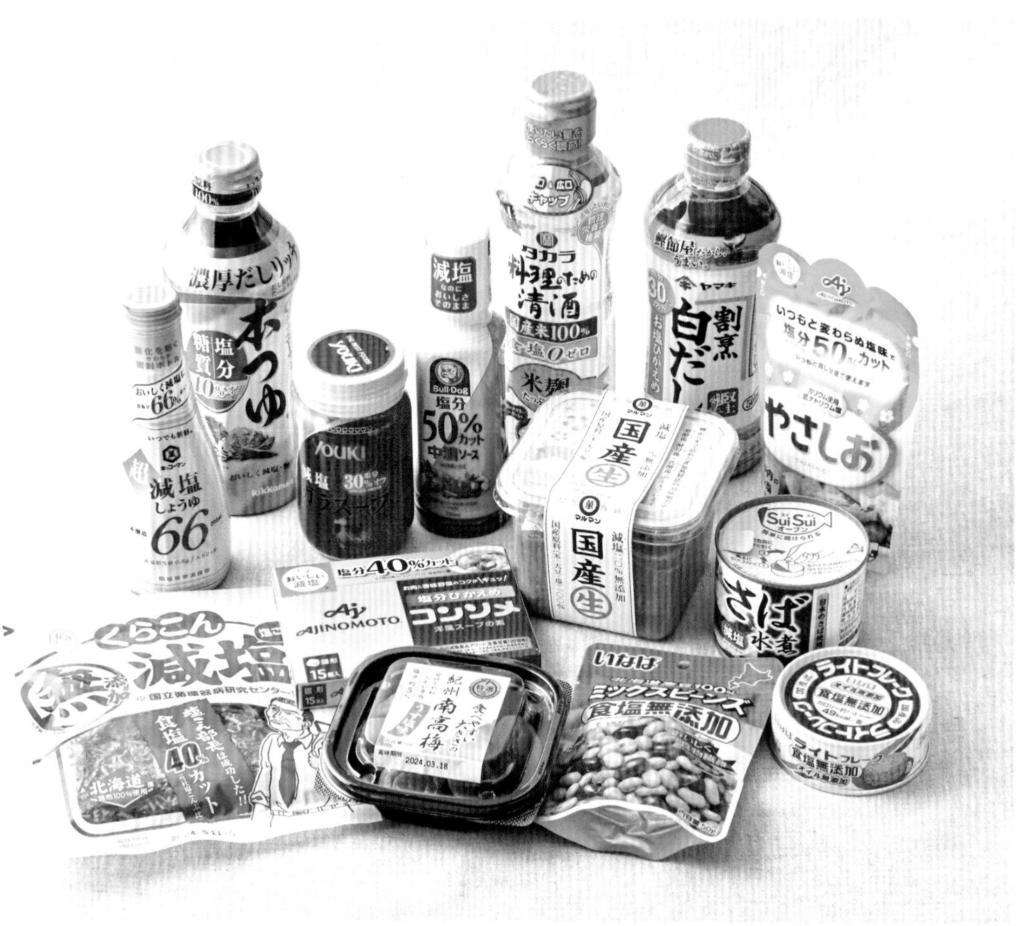

JSH減塩食品リストを活用しましょう

高血圧の予防・改善には、毎日の食事管理が欠かせません。最も気をつけたいのが塩分摂取量です。日本高血圧学会では、1日の食塩摂取量を6g未満にするよう推奨しています。

とはいえ、食塩摂取量を6g未満に抑えるのは実際にはかなり大変。人間はもともと本能的に塩味を好むようにできており、塩分を控えると味気なく感じてしまうのです。そこでおすすめしたいのが、「JSH減塩食品リスト」。塩分を抑えながら、一般的な商品と同様のおいしさを感じられるように工夫された食品がリストアップされていますので、活用するといいでしょう。市販されているこうした食品を利用しながら、減塩を習慣にしていきましょう。

減塩食品

食塩無添加の豆のドライパック

長期保存のきく大豆のドライパックやミックスビーンズは、植物性たんぱく質を手軽に補える食品です。そのままサラダに入れたり、煮物にしたりと、常備しておくと重宝します。なかには食塩を使っているものもあるので、「食塩無添加」と記載されているものを選びましょう。塩分が無添加でも、かえって豆本来の味が感じられておいしく食べられます。

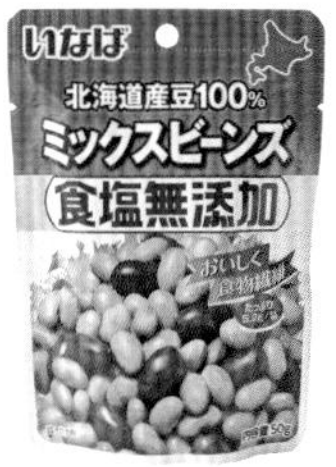

ミックスビーンズ 食塩無添加
大豆、金時豆などをミックス。食塩無添加でも素材本来の味がしっかり。

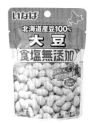

大豆 食塩無添加
ホクホク食感のドライパック。食塩無添加で、豆本来の甘みが楽しめる。

食塩0のそば・うどん

小麦粉を原料とする麺類には、コシや弾力を出すために塩が加えられています。一般的に、ゆでた状態のうどんでは、100gあたり0.3gの食塩を使用。そばは、十割そばの乾麺なら食塩は含まれませんが、乾麺をゆでたものでは、100gあたり0.1gの食塩を使用しています。最近では、食塩不使用の麺が出ていますので、意識して選ぶようにしましょう。

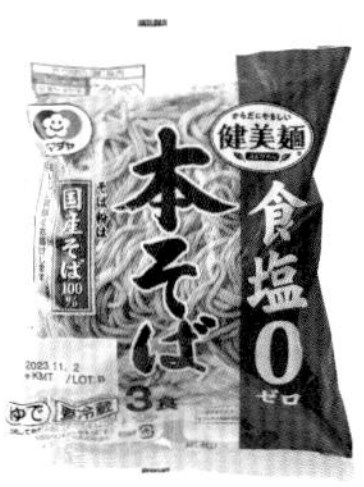

食塩0のそば
ツルッとしたのどごしを楽しめる、風味豊かな食塩0のそばもおすすめ。

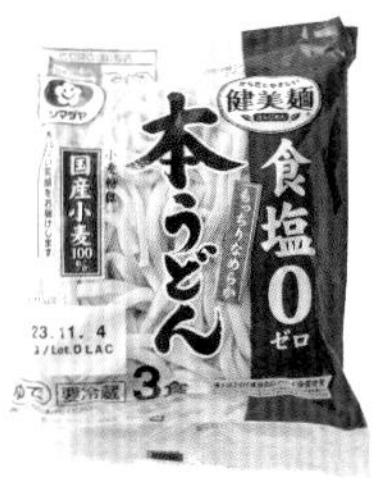

食塩0のうどん
塩を使わず、もちもちの食感を再現したうどん。常備しておくと便利。

減塩タイプの魚缶

ヘルシーな魚は、なるべく多く毎日の食事に取り入れたいもの。さば缶やツナ缶なども活用すれば、献立のバリエーションも広がります。ただし、魚の缶詰にも塩が使われているので、減塩タイプを選びましょう。一般的なまぐろの油漬けなら、100gあたりの食塩量は0.9g。さばの水煮は同じく0.9gですが、みそ煮は1.1gと高めです。

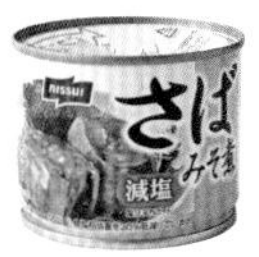

塩分30%カット さばみそ煮缶
塩分をカットしながらも、みその風味とコクのある味わいで満足感十分。

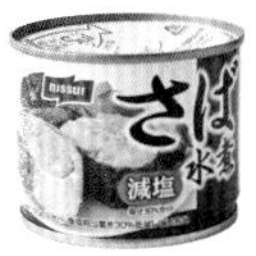

塩分30%カット さば水煮缶
1缶（190g）あたりの食塩使用量は1.2g。素材の旨味をアップ。

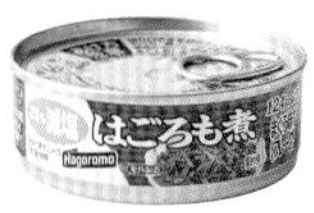

25%減塩 まぐろ味つけフレーク
甘辛い味つきのツナを使いたい場合も、減塩タイプを選びましょう。

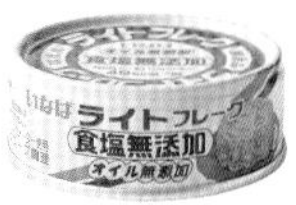

食塩無添加のツナ缶
塩味がついていないため、あっさりとして味つけしやすいのもメリット。

「基本調味料」の減塩タイプ

しょうゆ、塩などは調理で必ずといっていいほど使う調味料。これらの基本調味料を減塩タイプに替えていくことで、食事に含まれる塩分を効率的に減らしていくことができます。減塩タイプの調味料では、塩味を強く感じられる物質を配合することなどにより、塩分を半分程度に抑えているので、普通の調味料と同じようにおいしく調味することができるのです。大いに活用しましょう。

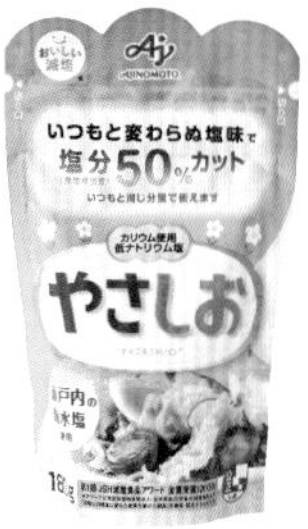

塩分50%カットの塩

塩味の強い塩化ナトリウムを使用し、味はそのままに塩分をカット。

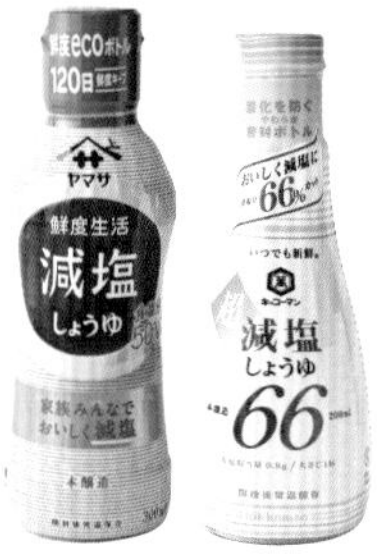

減塩しょうゆ

旨味や香り、コクを加え、塩分を抑えながらしっかりと味つけ。

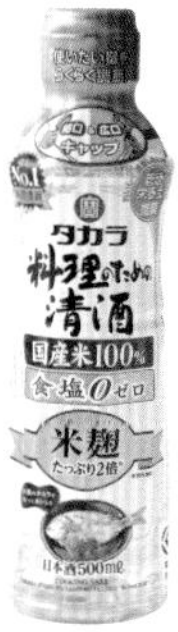

食塩0の清酒

料理酒には塩を加えてあるものもあるので、塩分0タイプを選ぶのがおすすめ。

「めんつゆ・白だし」の減塩タイプ

手軽に料理の味つけができるめんつゆや白だし。最近ではさまざまな料理で使われるようになっています。ただし、便利だからと使いすぎると、やはり塩分が高めになってしまいます。だしをしっかり効かせることで、塩分を抑えためんつゆや白だしに切り替えていきましょう。商品によって減塩度合いが異なるので、どの程度塩分を減らしたいかや、味の好みによって選んでいきましょう。

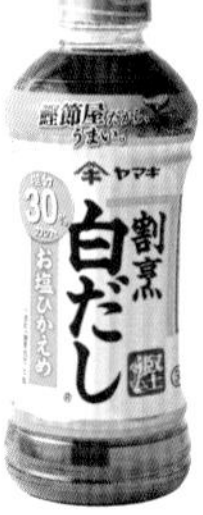

塩分30%カットの白だし

意外と塩分が高い白だし。減塩タイプにすることでしっかり減塩を。

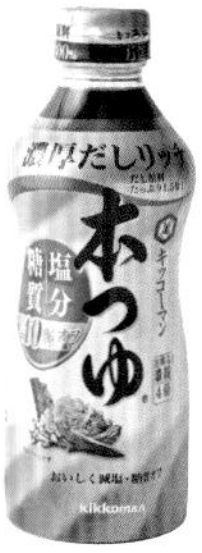

塩分&糖質オフのめんつゆ

だしの使用量を増やし、塩分と糖質を抑えためんつゆは麺料理や煮物に。

「みそ」の減塩タイプ

毎日の汁物や煮物などの味つけに活躍するみそは欠かせない調味料ですが、塩分が高いので注意が必要。みそ汁は1日1杯にし、減塩タイプのみそを使って、塩分摂取量を減らしていきましょう。減塩タイプのみそでは、だしを効かせることで満足感のある味に仕上げているものが多いようです。

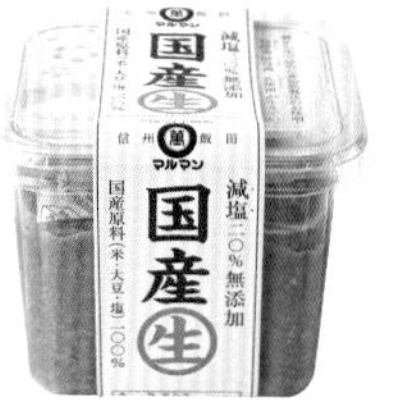

減塩20%のみそ

だしをきかせて、従来タイプより塩分を20%カット。

「だしの素・スープの素」の減塩タイプ

だしの旨味の成分はグルタミン酸やイノシン酸といったアミノ酸で、塩分ではありません。しかし市販の「だしの素」や「スープの素」には塩分が含まれている場合がほとんどです。一般的なだしの素を使うと、みそ汁1杯分で、0.4g程度の塩分をとることになります。かつお節や昆布などを使って自分でだしをとるか、市販品を使いたい場合は、減塩タイプを選ぶとよいでしょう。

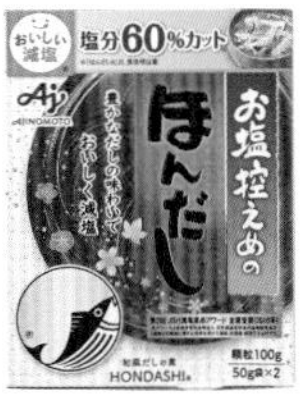

**塩分60%カット
和風だしの素**

かつお節をふんだんに使い、塩分を60%カットでも風味そのまま。

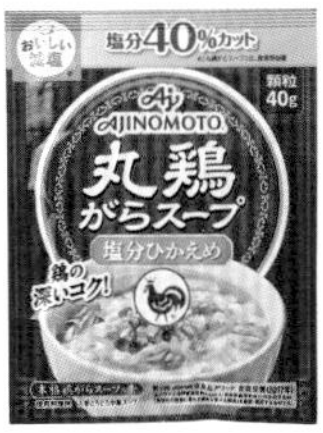

**塩分40%カット
鶏がらスープの素**

減塩技術などにより、従来のものより40%減塩。スープや炒め物に。

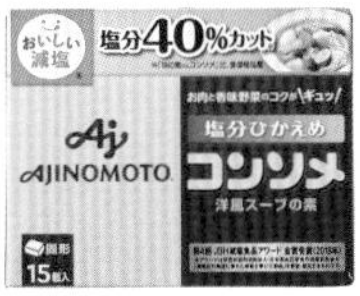

**塩分40%カット
コンソメスープの素**

おいしさはそのままに、塩分を40%カット。洋風の料理におすすめ。

「トマトケチャップ・ソース」の減塩タイプ

そのまま料理にかけて使うほか、調理のときに隠し味として使うことの多いトマトケチャップやソース。一般的なトマトケチャップなら大さじ1杯で約0.5g、ソースなら約0.8gの塩分が含まれています。それほど高いわけではありませんが、使いすぎには要注意。どちらも塩分カットタイプに切り替えれば、さらに安心しておいしくいただけます。

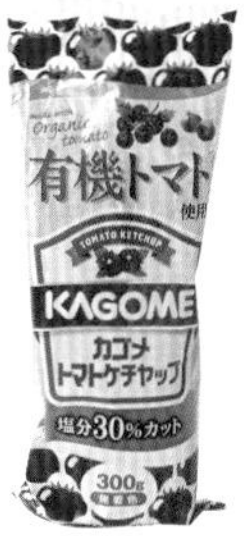

**塩分30%カット
トマトケチャップ**

野菜の味を生かすことで、塩分控えめでもマイルドな味わい。

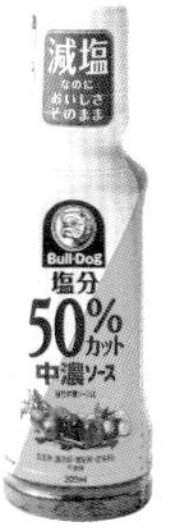

**塩分50%カット
中濃ソース**

塩分を50%カットしながら、野菜や果実の旨味をしっかり確保。

「梅干し・塩昆布」の減塩タイプ

食品成分表で梅干し、塩昆布の100gあたりの塩分量を調べると、梅干し18.2g、塩昆布18g。梅干し1粒10gとすれば、およそ1.8gです。1食5gとすれば、0.9gの塩分を摂取することになります。どちらもごはんのおともやおにぎりの具として活躍しますが、減塩タイプのものを活用して、食事から塩分を減らしていきましょう。

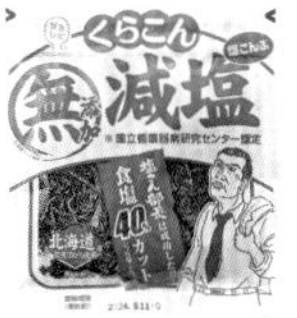

**食塩40%カット
塩昆布**

化学調味料を使用せず、塩分40%カット。マイルドでしっかり味。

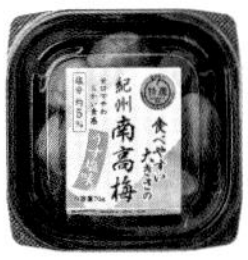

**塩分約5%
梅干し**

通常の梅干し塩分20%以上に比べ、大きく減塩。塩分3%のものも。

生活コラム❷

起床・就寝時に気をつけること

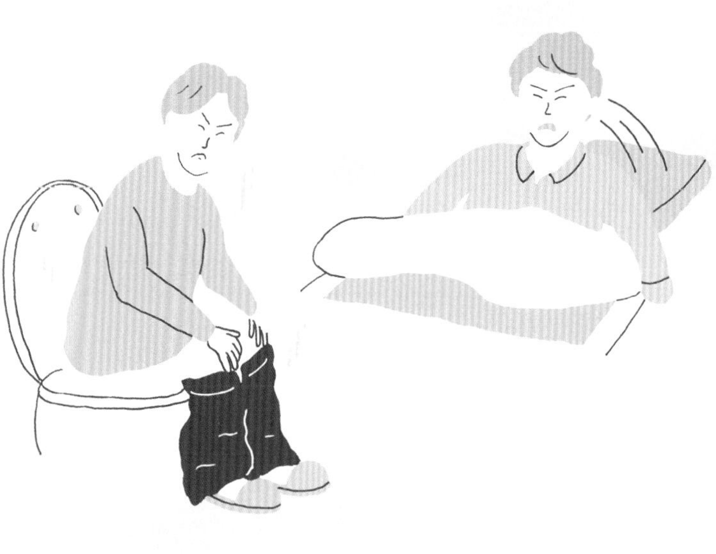

血圧は1日の間で変動しています。通常は、起床前から上がっていき、日中の活動時がもっとも高くなります。そして夕方から夜にかけて低下し、睡眠時にもっとも低くなります。しかし、高血圧の患者さんの中には、血圧が低いはずの睡眠中やその前後に高血圧になってしまう症状が出ることがあります。これにより脳卒中や心筋梗塞などのリスクが高まってしまうのです。睡眠中の高血圧や早朝高血圧の原因はさまざまですが、いびきなどで呼吸が止まる睡眠時無呼吸症候群が背景にある場合もあるので注意が必要です。夜間や早朝の高血圧の原因を探るためには、診察時だけでなく、家庭でも血圧を測ることが大切。就寝前、そして朝の食事前に血圧を測るようにしましょう。また、夜間や早朝の高血圧がある場合、血圧が急に上がるような行動をとらないよう注意を。たとえば、起床時に急に立ち上がったり、冷たい水で顔を洗ったり、トイレでいきんだりして、脳梗塞や心筋梗塞を引き起こすこともよくあります。

Part 3

高血圧のおいしい主菜のおかず

肉、魚介、豆腐、卵を使った主菜のレシピを紹介します。
冷凍下味、作りおき、時短のレシピがあります。
塩分を減らしても、おいしく食べられる工夫がいっぱいのレシピで、
減塩食生活を続けていきましょう。

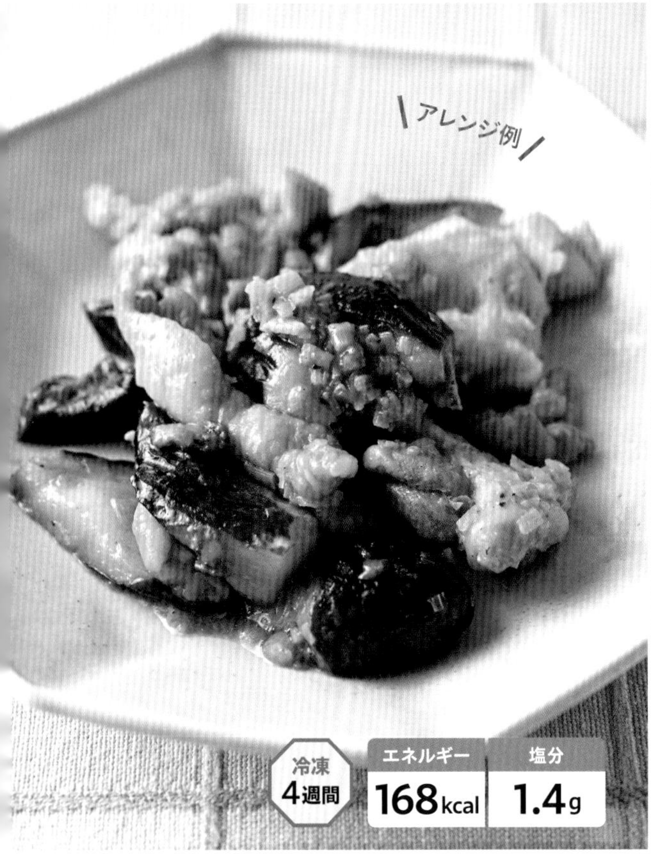

冷凍 4週間 | エネルギー 168kcal | 塩分 1.4g

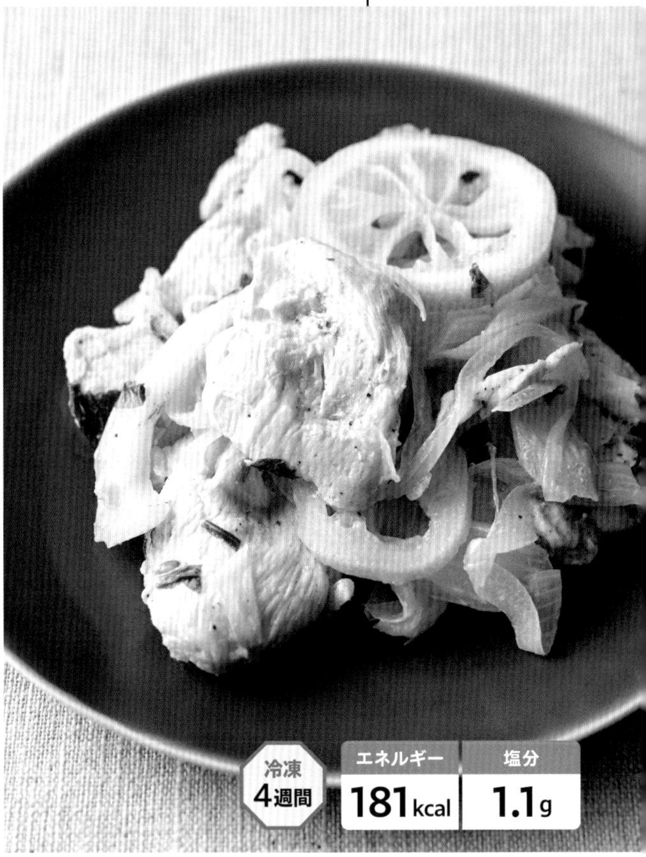

冷凍 4週間 | エネルギー 181kcal | 塩分 1.1g

香味野菜も入ってアレンジ自在

鶏肉の香味漬け

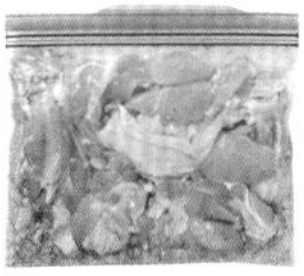

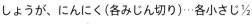

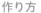

材料（2人分）

鶏もも肉（そぎ切り）…150g
長ねぎ（みじん切り）…½本
しょうが、にんにく（各みじん切り）…各小さじ½
酒…大さじ1　／　しょうゆ…小さじ1
塩…小さじ¼　／　こしょう…少々

作り方

冷凍 冷凍用保存袋に全ての材料を入れて空気を抜いて密閉し、冷凍する。

アレンジ例

1 フライパンに植物油大さじ1を熱してなす（乱切り）2本（180g）を炒め、いったん取り出す。
2 同じフライパンに「鶏肉の香味漬け」を凍ったまま入れて水大さじ2〜3を加え、蓋をして中火で蒸し煮にする。肉の色が白っぽくなったら、蓋を取ってほぐし、**1**を戻し入れて、水分を飛ばすように炒める。

エネルギー 237kcal | 塩分 1.4g

レモンを効かせてさわやかな味わいに

鶏肉のレモンマリネ

材料（2人分）

鶏むね肉（そぎ切り）…150g
セロリ（斜め薄切り）…1本（100g）
玉ねぎ（薄切り）…¼個
レモン（輪切り）…4枚
塩…小さじ⅓
こしょう… 少々
オリーブ油…大さじ1

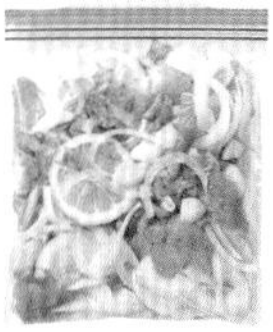

作り方

冷凍 冷凍用保存袋に全ての材料を入れて空気を抜いて密閉し、冷凍する。

食べるときは

1 フライパンに「鶏肉のレモンマリネ」を凍ったまま入れて水大さじ2〜3を加え、蓋をして中火で蒸し煮にする。
2 肉の色が白っぽくなったら、蓋を取ってほぐし、水分を飛ばすように炒める。

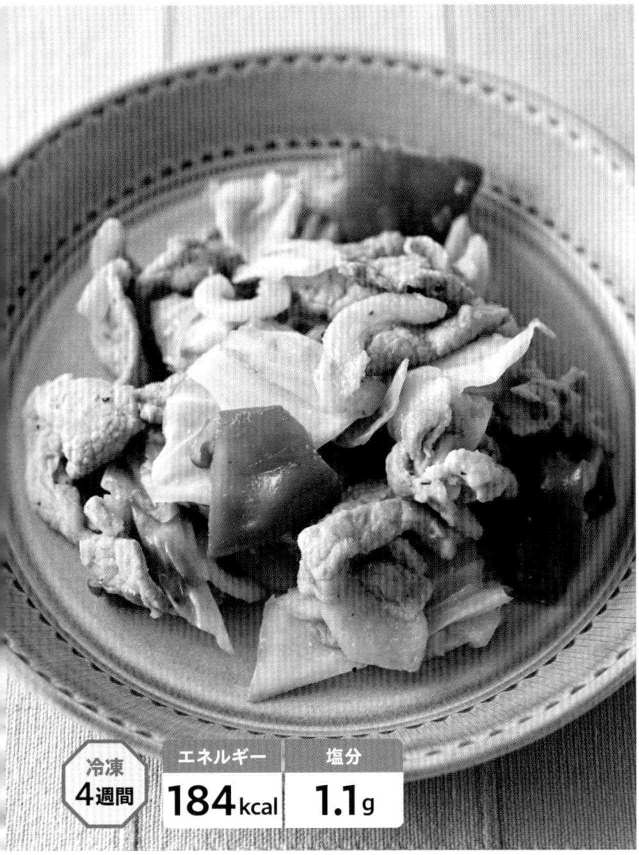

冷凍 4週間 | エネルギー 184kcal | 塩分 1.1g

野菜入りで炒めるだけ

豚肉のねぎ塩漬け

材料（2人分）

豚もも薄切り肉（3～4等分に切る）…150g
キャベツ（ざく切り）…100g
ピーマン（ざく切り）…1個
長ねぎ（みじん切り）…¼本
塩…小さじ⅓
ごま油…小さじ2

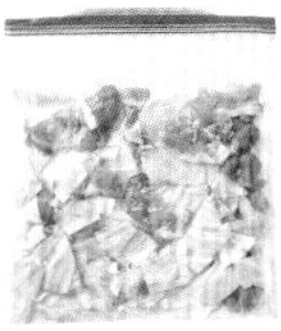

作り方

冷凍 冷凍用保存袋に全ての材料を入れて空気を抜いて密閉し、冷凍する。

食べるときは

1 フライパンに「豚肉のねぎ塩漬け」を凍ったまま入れて水大さじ2～3を加え、蓋をして中火で蒸し煮にする。
2 肉の色が白っぽくなったら、蓋を取ってほぐし、水分を飛ばすように炒める。

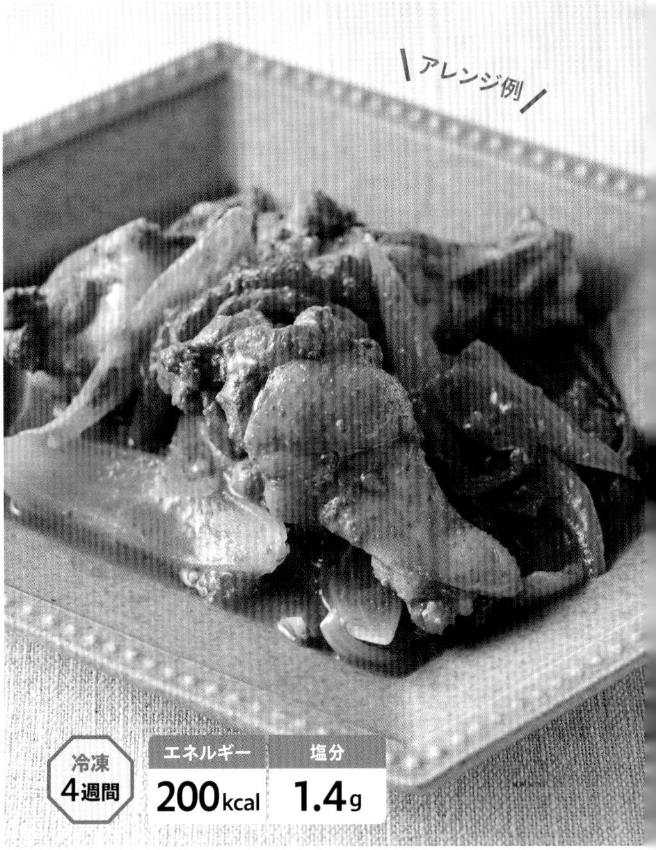

冷凍 4週間 | エネルギー 200kcal | 塩分 1.4g

骨つき肉をタンドリーチキン風に

鶏手羽元のカレーヨーグルト漬け

材料（2人分）

鶏手羽元（骨にそって切り目を入れる）…6本
玉ねぎ（くし形切り）…½個
プレーンヨーグルト…大さじ2
ウスターソース… 大さじ1と½
カレー粉…小さじ¼

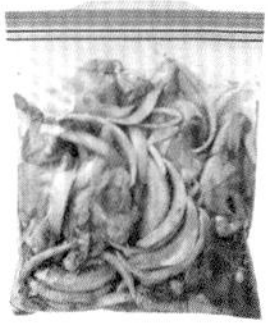

作り方

冷凍 冷凍用保存袋に全ての材料を入れて空気を抜いて密閉し、冷凍する。

アレンジ例

1 フライパンに「鶏手羽元のカレーヨーグルト漬け」を凍ったまま入れて水大さじ2～3を加え、蓋をして中火で蒸し煮にする。
2 漬け汁がふつふつしてきたら、トマト（くし形切り）大1個（200g）を加え、蓋をして弱火で15分ほど煮る。

エネルギー 220kcal | 塩分 1.4g

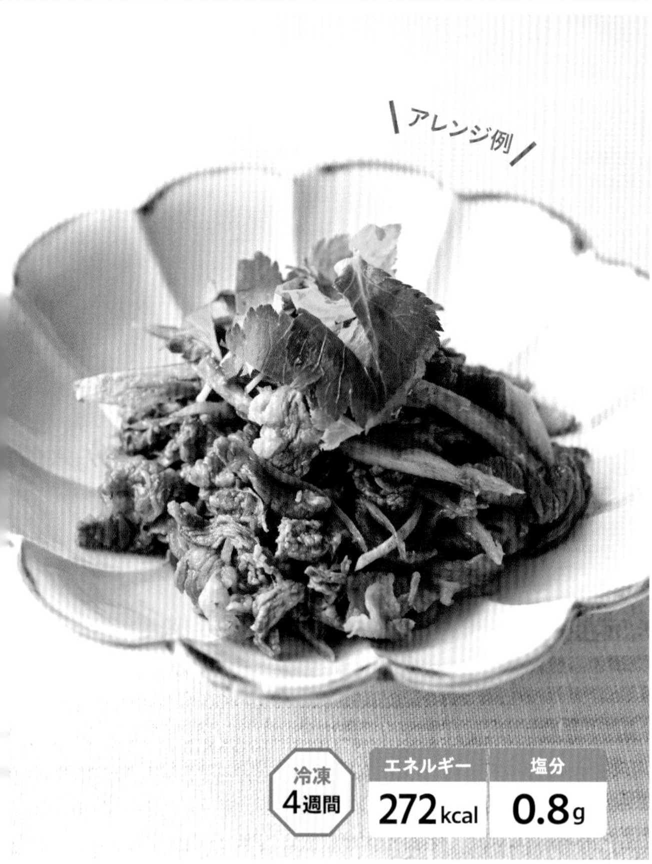

冷凍 4週間　エネルギー 272kcal　塩分 0.8g

牛肉の旨味が生きるシンプル塩味

牛肉とごぼうの塩油漬け

材料（2人分）

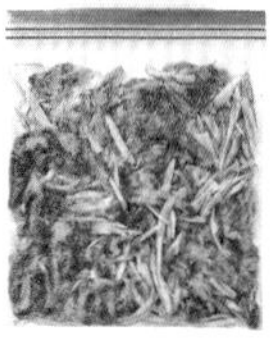

牛切り落とし肉…150g
ごぼう（ささがき）…50g
植物油…小さじ2
塩…小さじ¼
こしょう…少々

作り方

冷凍 冷凍用保存袋に全ての材料を入れて空気を抜いて密閉し、冷凍する。

アレンジ例

1 フライパンに「牛肉とごぼうの塩油漬け」を凍ったまま入れて水大さじ2～3を加え、蓋をして中火で蒸し煮にする。
2 肉の色が変わってきたら蓋を取ってほぐし、汁けを飛ばすように炒り煮にする。器に盛り、三つ葉少々をのせる。

エネルギー 272kcal　塩分 0.8g

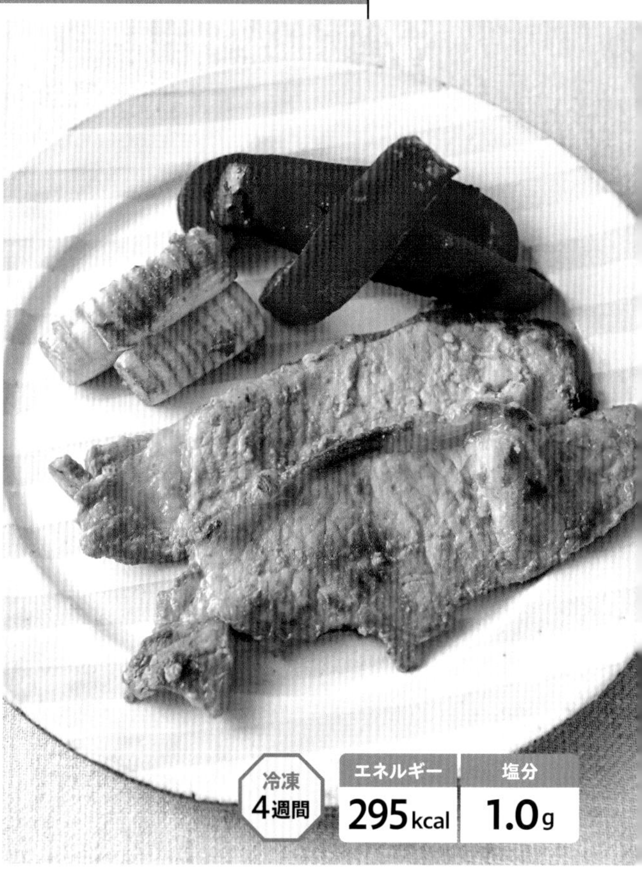

冷凍 4週間　エネルギー 295kcal　塩分 1.0g

しょうがの風味がアクセント

豚肉のしょうがじょうゆ漬け

材料（2人分）

豚ロース肉（しょうが焼き用）…4枚（150g）
長ねぎ（浅く切り目を入れ、3㎝長さに切る）…1本
パプリカ（赤／幅1㎝くらいに切る）…½個
植物油…大さじ1
しょうゆ、みりん…各小さじ2
酒、しょうが汁…各小さじ1

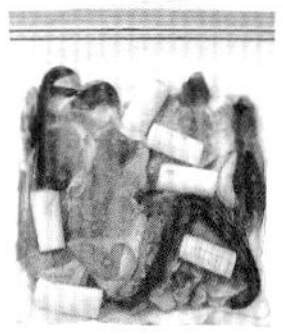

作り方

冷凍 冷凍用保存袋に全ての材料を入れて空気を抜いて密閉し、冷凍する。

食べるときは

1 フライパンに「豚肉のしょうがじょうゆ漬け」を凍ったまま入れて水大さじ2～3を加え、蓋をして中火で蒸し煮にする。
2 肉の色が白っぽくなったら、蓋を取ってほぐし、水分を飛ばすように肉の両面を焼く。ねぎ、パプリカも同様に両面を焼く。

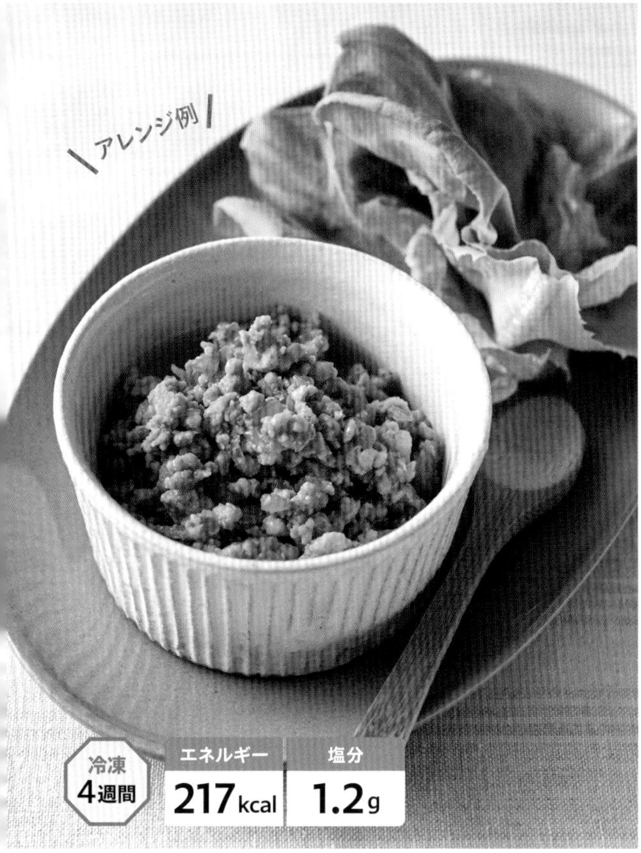
アレンジ例
冷凍
4週間
エネルギー
217kcal
塩分
1.2g

さっと炒めれば肉みその完成

みそひき肉だね

材料（2人分）

豚ひき肉…150g
玉ねぎ(みじん切り)…¼個
みそ…大さじ1
しょうが汁…小さじ1
植物油…小さじ2

作り方

冷凍 冷凍用保存袋に全ての材料を入れて空気を抜いて密閉し、冷凍する。

アレンジ例

1 フライパンに植物油小さじ1を熱して「みそひき肉だね」を凍ったまま入れる。水大さじ2〜3を加え、蓋をして中火で蒸し煮にする。

2 肉の色が変わってきたら蓋を取って水分を飛ばし、ポロポロになるまで炒る。器に盛り、サラダ菜6枚(2人分)を添える。

エネルギー 237kcal 塩分 1.2g

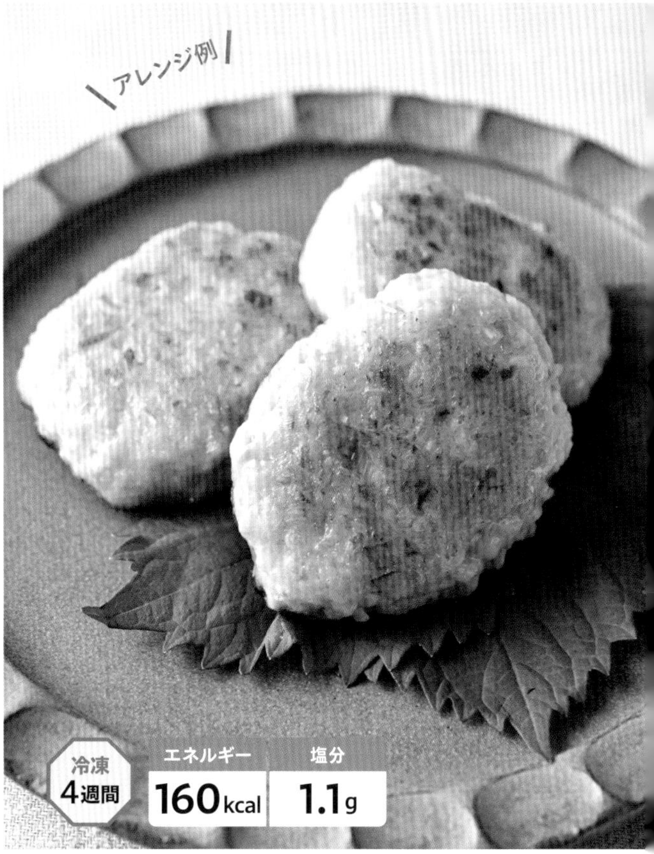
アレンジ例
冷凍
4週間
エネルギー
160kcal
塩分
1.1g

えのきで旨味とボリュームをアップ

えのき入りつくね

材料（2人分）

鶏ひき肉…150g
えのきだけ(みじん切り)
　…小½袋(50g)
長ねぎ(みじん切り)…½本
塩…小さじ⅓　／　片栗粉…大さじ1

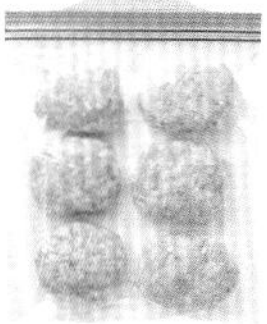

作り方

冷凍 全ての材料ををよく混ぜて6等分にし、小判形に成形して1個ずつラップで包む。冷凍用保存袋に入れて冷凍する。

アレンジ例

1 フライパンに植物油大さじ1を熱し、ラップを外した「えのき入りつくね」を凍ったまま並べる。水大さじ2〜3を加え、蓋をして中火で蒸し煮にする。

2 肉の色が変わってきたら蓋を取って水分を飛ばし、ひっくり返す。蓋をして弱火で2〜3分焼く。青じそ6枚(2人分)を添えて器に盛る。

エネルギー 214kcal 塩分 1.1g

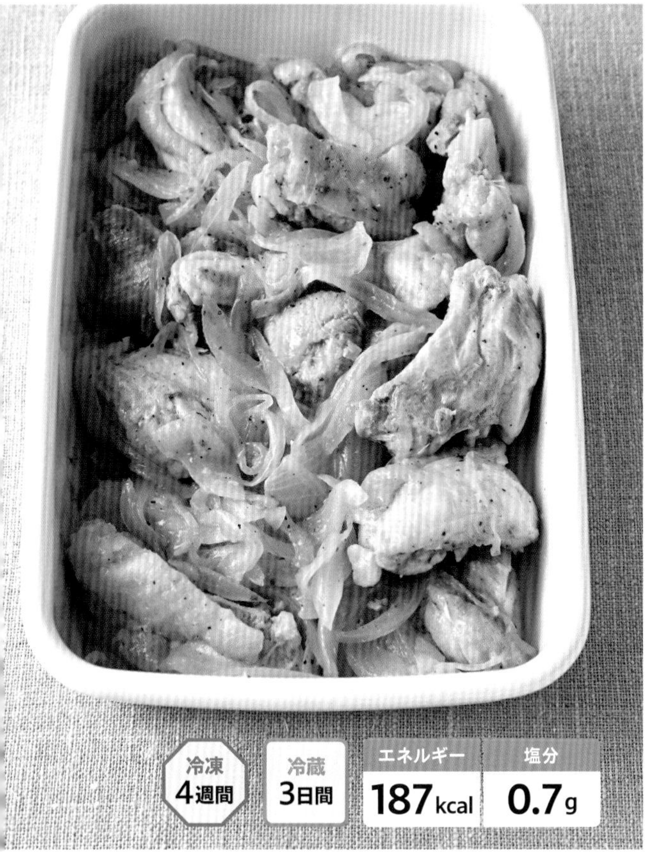

冷凍 4週間 | 冷蔵 3日間 | エネルギー 187kcal | 塩分 0.7g

にんにくの風味で食が進む

鶏肉のガーリック炒め

材料（2人分×2回分）

鶏もも肉（一口大に切る）…大1枚（300g）
玉ねぎ（薄切り）…1個
にんにく（みじん切り）…1かけ
塩…小さじ⅓
こしょう…少々
オリーブ油…大さじ1

作り方

1 フライパンにオリーブ油、にんにくを中火で熱し、鶏肉を皮目を下にして並べ入れて焼く。

2 にんにくの香りが立ったら玉ねぎを加えてよく炒め、塩、こしょうで味をととのえる。

Memo

カレー味、トマト煮などにアレンジできる。

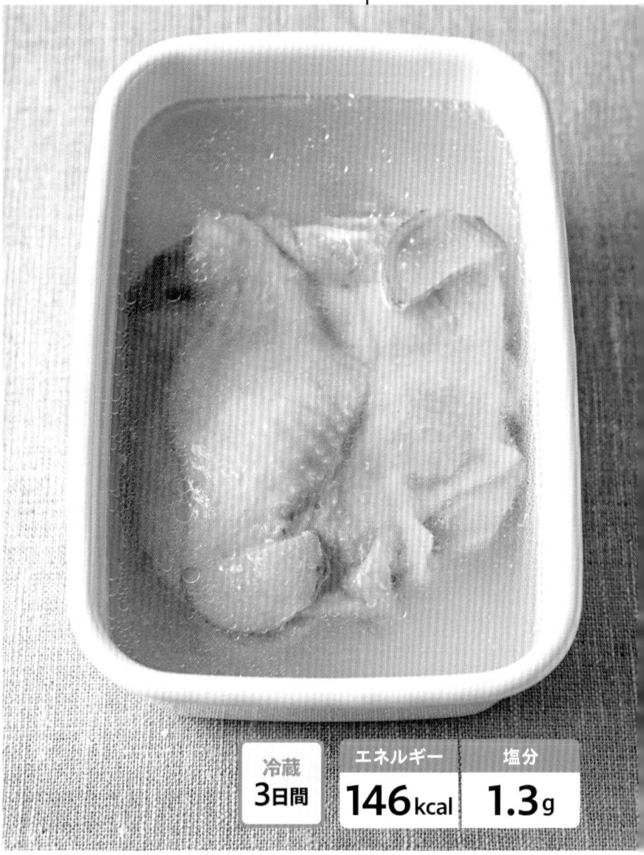

冷蔵 3日間 | エネルギー 146kcal | 塩分 1.3g

ゆで汁をスープにすれば2品完成

ゆで鶏

材料（2人分×2回分）

A
鶏もも肉（フォークで数か所刺す）…大1枚（300g）
長ねぎ（青い部分）…1本分
しょうが（薄切り）…小1かけ
水…1ℓ

塩…大さじ½（9g）

作り方

鍋にAを入れて強火にかけ、沸騰したらアクを取り除き、蓋をして弱火で15分ほど煮る。塩で味をととのえる。

Memo

すぐ食べられる。保存する場合は、粗熱を取ってから汁につけたまま保存容器で保存するか、鶏肉を取り出してラップに包んで保存。ゆで汁はスープとして使える。少し薄めて好みの野菜や小ねぎを入れるとよい。

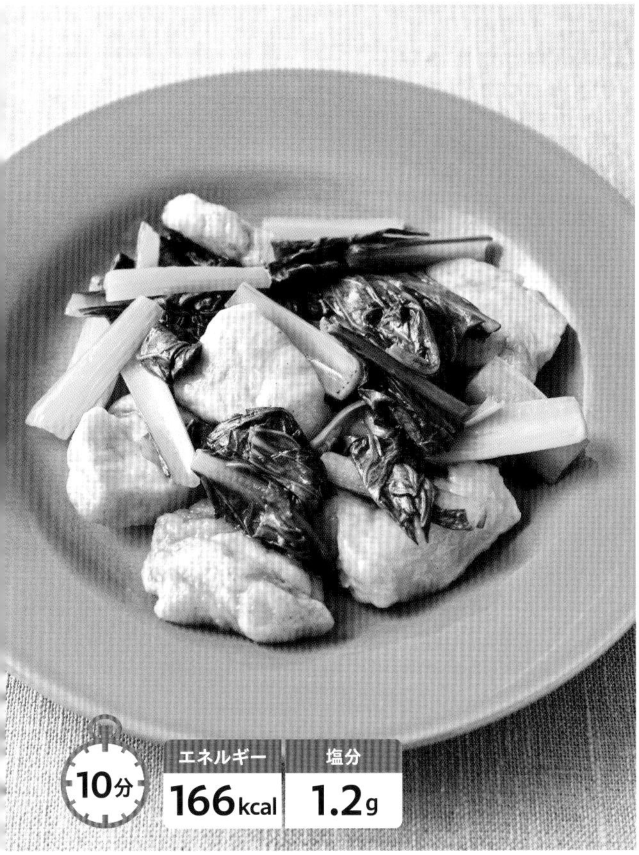

10分 エネルギー 166kcal 塩分 1.2g

ソースのとろみで味を絡めて

鶏肉と小松菜のオイスターソース炒め

材料（2人分）

鶏むね肉（そぎ切り）…150g
塩、こしょう…各少々
片栗粉…適量
小松菜（ざく切り）…½束（150g）
A｜にんにく（すりおろし）、酒、水…各大さじ1
　｜オイスターソース…大さじ½
植物油…大さじ½

作り方

1 鶏肉に塩、こしょうをなじませ、片栗粉を薄くまぶす。
2 フライパンに植物油を中火で熱し、1を入れて両面を焼く。小松菜を加えてさっと炒め、混ぜ合わせたAを加えてなじむように炒める。

Memo
小松菜はチンゲン菜やキャベツに代えても。

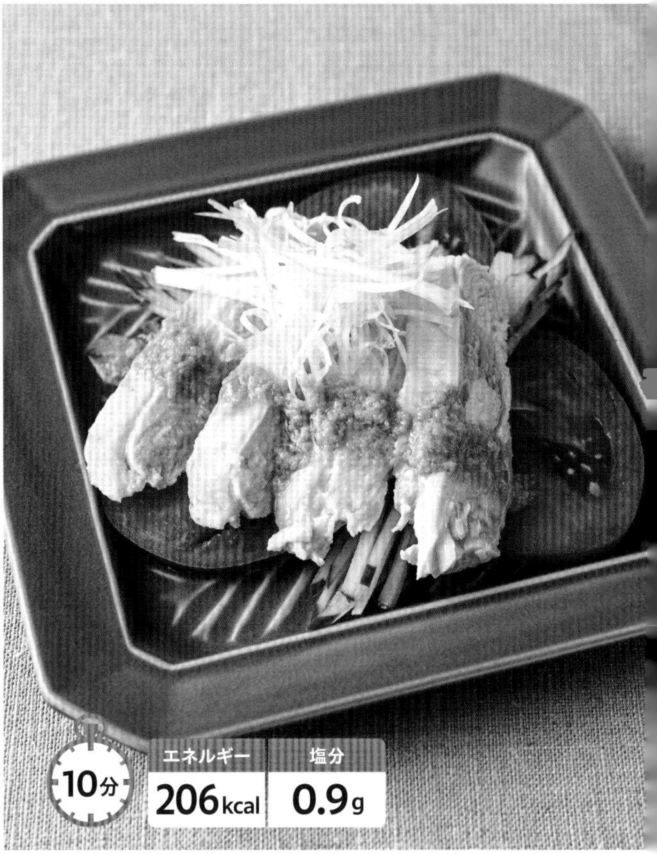

10分 エネルギー 206kcal 塩分 0.9g

しっとり蒸し鶏をレンジで手軽に

レンジ蒸し鶏

材料（2人分）

鶏むね肉（厚みを均一にし、フォークで2～3か所刺す）…小1枚（160g）
塩…少々（0.5g）　／　こしょう…少々
酒…大さじ1
しょうが（薄切り）…2～3枚
長ねぎ（青い部分）…½本分
トマト（薄切り）…1個
きゅうり（せん切り）…½本
長ねぎ（白髪ねぎにする）…¼本
A｜ポン酢しょうゆ、練りごま…各大さじ1

作り方

1 耐熱皿に鶏肉を入れ、塩、こしょうをなじませる。酒をふって、しょうが、長ねぎの青い部分をのせ、ラップをして電子レンジで3～4分加熱し、そのまま粗熱をとる。蒸し汁は取っておく。
2 器にトマト、きゅうりを敷き、鶏肉を食べやすい大きさに切ってのせる。蒸し汁全量とAを合わせてかけ、白髪ねぎをのせる。

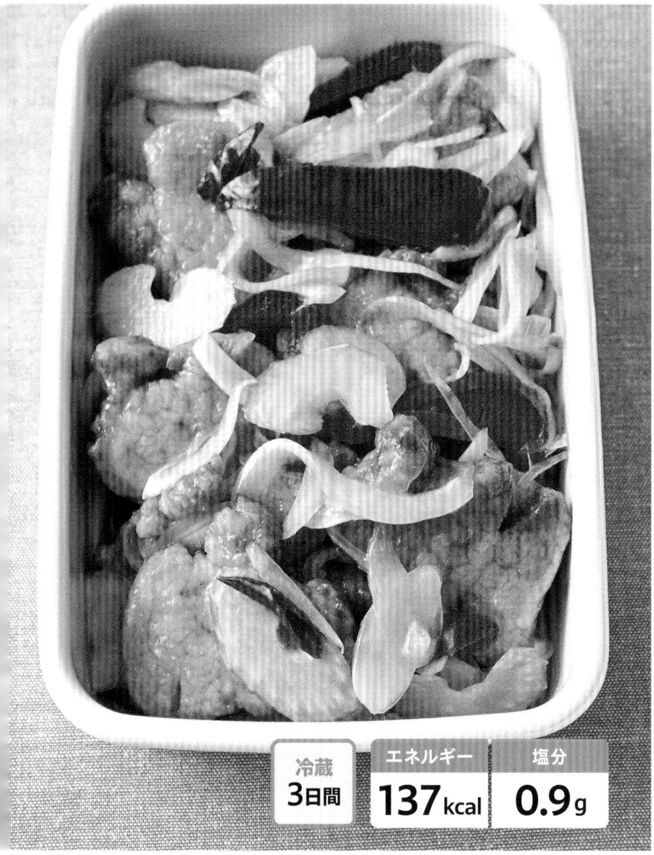
冷蔵
3日間
エネルギー
137kcal
塩分
0.9g

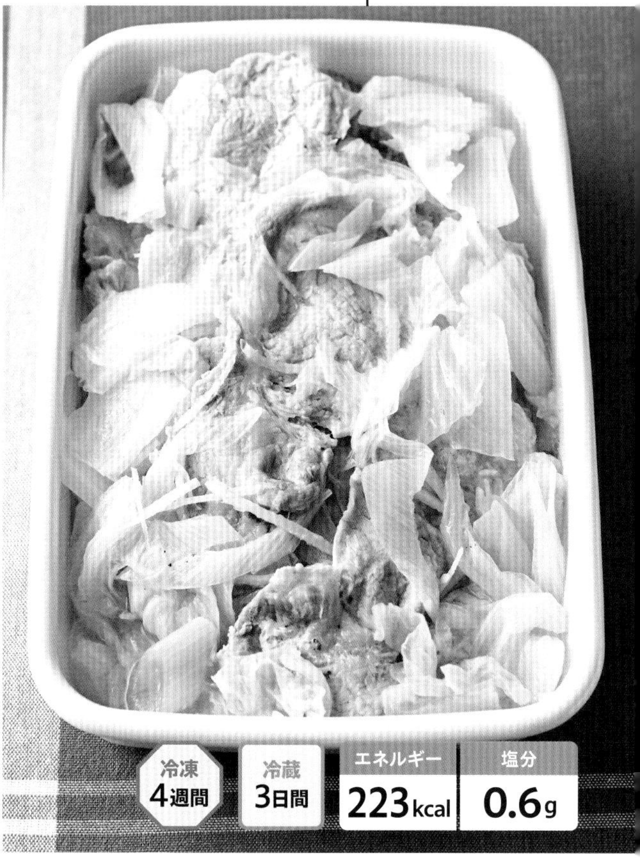
冷凍
4週間
冷蔵
3日間
エネルギー
223kcal
塩分
0.6g

ポン酢とだしの旨味で簡単味つけ

豚肉の南蛮漬け

材料（2人分×2回分）

豚ヒレ肉（1㎝厚さに切る）…300g
片栗粉…少々
玉ねぎ（縦に薄切り）…½個
セロリ（斜め薄切り）…茎½本（50g）
パプリカ（赤／縦に幅1㎝に切る）…½個
赤唐辛子（斜め半分に切って種を取る）…1本
A ポン酢しょうゆ…大さじ3
　だし汁…大さじ6
揚げ油…適量

作り方

1 鍋にAを合わせてひと煮立ちさせ、保存容器に入れて赤唐辛子、玉ねぎ、セロリを加える。
2 揚げ油を170℃に熱し、パプリカを素揚げして1に加える。
3 豚肉はラップをかぶせて麺棒などでたたいて広げ、片栗粉を薄くまぶす。同様に揚げ、1に加えてなじませる。

しょうがの辛味がアクセント

豚肉と白菜の重ね蒸し

材料（2人分×2回分）

豚薄切り肉…300g
白菜（そぎ切り）…300g
長ねぎ（斜め切り）…1本
しょうが（せん切り）…1かけ
酒…¼カップ
塩…小さじ⅓

作り方

フライパンに豚肉、白菜、長ねぎ、しょうがを重ねて入れ、酒、塩を加えて蓋をして中火にかける。煮立ったら弱火にして10分ほど蒸す。

Memo

ゆずこしょう、ポン酢しょうゆ、マヨネーズなど、添える調味料で味を変えることができる。

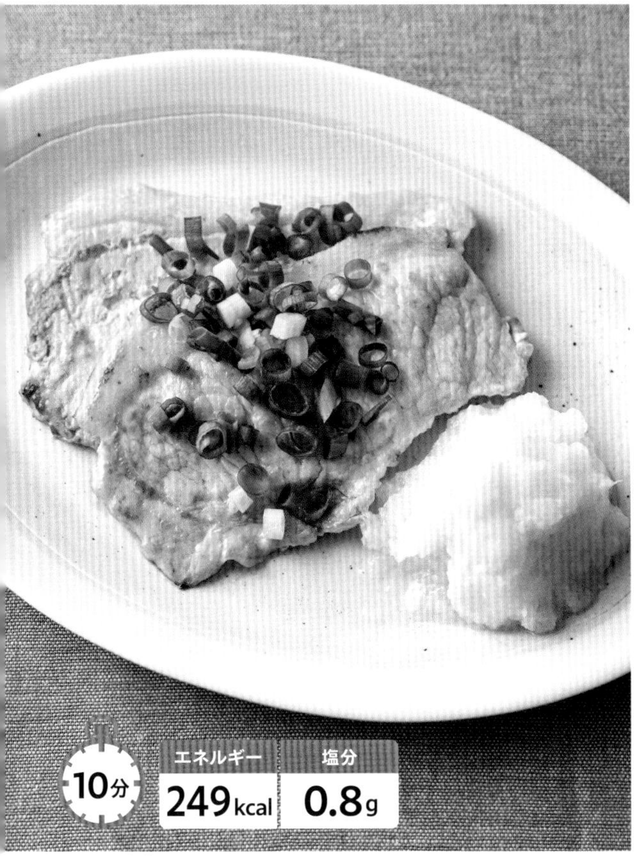
10分
エネルギー
249kcal
塩分
0.8g

酢の風味がさわやか。塩麹おろしが美味！

ポークソテー おろし添え

材料（2人分）

豚ロース肉…150g
大根（すりおろして水けをきる）…150g
A ｜ 塩麹…大さじ1
　 ｜ 酢…大さじ½
ごま油…小さじ2
小ねぎ（小口切り）…1本

作り方

1 フライパンにごま油を中火で熱し、豚肉を入れて両面を焼く。
2 器に盛り、小ねぎをちらす。大根にAを加えて混ぜ、添える。

Memo
塩麹おろしは、豚しゃぶや塩をふらずに焼いた焼き魚にも◎。

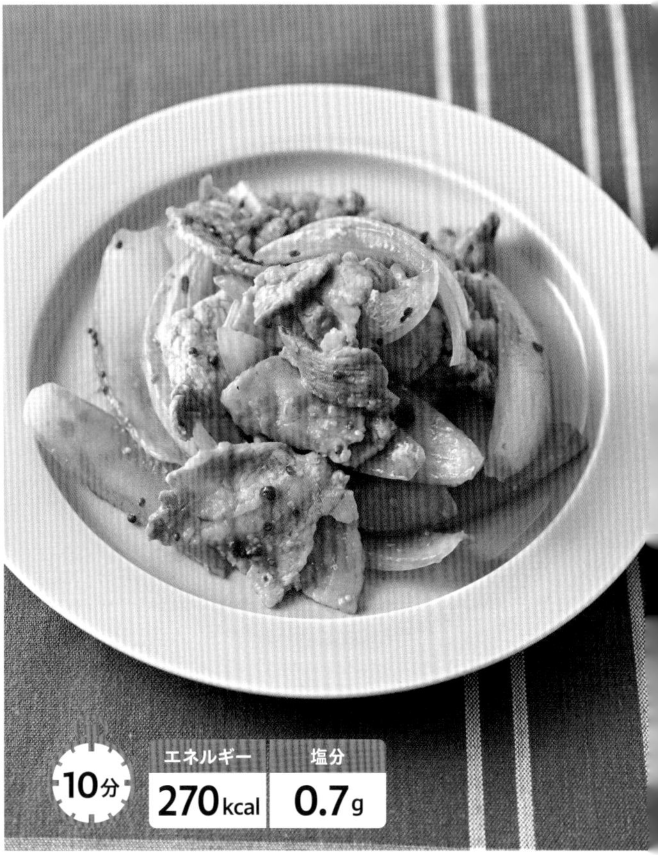
10分
エネルギー
270kcal
塩分
0.7g

マスタードとワインの風味が絶妙！

豚肉と玉ねぎの マスタード炒め

材料（2人分）

豚こま切れ肉…150g
玉ねぎ（くし形切り）…½個
A ｜ 粒マスタード、白ワイン、トマトケチャップ
　 ｜ …各大さじ1
オリーブ油…小さじ2

作り方

フライパンにオリーブ油を中火で熱し、玉ねぎを入れてしんなりするまで炒める。豚肉を加えて色が変わるまで炒め、Aを加えてなじむように炒める。

Memo
白ワインは辛口のものを。なければ、料理酒（食塩不使用）でOK。

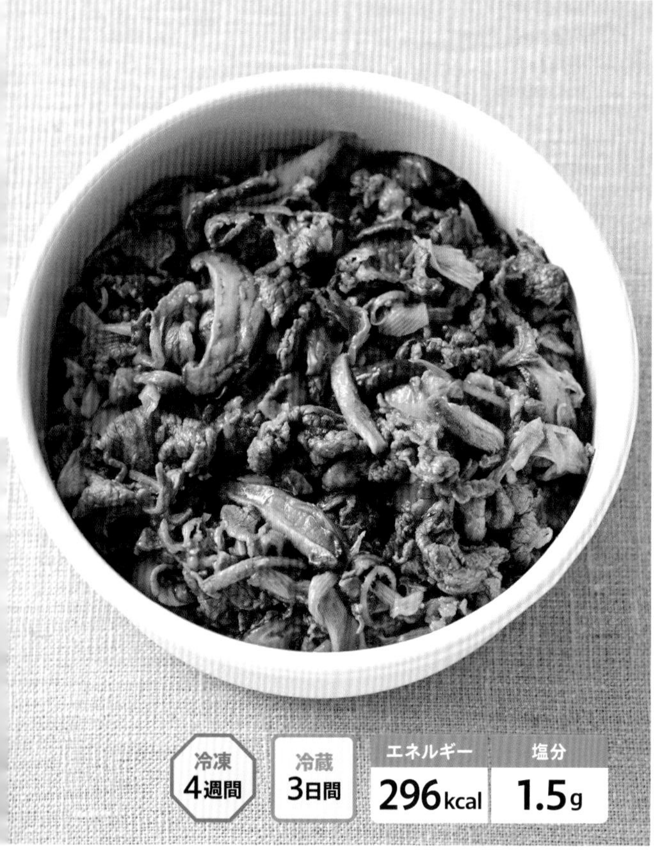

冷凍 4週間　冷蔵 3日間　エネルギー 296kcal　塩分 1.5g

旨味を凝縮！ フライパンでできる

牛しぐれ煮

材料（2人分×2回分）

牛こま切れ肉…300g
長ねぎ（斜め薄切り）…1本
A | しいたけ（薄切り、軸は裂く）…4枚
　| しょうが（せん切り）…小1かけ
　| 昆布だし汁…1カップ
　| しょうゆ、みりん…各大さじ2
植物油…大さじ1

作り方

フライパンに植物油を中火で熱し、長ねぎをさっと炒め、牛肉を加えてほぐしながら炒める。肉の色が変わったらAを加え、落とし蓋をして弱火で煮汁が少なくなるまで煮る。

Memo

牛こま切れ肉は豚こま切れ肉でもOK。しいたけを、ほぐしたしめじやまいたけなどに代えても。

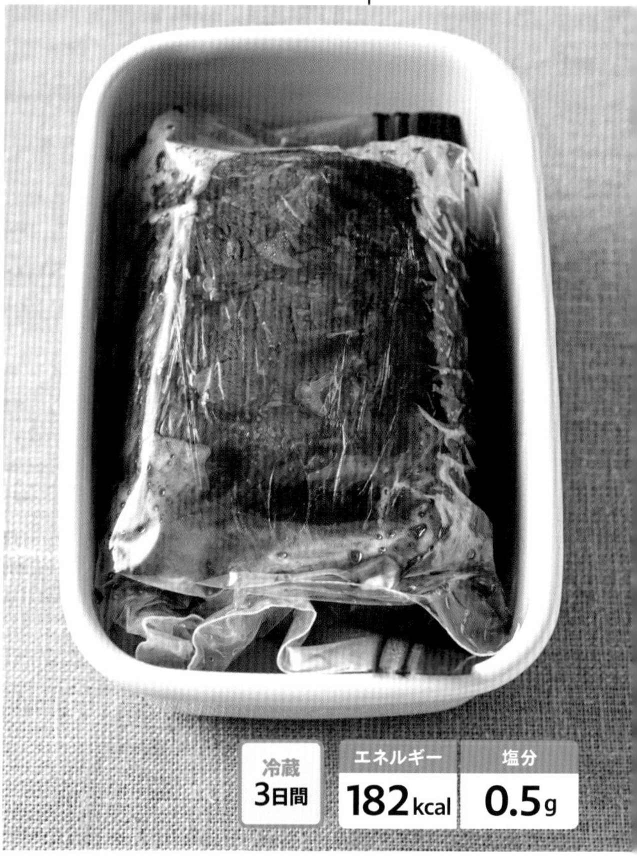

冷蔵 3日間　エネルギー 182kcal　塩分 0.5g

低温調理でやわらか仕上げ

ローストビーフ

材料（2人分×2回分）

牛ももかたまり肉…300g
しょうゆ…小さじ2
A | みりん、酒…各大さじ1
オリーブ油…小さじ2
クレソン…適量

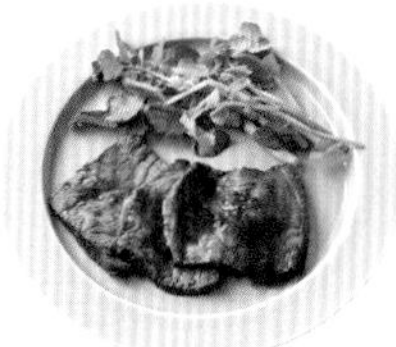

作り方

1 ポリ袋に牛肉、しょうゆを入れ、空気を抜いて密閉する。冷蔵庫で一晩おき、常温に戻しておく。
2 フライパンにオリーブ油を中火で熱し、1を入れて全面を1分ずつ焼く。ラップで包み、保存袋に入れて空気を抜いて密閉する。
3 厚手の鍋にたっぷりの湯を沸かし、2を入れて沈め、火を止める。蓋をしてそのまま鍋の粗熱が取れるまでおく（厚手の鍋がない場合は、鍋をタオルで包んでおく）。
4 2のフライパンの肉汁にAを加えて煮立て、タレを作る。食べるときに3を薄く切って器に盛り、クレソンを添えてタレをかける。

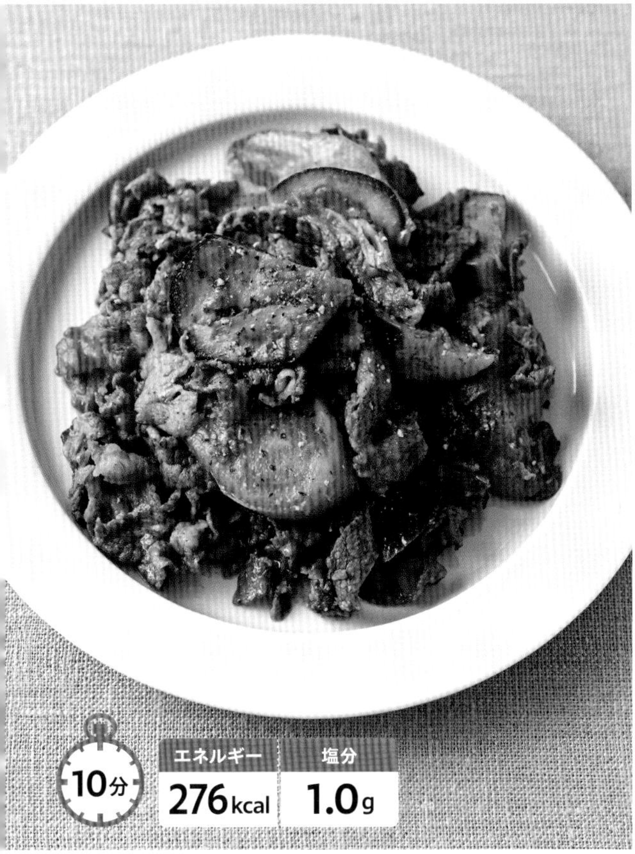

10分
エネルギー 276kcal
塩分 1.0g

トマトの酸味が牛肉の旨味を引き立てる

牛肉となすのトマト炒め

材料（2人分）

牛こま切れ肉…150g
なす（乱切り）…1本（90g）
トマト（くし形切り）…1個（150g）
A　しょうゆ…小さじ2
　　にんにく（すりおろし）…少々
ごま油…大さじ½

作り方

1 フライパンにごま油を中火で熱し、牛肉を入れて炒める。色が変わってきたらなすを加え、しんなりするまで炒める。
2 トマト、Aを加えてなじむように炒める。

Memo

・牛こま切れ肉は豚こま切れ肉でもOK。
・薄味でもにんにくやごま油の風味でおいしく食べられる。

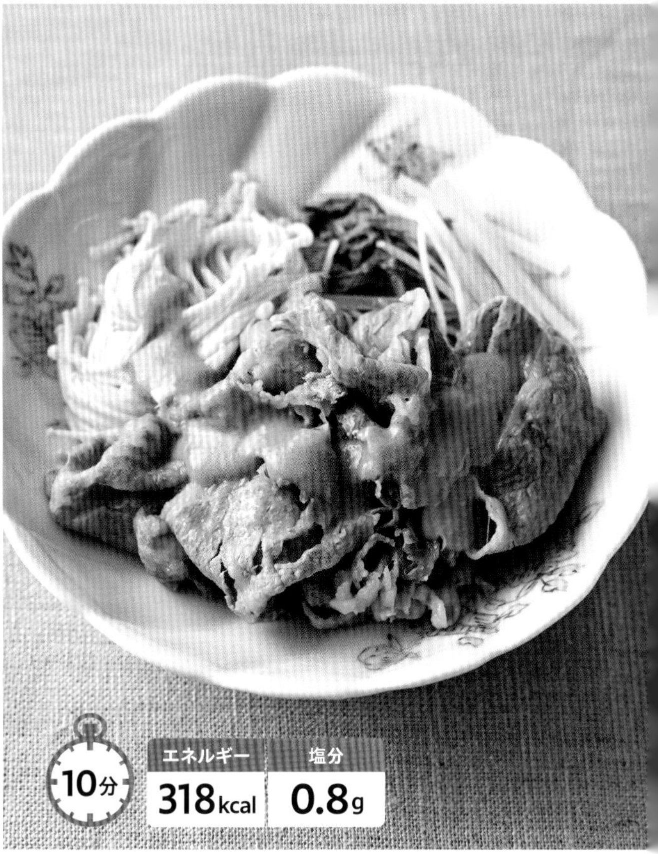

10分
エネルギー 318kcal
塩分 0.8g

ポン酢が効いたごまだれが美味！

牛しゃぶのごまだれ和え

材料（2人分）

牛しゃぶしゃぶ用肉…150g
えのきだけ（石づきを切り落とす）…小1袋（100g）
水菜（ざく切り）…1株
酒…少々
A　ポン酢しょうゆ…小さじ4
　　白練りごま…大さじ1
ラー油…適宜

作り方

1 鍋にたっぷりの湯を沸かし、酒を加える。えのきだけ、水菜を入れてゆで、ザルにあげて水けをきる。続けて牛肉を入れてゆでる。
2 器に盛り、混ぜ合わせたAをかける。好みでラー油をかける。

Memo

牛しゃぶしゃぶ用肉は豚しゃぶしゃぶ用肉でもOK。水菜はチンゲン菜に、えのきだけはしめじに代えても。

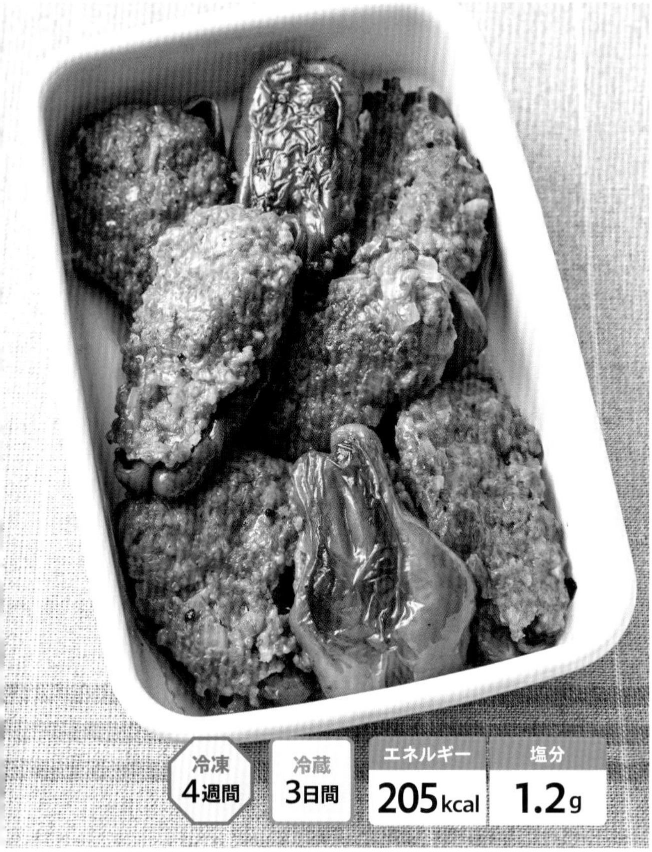

冷凍 4週間 | 冷蔵 3日間 | エネルギー 205kcal | 塩分 1.2g

ウスターソースが味の決め手

ピーマンの肉詰め

材料（2人分×2回分）

合いびき肉…250g
玉ねぎ（みじん切り）…¼個
ピーマン（縦半分に切る）…4個
小麦粉…適量
A　パン粉…大さじ4
　ウスターソース…小さじ2
　塩…小さじ½
植物油…大さじ1

作り方

1 ボウルにひき肉、玉ねぎ、Aを入れてよく混ぜ、8等分する。
2 ピーマンの内側に小麦粉を薄くふって1を詰める。
3 フライパンに植物油を中火で熱し、2を肉だねの面を下にして並べ入れて焼く。2～3分焼いて肉に焼き色がついたらひっくり返し、蓋をして弱火で2～3分ほど蒸し焼きにする。

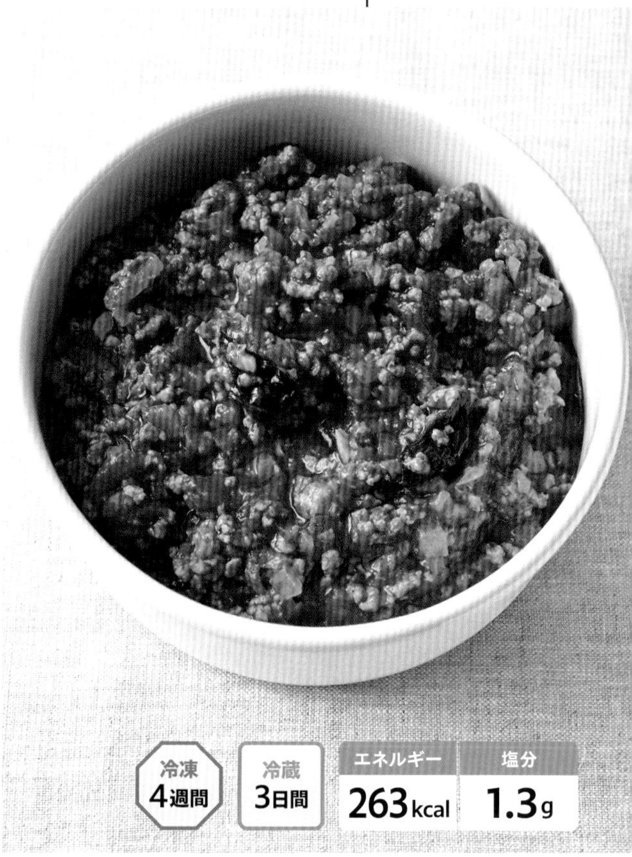

冷凍 4週間 | 冷蔵 3日間 | エネルギー 263kcal | 塩分 1.3g

合いびき肉から出る深い味わい

ミートソース

材料（2人分×2回分）

合いびき肉…300g
玉ねぎ（みじん切り）…½個
にんにく（みじん切り）…1かけ
A　トマトホール水煮缶（つぶす）…1缶
　バジル…2～3枚
　塩…小さじ¾
　こしょう…少々
オリーブ油…大さじ2

作り方

1 フライパンにオリーブ油、にんにくを入れて弱火で炒め、にんにくに色がついてきたら玉ねぎを加え、中火でよく炒める。
2 ひき肉を加えてポロポロになるまで炒め、Aを加えて途中混ぜながら5分ほど煮る。

Memo

スパゲッティのほか、ごはんにチーズと一緒にのせて焼いてドリアに、オムレツに添えるなどのアレンジも。

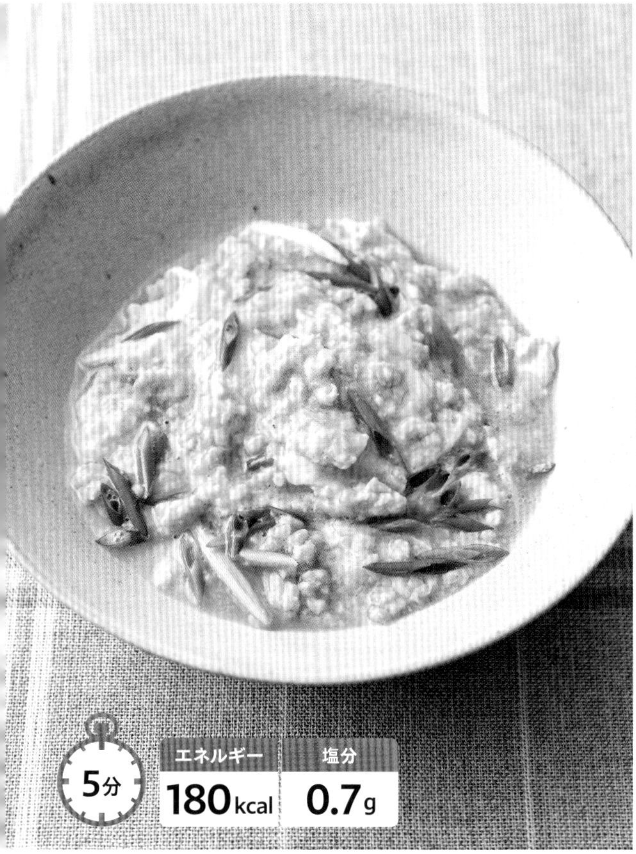
5分
エネルギー
180kcal
塩分
0.7g

ひき肉とふんわり卵がからんでおいしい

親子煮

材料（2人分）

鶏ひき肉…100g
溶き卵…2個分
小ねぎ(斜め切り)…2本
A だし汁…¼カップ
みりん…小さじ2
しょうゆ、片栗粉…各小さじ1

作り方

鍋にひき肉、混ぜ合わせた**A**を入れて中火にかけ、ひき肉の色が変わるまで煮る。溶き卵を回し入れ、半熟状になったら小ねぎを加え、火を止める。

Memo

小ねぎは刻んだ三つ葉やにらに代えても◎。ごはんにのせてもおいしい。

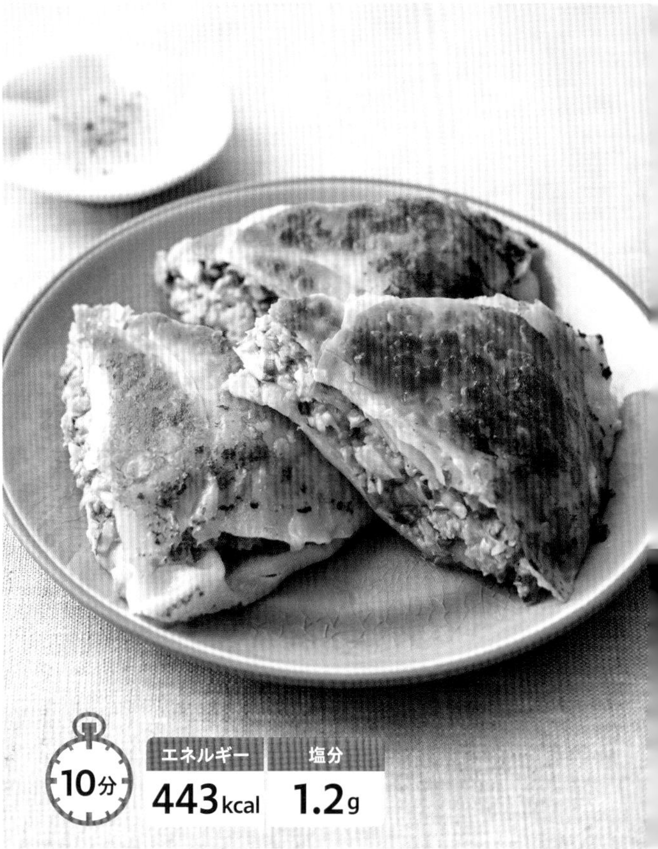
10分
エネルギー
443kcal
塩分
1.2g

包まないからラクチン。食べすぎないように切り分けて！

包まない餃子

材料（2人分）

餃子の皮…20枚
A 豚ひき肉…150g　／　にら(みじん切り)…½束
キャベツ(みじん切り)…200g
しょうが(すりおろし)…小½かけ
片栗粉、酒…各大さじ1
しょうゆ…小さじ2　／　塩…少々
植物油…小さじ2　／　ごま油…小さじ1
酢、こしょう、ラー油…各適量

作り方

1 ボウルに**A**を入れてよく混ぜ合わせる。
2 フライパン(直径20㎝)に植物油をひき、餃子の皮10枚を少しずつ重ねながら並べる。**1**をのせて平らにならし、残りの皮を同様に並べる。火をつけて中火で2～3分焼き、水½カップを回しかけて蓋をし、弱火で6～7分蒸し焼きにする。
3 水分がなくなったら、鍋肌からごま油を加えてパリッと焼き上げる。ひっくり返して器に盛り、切り分ける。酢、こしょう、ラー油を添える。

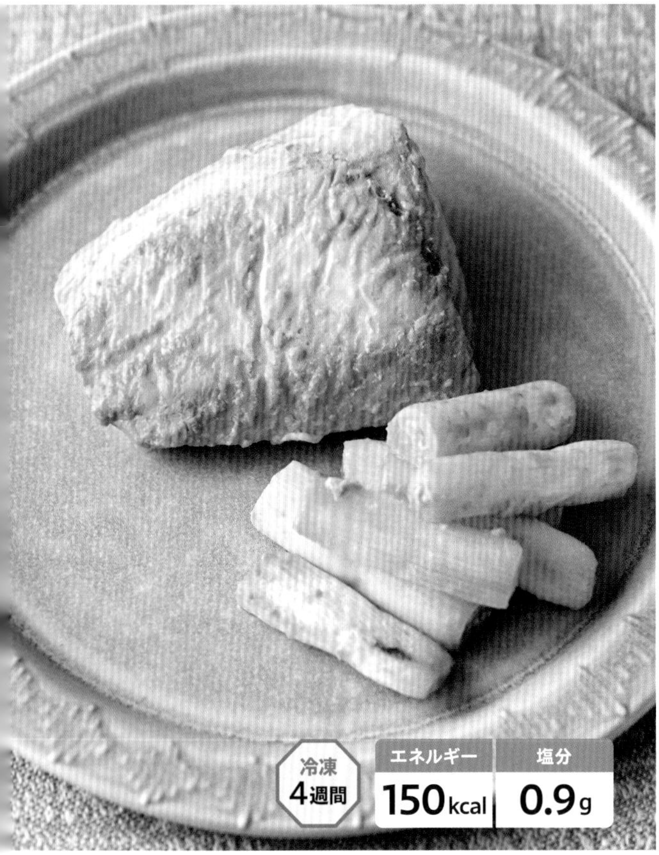
冷凍
4週間
エネルギー
150kcal
塩分
0.9g

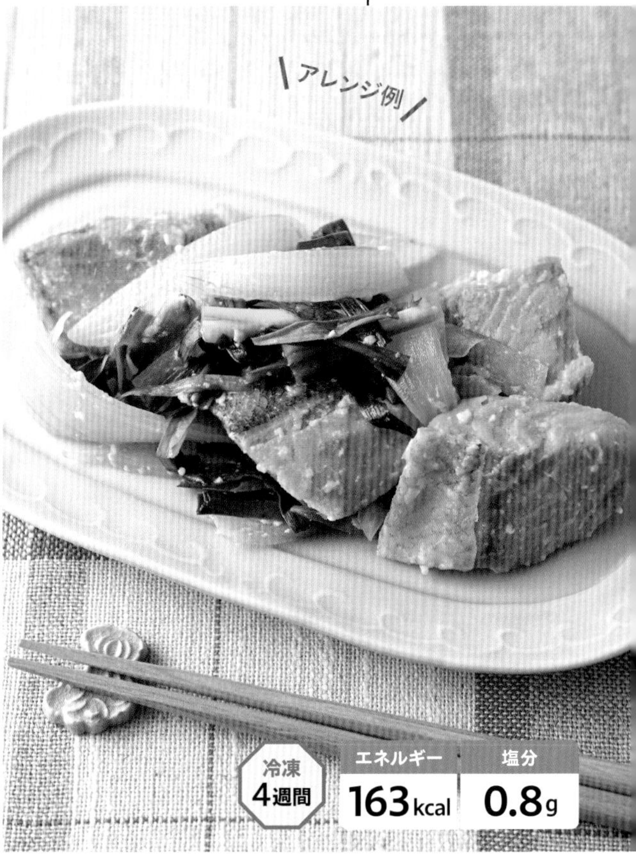
アレンジ例
冷凍
4週間
エネルギー
163kcal
塩分
0.8g

発酵食品の旨味をプラス

かじきとねぎのヨーグルトみそ漬け

材料（2人分）

かじき（切り身）…2切れ（160g）
長ねぎ（ぶつ切り）…1本
プレーンヨーグルト、みそ
…各小さじ2

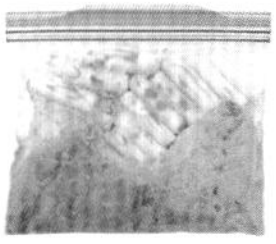

作り方

冷凍 冷凍用保存袋に全ての材料を入れて空気を抜いて密閉し、冷凍する。

食べるときは

1 冷蔵庫で「かじきとねぎのヨーグルトみそ漬け」を解凍する。

2 フライパンにクッキングシートを敷き、1を調味料を拭き取ってのせる。蓋をして弱火で10～12分蒸し焼きにする。ひっくり返してさらに2～3分焼く。

塩麹の旨味が鮭と相性抜群！

鮭と玉ねぎの塩麹漬け

材料（2人分）

生鮭（切り身／1切れを4等分に切る）
…2切れ（160g）
玉ねぎ（くし形切り）…½個
塩麹…大さじ1弱
植物油…小さじ2

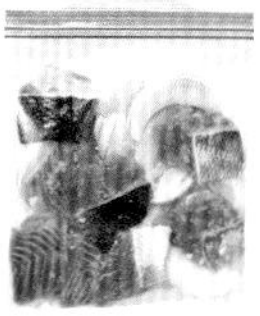

作り方

冷凍 冷凍用保存袋に全ての材料を入れて空気を抜いて密閉し、冷凍する。

アレンジ例

1 フライパンに「鮭と玉ねぎの塩麹漬け」を凍ったまま入れて水大さじ2～3を加え、蓋をして中火で蒸し煮にする。

2 鮭が白っぽくなったら蓋を取ってほぐし、水分を飛ばすように炒め、にら（ざく切り）¼束を加えてさっと炒める。

エネルギー 165kcal 塩分 0.8g

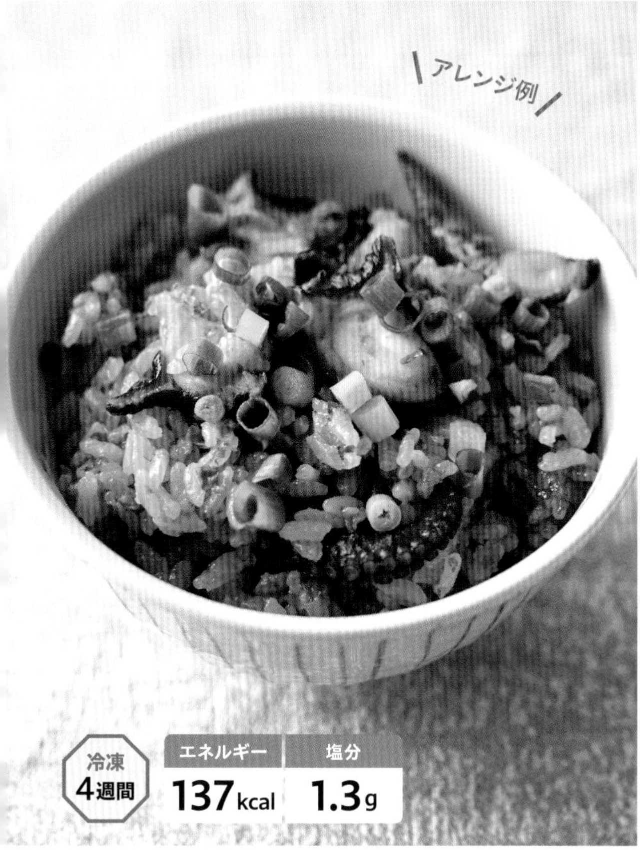
アレンジ例
冷凍
4週間
エネルギー
137kcal
塩分
1.3g

簡単たこめしにアレンジできる

たこのかつおじょうゆ漬け

材料（2人分）

ゆでだこ（そぎ切り）…200g
かつお節…小1パック（3g）
しょうゆ、みりん、ごま油
…各大さじ½

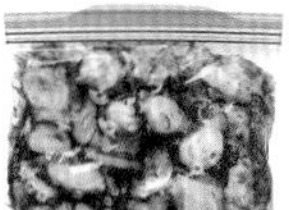

作り方

冷凍 冷凍用保存袋に全ての材料を入れて空気を抜いて密閉し、冷凍する。

アレンジ例

1 米1合は洗って水けをきり、炊飯器の内釜に入れて1合の目盛りまで水を入れてから水を大さじ1減らす。「たこのかつおじょうゆ漬け」を凍ったままのせ、炊飯する。

2 混ぜて器に盛り、小ねぎ（小口切り）少々をふる。

エネルギー 394kcal 塩分 1.3g

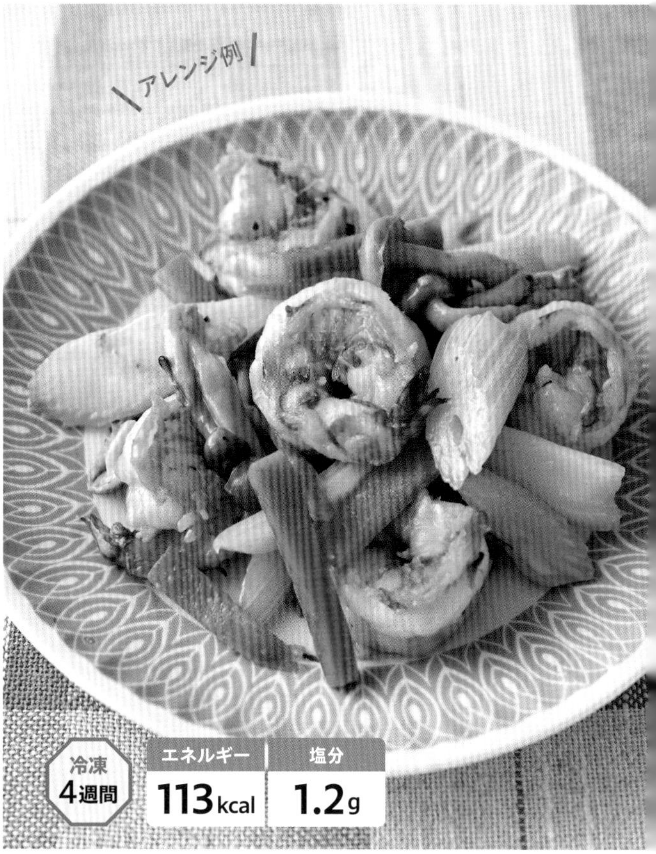
アレンジ例
冷凍
4週間
エネルギー
113kcal
塩分
1.2g

ソースとマヨネーズでコクを出す

えびとセロリのオイマヨ漬け

材料（2人分）

えび（背ワタを取って塩、片栗粉、水各少々でもみ、流水で洗って水けを拭き取る）…10尾
セロリ（斜め薄切り）…茎1本（100g）
にんじん（短冊切り）…50g
オイスターソース、マヨネーズ
…各小さじ2

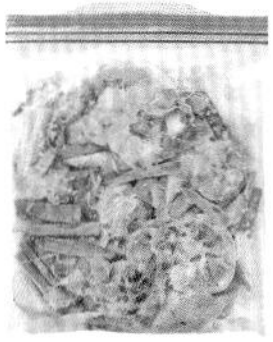

作り方

冷凍 冷凍用保存袋に全ての材料を入れて空気を抜いて密閉し、冷凍する。

アレンジ例

1 フライパンに「えびとセロリのオイマヨ漬け」を凍ったまま入れて水大さじ2〜3を加え、蓋をして中火で蒸し煮にする。

2 えびの色が変わったら蓋を取ってほぐし、水分を飛ばすように炒め、しめじ（ほぐす）小½パック（50g）を加えてさっと炒める。

エネルギー 120kcal 塩分 1.2g

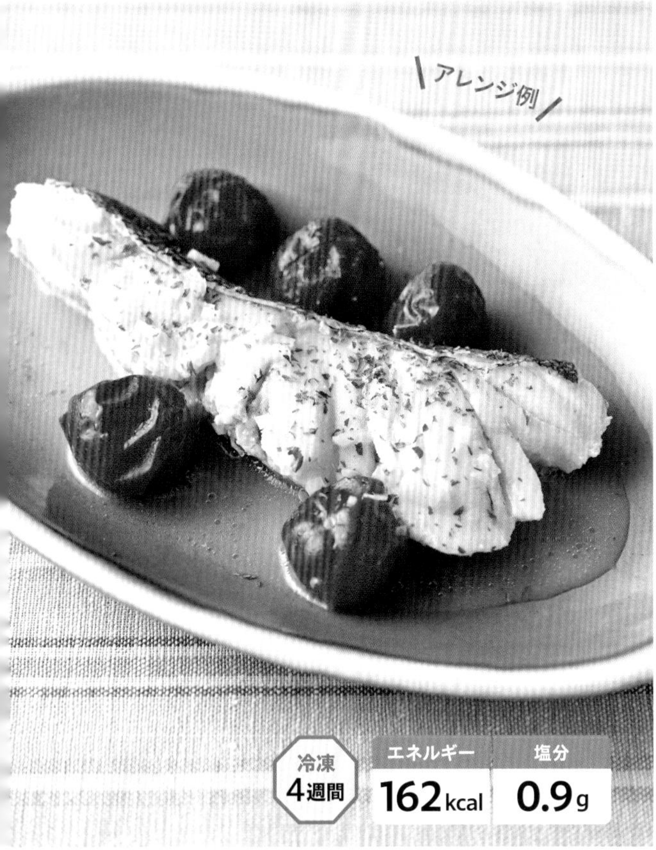

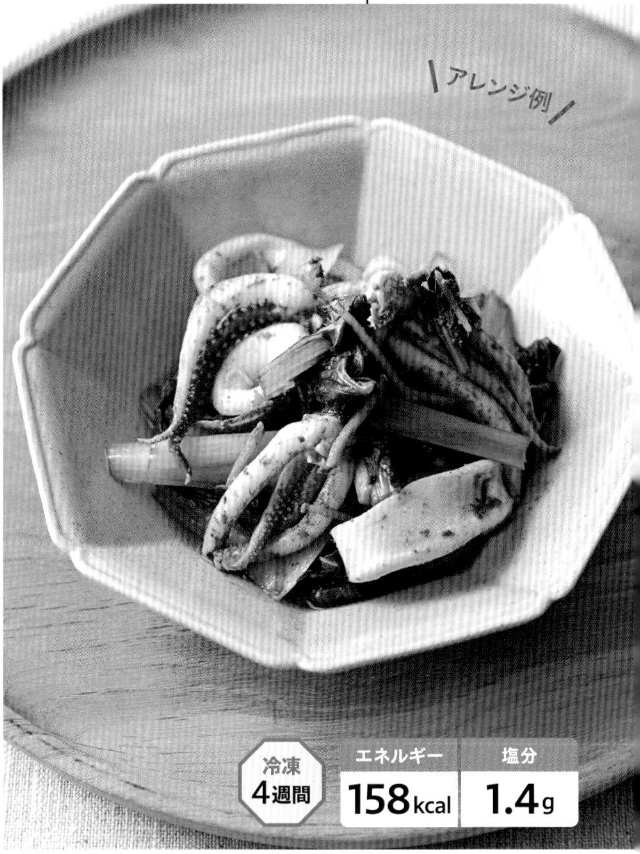

フライパンでアクアパッツァ風に

たらのオイルマリネ

材料（2人分）

たら（切り身）…2切れ（200g）
ミニトマト（ヘタを取る）…10個（150g）
にんにく（みじん切り）…小1かけ
白ワイン…大さじ2
オリーブ油…大さじ1
塩…小さじ⅕

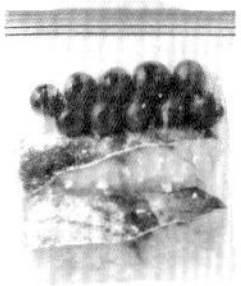

作り方

冷凍 冷凍用保存袋に全ての材料を入れて空気を抜いて密閉し、冷凍する。

アレンジ例

1 フライパンに「たらのオイルマリネ」を凍ったまま入れて水大さじ2～3を加え、蓋をして中火で蒸し煮にする。
2 たらの色が変わってきたら弱火にして蓋をしたまま火が通るまで蒸し煮にする。器に盛り、あればドライパセリ少々をふる。

エネルギー 162kcal 塩分 0.9g

しょうがでいかをピリッとさわやかに

いかのしょうがマリネ

材料（2人分）

いか（胴は輪切り、足はぶつ切り）
…2杯（正味250g）
しょうが（せん切り）…小1かけ
酒、植物油…各大さじ1
塩…小さじ¼

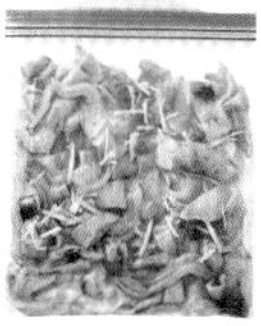

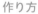

作り方

冷凍 冷凍用保存袋に全ての材料を入れて空気を抜いて密閉し、冷凍する。

アレンジ例

1 フライパンに「いかのしょうがマリネ」を凍ったまま入れて水大さじ2～3を加え、蓋をして中火で蒸し煮にする。
2 いかの色が変わってきたら蓋を取ってほぐし、水分を飛ばすように炒め、小松菜（ざく切り）1株を加えてさっと炒める。

エネルギー 160kcal 塩分 1.4g

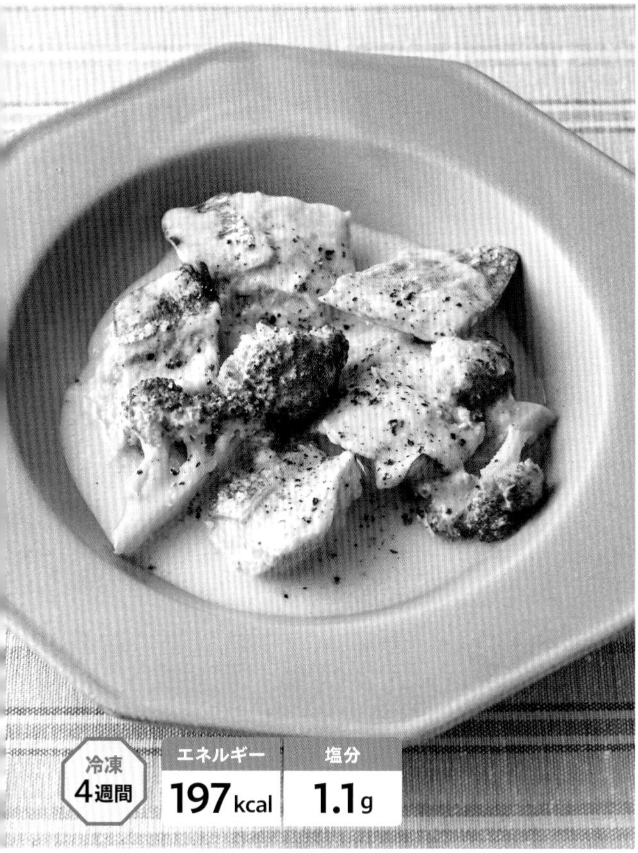
冷凍
4週間
エネルギー
197kcal
塩分
1.1g

ホワイトソースを使えば簡単！

鮭とブロッコリーのクリーム煮

材料（2人分）

生鮭（切り身／一口大に切る）…2切れ（160g）
塩、こしょう…各少々
ブロッコリー（小房に分ける）…½株
ホワイトソース（市販）…140g
白ワイン…大さじ1
ローリエ…1枚

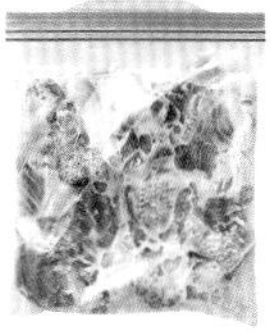

作り方

冷凍 鮭に塩、こしょうをなじませ、冷凍用保存袋に残りの材料とともに入れて冷凍する。

食べるときは

1 フライパンに「鮭とブロッコリーのクリーム煮」を凍ったまま入れて水¼カップを加え、蓋をして中火で蒸し煮にする。
2 鮭の色が変わってきたらほぐし、弱火にして蓋をしたまま鮭に火が通るまで煮る。

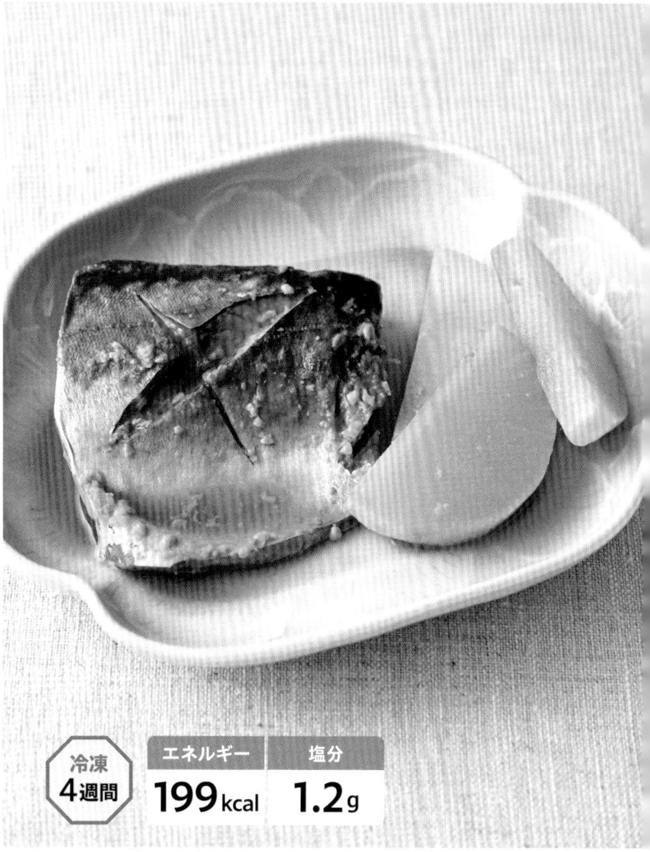
冷凍
4週間
エネルギー
199kcal
塩分
1.2g

下味冷凍で味がしっかり染みる

さばと大根のみそ漬け

材料（2人分）

さば（切り身／皮目に十字に切り目を入れる）…2切れ（160g）
大根（1㎝厚さの半月切り）…3㎝
しょうが（せん切り）…小1かけ
みそ…小さじ2
砂糖、酒…各小さじ1
しょうゆ…小さじ½

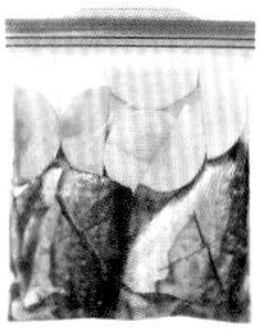

作り方

冷凍 冷凍用保存袋に全ての材料を入れて空気を抜いて密閉し、冷凍する。

食べるときは

1 フライパンに「さばと大根のみそ漬け」を凍ったまま入れて水¼カップを加え、蓋をして中火で蒸し煮にする。
2 さばの色が変わってきたらほぐし、弱火にして蓋をしたまま大根がやわらかくなるまで蒸し煮にする。

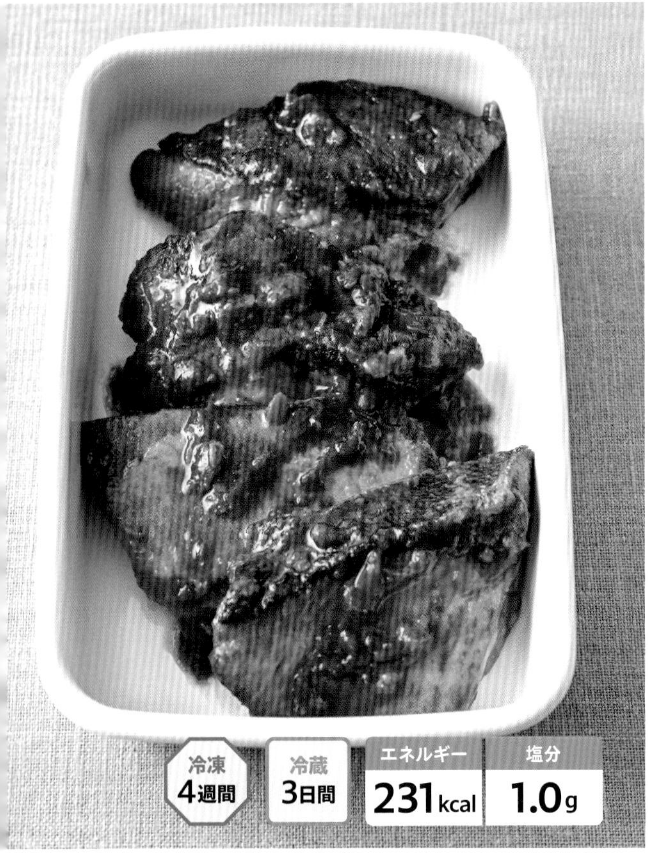

冷凍 4週間　冷蔵 3日間　エネルギー 231kcal　塩分 1.0g

梅干しの酸味がアクセント

ぶりの梅照り焼き

材料（2人分×2回分）

ぶり（切り身）…4切れ（320g）

小麦粉…少々

A　梅干し（塩分6%／種を除いてたたく）…20g
　　みりん、しょうゆ、酒…各大さじ1

植物油…大さじ1強

作り方

1 ぶりに小麦粉を薄くまぶす。

2 フライパンに植物油を中火で熱し、1を入れて両面を焼き、混ぜ合わせたAを回し入れて絡める。

Memo

食べるときに大根おろし（1人分大根50g）を添える。

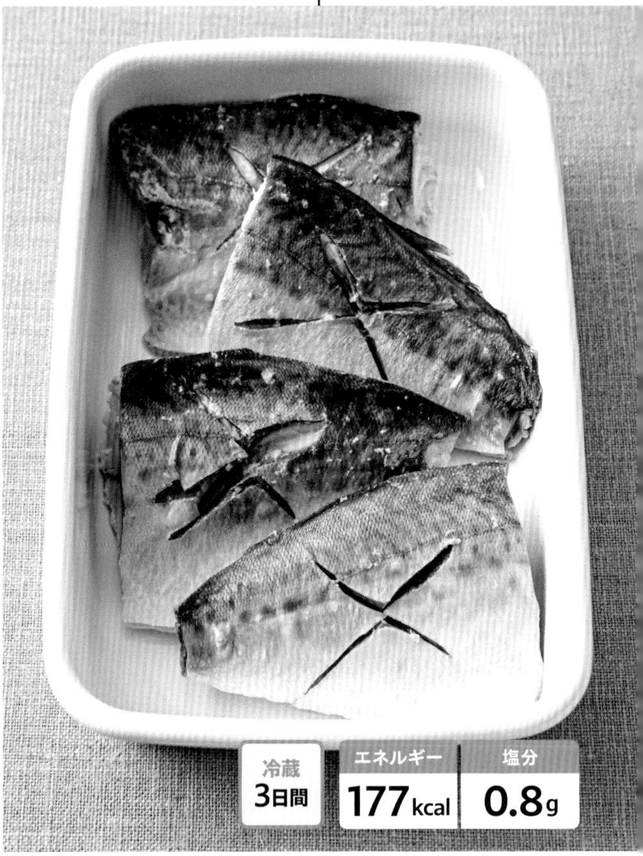

冷蔵 3日間　エネルギー 177kcal　塩分 0.8g

いろいろアレンジできる！

ゆでさば

材料（2人分×2回分）

さば（切り身／皮に十字に切り目を入れる）
…4切れ（320g）

A　酒…大さじ2
　　塩…小さじ½
　　水…1と½カップ

作り方

フライパンにさば、Aを入れ、蓋をして中火にかける。煮立ったら弱火にして6分ほどゆで、火を止めてそのまま冷ます。

Memo

・ゆで汁につけたまま保存すると塩分が多くなるので、保存するときはゆで汁をきる。

・食べるときに、ポン酢しょうゆ、薬味野菜（かいわれ菜、みょうが、小ねぎなど）各適量を添える。

・さっと焼き目をつけたり、トマト煮などにしたりしてアレンジできる。

・さばの代わりに、さわらや鮭でも。

時短

エネルギー	塩分
194kcal	**0.9**g

10分

エネルギー	塩分
180kcal	**0.7**g

15分

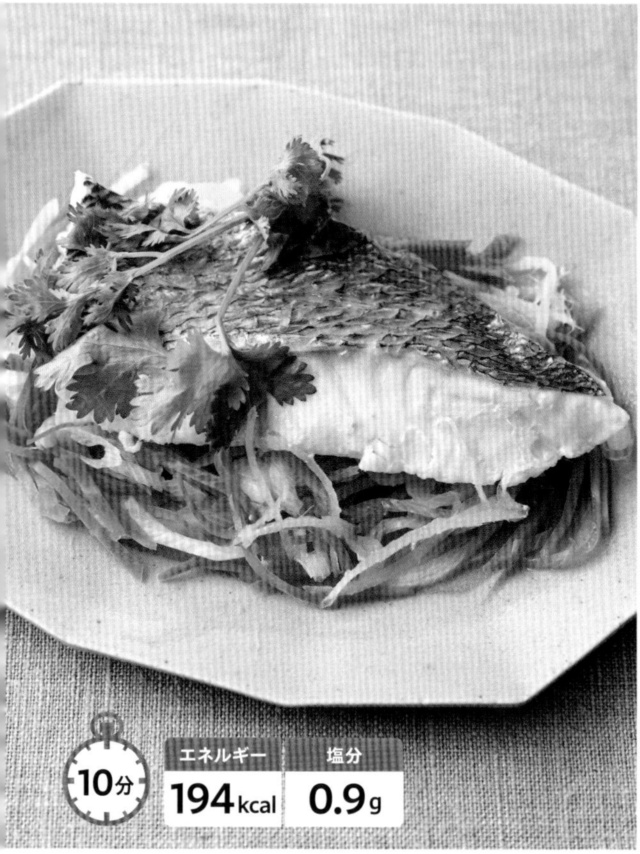

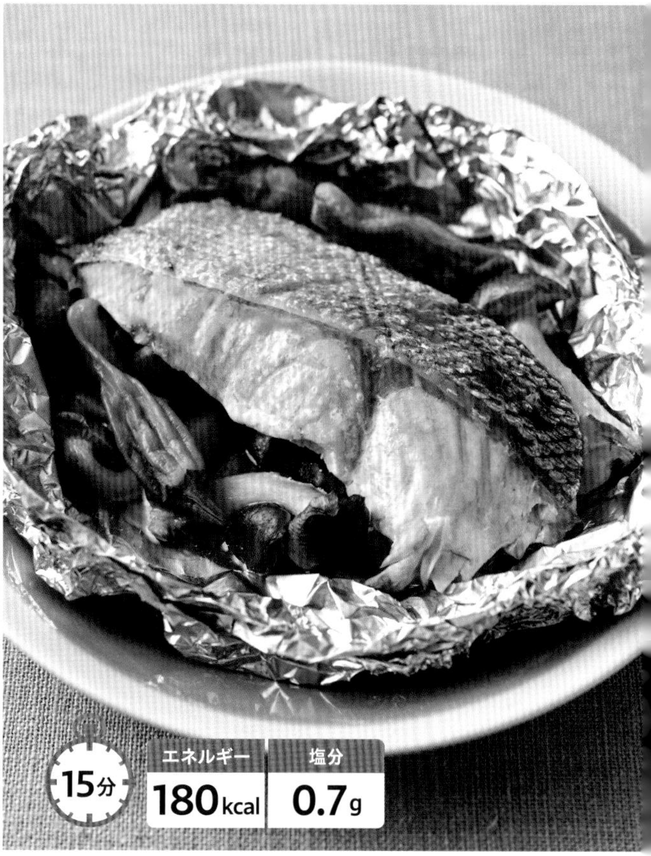

ごま油が香る中華風蒸し魚
白身魚の中華レンジ蒸し

材料（2人分）
白身魚（鯛や金目鯛などの切り身／皮に切り目を一
　本入れる）…2切れ（160g）
塩…小さじ¼
長ねぎ（斜め薄切り）…½本
にんじん（せん切り）…4㎝
しょうが（せん切り）…小1かけ
酒…大さじ1
ごま油…小さじ2
パクチー…適宜

作り方
1 白身魚に塩をふる。耐熱皿に長ねぎ、にんじん、
　しょうがを広げ、白身魚をのせて酒をかける。ふ
　んわりとラップをして電子レンジで3〜4分加熱
　し、そのまま3分ほど蒸らす。
2 フライパンにごま油を熱々に熱し、1にかける。
　好みでパクチーをのせる。

味つけはポン酢しょうゆにお任せ
鮭のホイル焼き

材料（2人分）
生鮭（切り身）…2切れ（160g）
しめじ（ほぐす）…小1パック（100g）
しし唐辛子（穴をあける）…6本
酒、ごま油…各大さじ1
ポン酢しょうゆ…大さじ1

作り方
1 アルミホイルにしめじを広げ、鮭、しし唐辛子を
　のせ、酒、ごま油をかける。口を閉じて、魚焼
　きグリル（8〜9分）またはオーブントースター
　（10〜12分）で焼く。
2 食べるときにポン酢しょうゆをかける。

Memo
鮭はかじきやさわら、たらなどの切り身でもOK。しめ
じはまいたけや裂いたエリンギ、しし唐辛子はパプリカ
やピーマンでも。

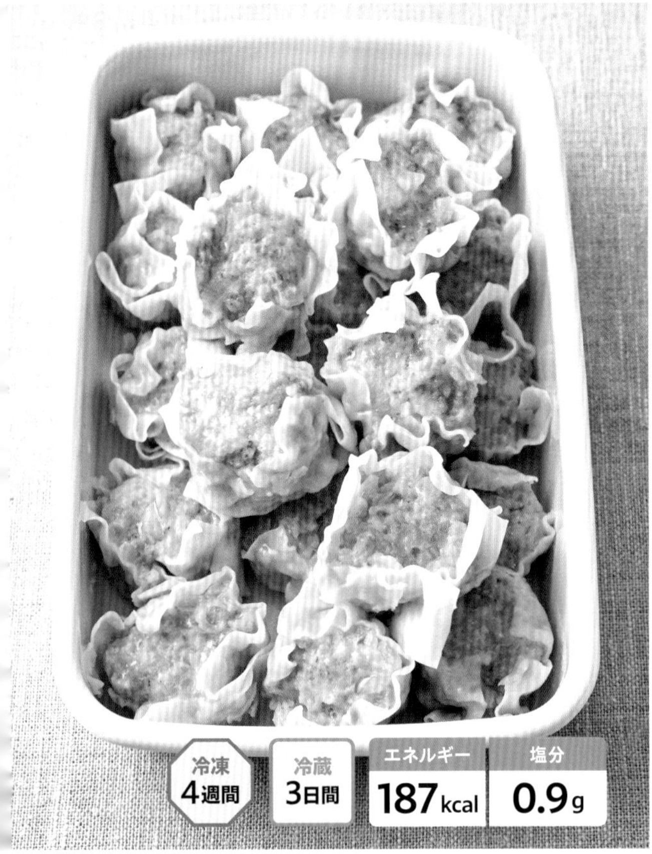

冷凍 4週間　冷蔵 3日間　エネルギー 187kcal　塩分 0.9g

えびの風味で旨味たっぷり

えびシューマイ

材料（2人分×2回分）

むきえび（背側に切り目を入れ、背ワタを取り除き、片栗粉少々と水適量でもんで水洗いする。みじん切りまたはフードプロセッサーにかける）…100g
豚ひき肉…200g　／　玉ねぎ（みじん切り）…¼個
片栗粉…大さじ1
シューマイの皮…20枚
A　しょうが（すりおろし）…½かけ
　酒…大さじ1　／　砂糖…大さじ½
　しょうゆ…小さじ1　／　塩…小さじ⅓

作り方

1 ボウルに玉ねぎを入れ、片栗粉をまぶす。えび、ひき肉、Aを加えてよく混ぜ合わせて肉だねを作り、20等分にしてシューマイの皮で包む。
2 フライパンにクッキングシートを敷き、1の半量を並べ入れる。クッキングシートの下に深さ1㎝ほど水を入れ、蓋をして中火で7～8分蒸す（水がなくなりそうになったら足す）。
3 2と同様に残りも蒸す。

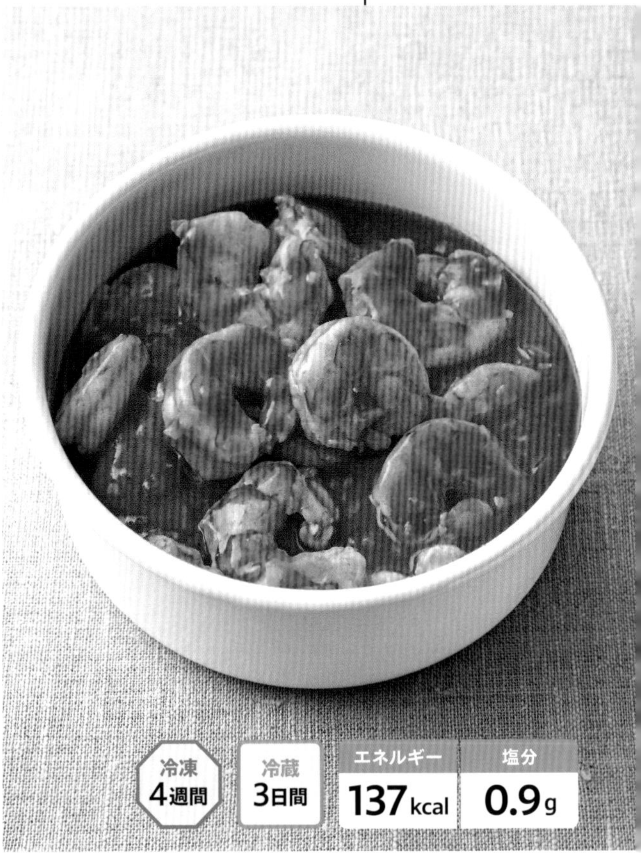

冷凍 4週間　冷蔵 3日間　エネルギー 137kcal　塩分 0.9g

食べすぎ注意！ あんをからめて召し上がれ

えびチリ

材料（2人分×2回分）

むきえび（背側に切り目を入れ、背ワタを取り除き、片栗粉少々と水適量でもんで水洗いする）…400g
トマト（さいの目切り）…1個（150g）
A　にんにく、しょうが（各みじん切り）…各小1かけ
　ラー油…小さじ1
B　トマトケチャップ…大さじ2
　片栗粉…大さじ½　／　水…½カップ
　しょうゆ、砂糖…各小さじ1
ごま油…大さじ1

作り方

1 フライパンにごま油小さじ2を中火で熱し、えびを入れて炒める。色が変わったらいったん取り出す。
2 同じフライパンにごま油小さじ1、Aを入れて弱火で炒める。ふつふつしてきたらトマトを加え、汁けがなくなるまで中火で炒める。混ぜ合わせたBを加えて均一にかき混ぜ、1を戻し入れてとろみがつくまで炒め煮にする。

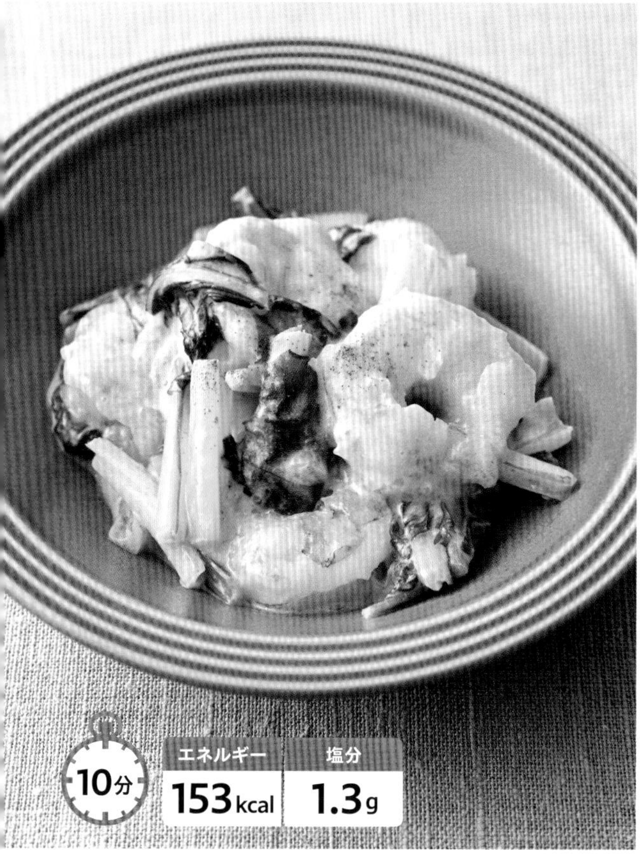

10分

エネルギー 153kcal 塩分 1.3g

とろみがからんでおいしい

えびのクリーム煮

材料（2人分）

むきえび（背側に切り目を入れ、背ワタを取り除き、片栗粉少々と水適量でもんで水洗いする）…150g

片栗粉…適量

小松菜（4～5㎝長さに切る）…½束（150g）

A 牛乳…½カップ

　鶏がらスープの素…小さじ1

オイスターソース…小さじ½

こしょう…少々

植物油…小さじ2

作り方

1 えびに片栗粉をまぶす。フライパンに植物油を中火で熱し、えびを入れて炒める。色が変わったら小松菜の茎、葉の順に加えて炒める。

2 Aを加え、しんなりするまで煮たらオイスターソースを加え、こしょうをふる。

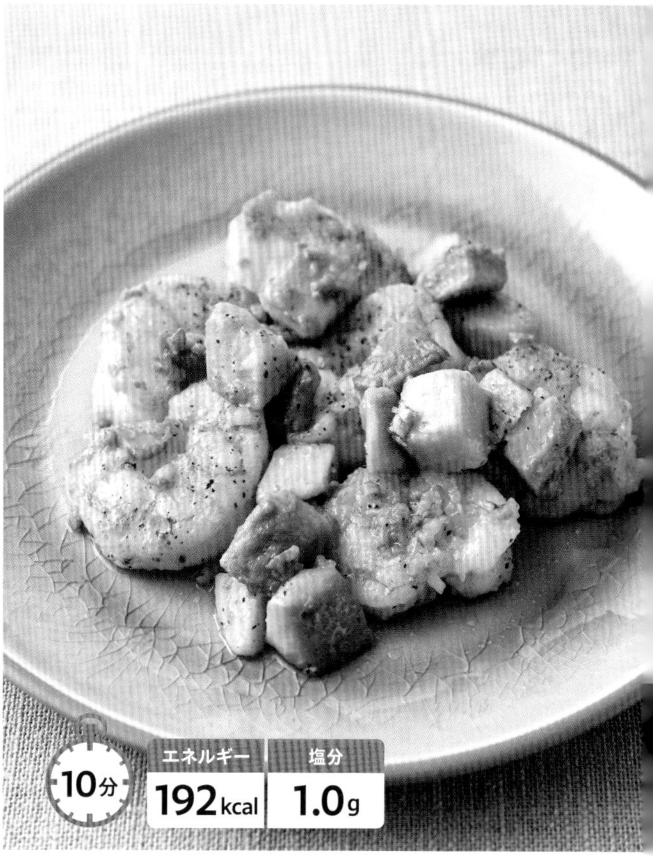

10分

エネルギー 192kcal 塩分 1.0g

ガーリックの香りが効いたボリュームおかず

えびとアボカドのガーリック炒め

材料（2人分）

むきえび（背側に切り目を入れ、背ワタを取り除き、片栗粉少々と水適量でもんで水洗いする）…150g

小麦粉…適量

アボカド（さいの目切り）…½個

にんにく（みじん切り）…小1かけ

しょうゆ…小さじ1

塩、粗びき黒こしょう…各少々

オリーブ油…大さじ1

作り方

1 えびに小麦粉をまぶす。フライパンにオリーブ油、にんにくを入れて弱火で炒める。にんにくが色づいたらえびを加え、中火で色が変わるまで炒める。

2 アボカドを加えて炒め合わせ、しょうゆ、塩を加え、粗びき黒こしょうをふる。

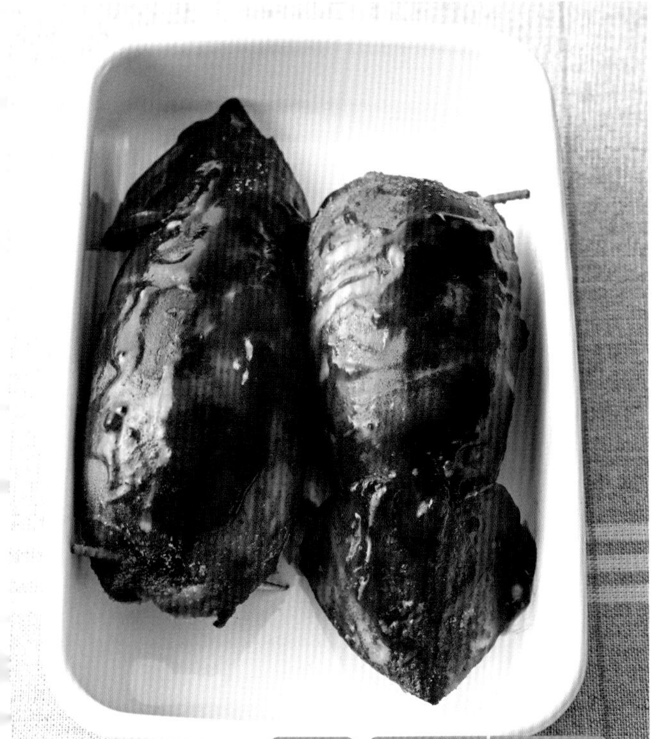

冷蔵 3日間　エネルギー 93kcal　塩分 1.1g

おいしいタレをいかに絡めて

いかのおから詰め煮

材料（2人分×2回分）

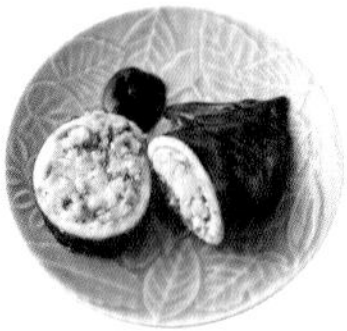

いか（足は粗みじん切り）
…2杯（正味280g）
おから…100g
A　だし汁…¾カップ
　しょうゆ、みりん…各大さじ1
水溶き片栗粉…片栗粉小さじ1＋水小さじ2

作り方

1 いかの足とおからを混ぜ、いかの胴につめ、楊枝で口を閉じる。
2 鍋に1、Aを入れ、落とし蓋をして弱めの中火にかける。10分ほど煮たらひっくり返し、さらに10分ほど煮る。
3 いかを取り出し、煮汁に水溶き片栗粉を加え、とろみをつけてタレにする。

Memo
食べるときに電子レンジで温め直す場合は、破裂しないように切ってから温める。

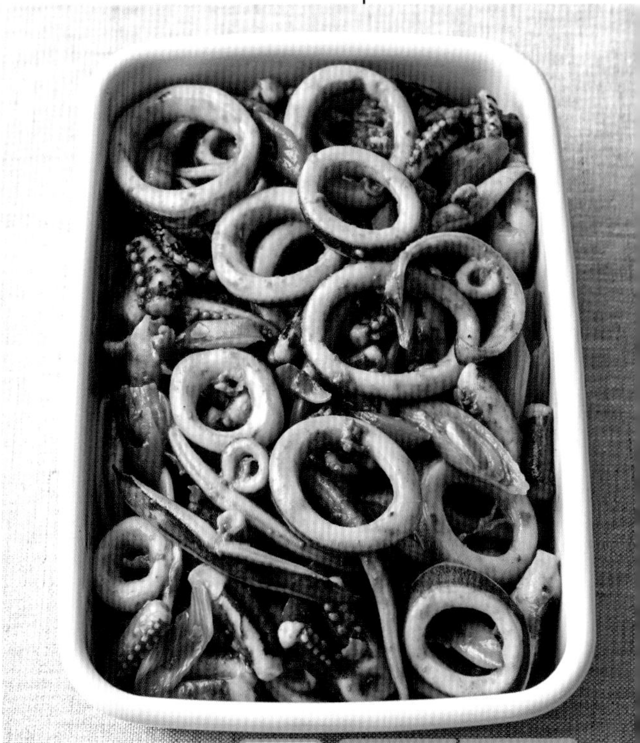

冷蔵 3日間　エネルギー 129kcal　塩分 1.0g

ワタのコクでごはんにもお酒にもぴったり

いかのワタ炒め

材料（2人分×2回分）

いか（足は2～3本ずつに切り分け、胴は輪切り、ワタは取っておく）…3杯（正味420g）
長ねぎ（斜め薄切り）…1本
酒…大さじ2
しょうゆ…小さじ2
植物油…大さじ1

作り方

1 ボウルに酒を入れ、いかのワタを浸けて中身をしごき出し、しょうゆを加えて混ぜ合わせる。
2 フライパンに植物油を中火で熱し、いか、長ねぎを入れて炒め、1を加えて炒め合わせる。

Memo
ワタにも塩分があるので、味つけのしょうゆは、味をみて減らしてもOK。炒めすぎると固くなるので、炒めすぎないように。

エネルギー	塩分
141kcal	**0.9**g

10分

エネルギー	塩分
130kcal	**0.7**g

10分

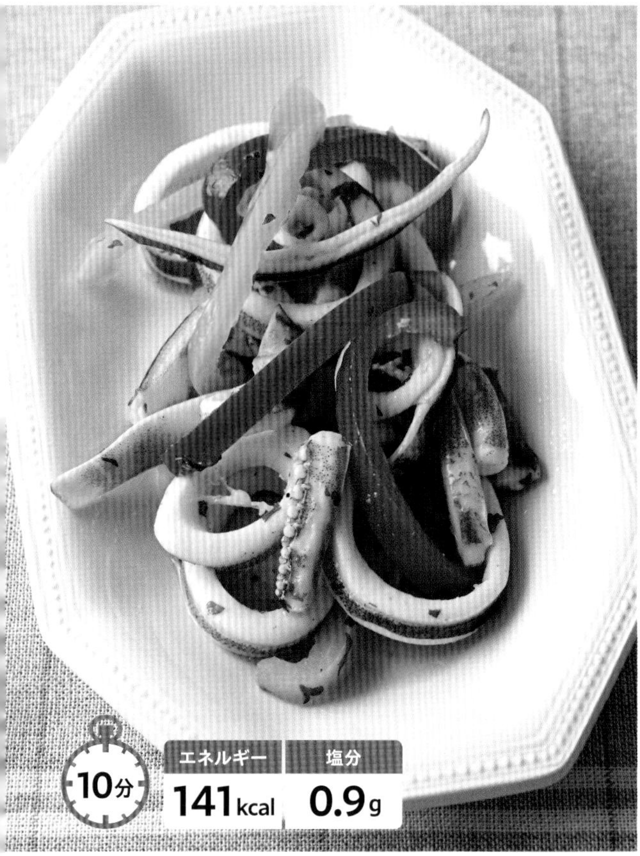

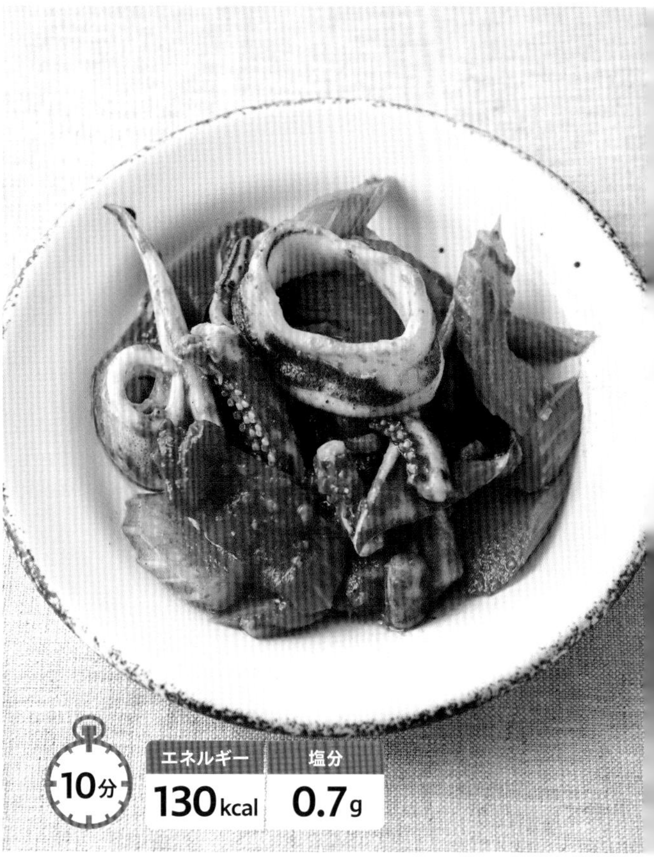

和えるだけの簡単マリネは食べ応え充分！

いかとパプリカのマリネ

材料（2人分）

いか（足は2〜3本ずつに切り分けてぶつ切り、胴
　は輪切り）…1杯（正味140g）
パプリカ（赤、黄／細切り）…各¼個
手作りドレッシング（下記参照）…大さじ2
パセリ（みじん切り）…少々

作り方

鍋にたっぷりの湯を沸かし、いか、パプリカを入れ
てさっとゆでる。水けをきってボウルに入れ、熱い
うちにドレッシング、パセリを加えて和える。

> **Memo**
>
> **手作りドレッシングの作り方**
> 材料（できあがり量160㎖）
> 酢…⅓カップ　／　オリーブ油…½カップ
> 塩…小さじ1　／　砂糖…小さじ½
> こしょう…少々
> 全ての材料をよく混ぜる。

トマトの酸味がアクセントの洋風煮物

いかのトマト煮

材料（2人分）

いか（足は2〜3本ずつに切り分けてぶつ切り、胴は
　輪切り）…1杯（正味140g）
セロリ（斜め切り）…茎1本
トマトホール水煮缶（つぶす）…¼缶
にんにく（みじん切り）…小1かけ
塩、粗びき黒こしょう…各少々
オリーブ油…大さじ1

作り方

1 フライパンにオリーブ油、にんにくを入れて弱火
　で熱し、香りが立ったら、いか、セロリを加え
　て中火で炒める。

2 いかの色が変わったらトマト缶、塩を加え、3〜
　4分煮て粗びき黒こしょうをふる。

> **Memo**
>
> いかの塩分を考慮して塩加減する。残ったトマト缶は、
> 冷凍用保存袋に入れ、平らにして冷凍しておくと便利。

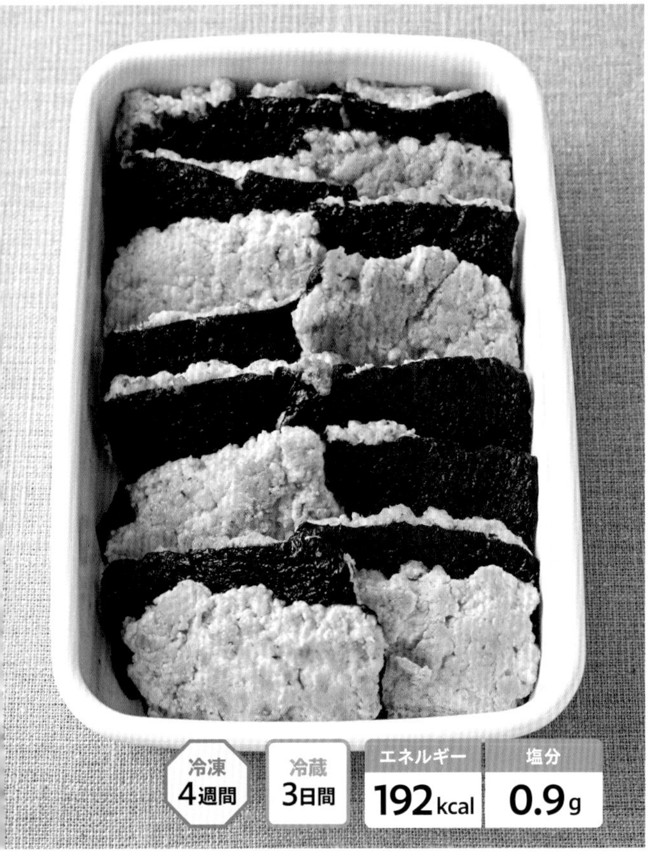

冷凍 4週間　冷蔵 3日間　エネルギー 192kcal　塩分 0.9g

のりがなじんで食べやすく、お弁当にもぴったり

豆腐のかば焼き風

材料（2人分×2回分）

A
- 木綿豆腐（しっかり水きりする）…1丁（300g）
- 鶏ひき肉…150g
- パン粉…大さじ4

のり（8等分に切る）…2枚
片栗粉…適量
B　めんつゆ（3倍濃縮）、酒…各大さじ2
植物油…小さじ4
粉山椒…適宜

作り方

1 ボウルにAを入れてよく混ぜ、16等分する。
2 のりを並べて片栗粉を薄くふり、1をそれぞれにのせて均一にのばす。
3 フライパンに植物油を入れ、2をのりを下にして並べ入れて中火で焼く。肉だねのまわりの色が変わったらひっくり返し、1分ほど焼いて混ぜ合わせたBを回し入れて絡める。好みで粉山椒をふる。

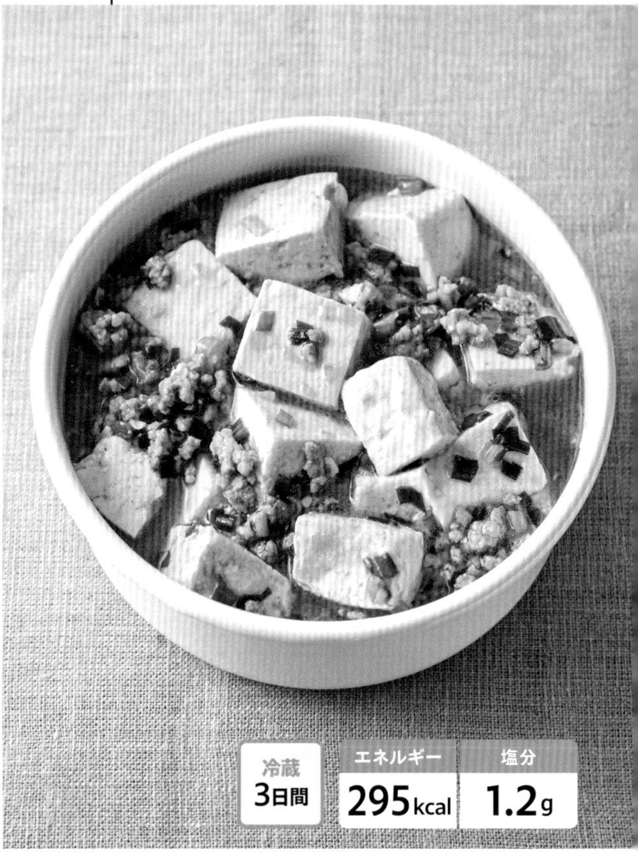

冷蔵 3日間　エネルギー 295kcal　塩分 1.2g

ごはんにかけて丼にしても

麻婆豆腐

材料（2人分×2回分）

木綿豆腐（水きりして2㎝角に切る）…2丁（600g）
豚ひき肉…200g　／　にら（粗みじん切り）…½束

A
- 長ねぎ（みじん切り）…½本
- しょうが（みじん切り）…小1かけ
- 豆板醤…小さじ½

B
- だし汁…1カップ　／　みそ…大さじ1
- しょうゆ…大さじ½　／　砂糖…小さじ1

水溶き片栗粉…片栗粉大さじ½＋水大さじ1
ごま油、植物油…各大さじ1　／　粉山椒…少々

作り方

1 フライパンに植物油大さじ1、ごま油大さじ½、Aを入れて弱火で炒める。香りが立って、ふつふつしてきたらひき肉を加え、中火でポロポロになるまで炒める。
2 混ぜ合わせたBを加え、中火で煮立ったら豆腐を加え、2分ほど煮る。水溶き片栗粉を加えてとろみをつけ、にら、ごま油大さじ½を加えてさっと混ぜ、火を止める。食べるときに粉山椒をふる。

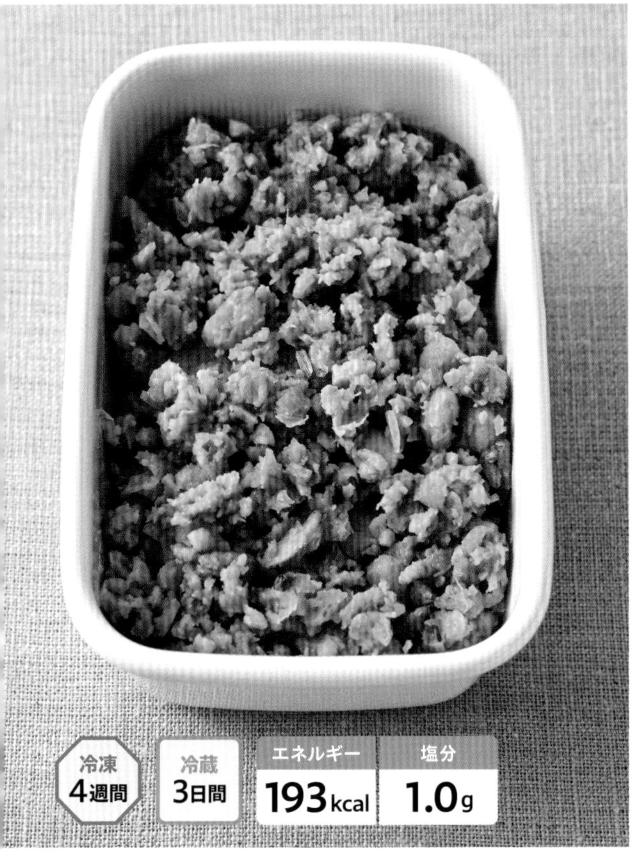

冷凍 4週間　冷蔵 3日間　エネルギー 193kcal　塩分 1.0g

大豆を加えてボリュームアップ

大豆肉みそ

材料（2人分×2回分）

蒸し大豆（つぶす）…180g
豚ひき肉…100g
A　長ねぎ（みじん切り）…½本
　　しょうが（すりおろし）…小1かけ
B　みそ、みりん、酒…各大さじ1
　　しょうゆ…小さじ½
植物油…大さじ1

作り方

フライパンに植物油、Aを入れて弱火で熱し、香りが立ったらひき肉を加えて中火で色が変わるまで炒める。蒸し大豆を加えてさらに炒め、Bを加えてなじむように炒める。

Memo

サラダ菜やレタスなどで巻いて食べるのがおすすめ。おにぎりの具にも◎。

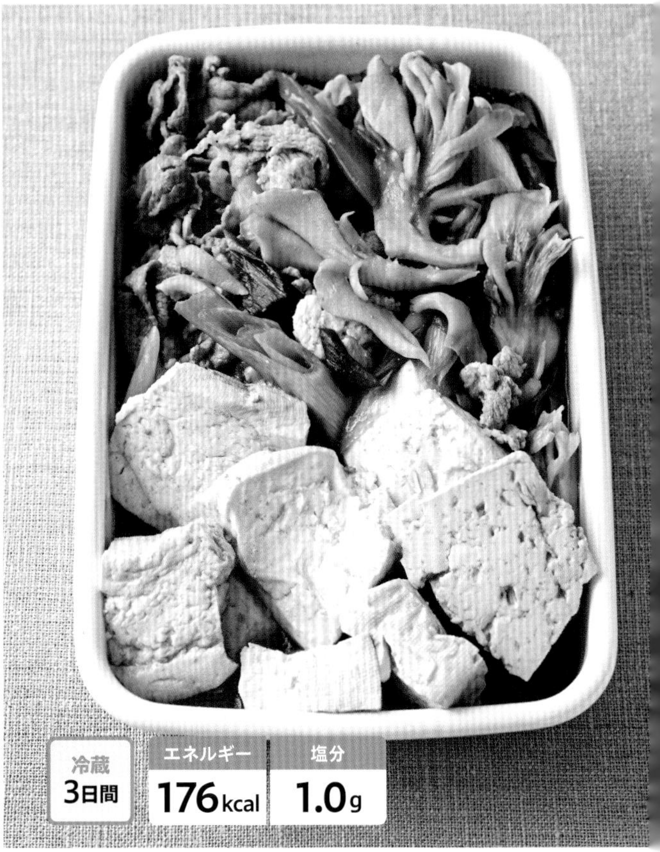

冷蔵 3日間　エネルギー 176kcal　塩分 1.0g

まいたけで旨味をプラス

肉豆腐

材料（2人分×2回分）

木綿豆腐（水きりして8等分に切る）…1丁（300g）
豚こま切れ肉…120g
長ねぎ（斜め切り）…1本
まいたけ（ほぐす）…小1パック（100g）
しょうが（薄切り）…4枚
A　だし汁…½カップ
　　酒、みりん、しょうゆ…各大さじ1と½

作り方

鍋にAを入れて火にかけ、豆腐、豚肉、長ねぎ、まいたけ、しょうがを加え、落とし蓋をして中火で5分ほど煮る。

Memo

木綿豆腐は焼き豆腐でもOK。豚こま切れ肉は牛こま切れ肉に、まいたけはしめじに代えても。

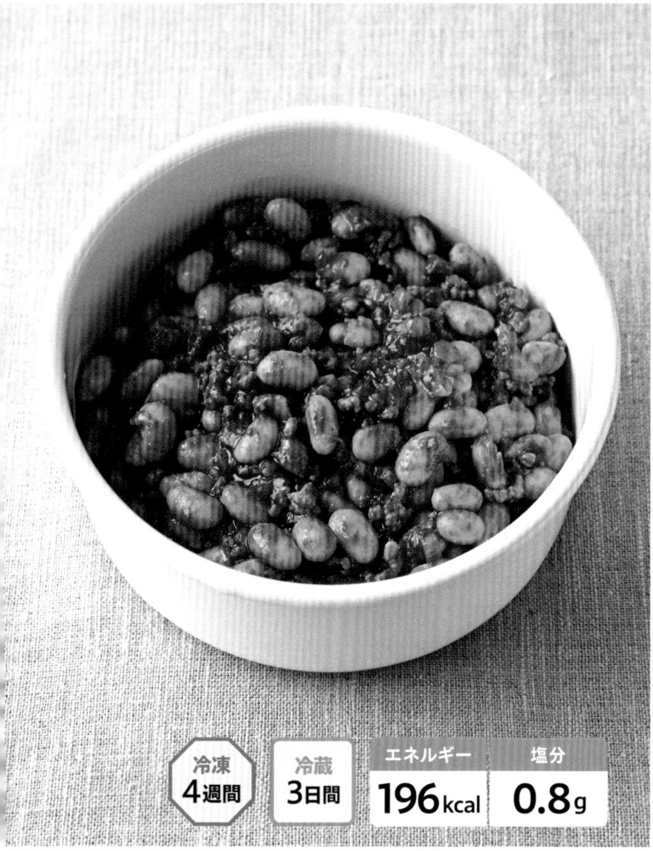
冷凍 4週間
冷蔵 3日間
エネルギー 196kcal
塩分 0.8g

ケチャップとソースでコクを出す

チリコンカン

材料（2人分×2回分）

蒸し大豆…180g
合いびき肉…100g
玉ねぎ（みじん切り）…¼個
にんにく（みじん切り）…小1かけ
A トマトホール水煮缶（つぶす）…½缶
　トマトケチャップ、ウスターソース…各大さじ1
　カレー粉…小さじ¼
オリーブ油…大さじ1

作り方

1 フライパンにオリーブ油、にんにくを入れて弱火で炒める。香りが立ったら玉ねぎを加えて中火にし、しんなりするまで炒める。
2 ひき肉を加えてよく炒め、蒸し大豆、Aを加えて4～5分煮る。

Memo
ごはんにもパンにも合う。

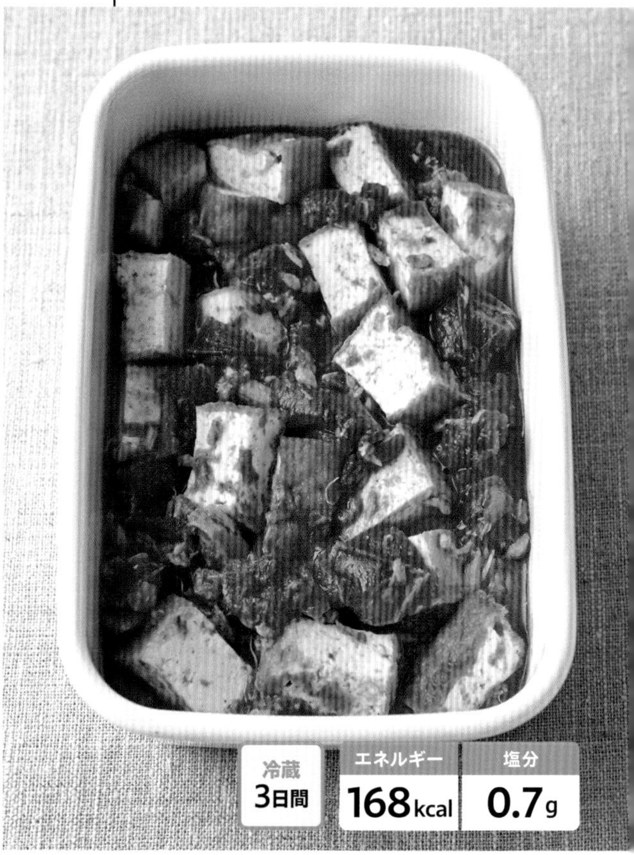
冷蔵 3日間
エネルギー 168kcal
塩分 0.7g

トマトの旨味が厚揚げに染みる

厚揚げトマト煮

材料（2人分×2回分）

厚揚げ（サイコロ状に切る）…1枚
トマト（ざく切り）…2個
ツナ缶（油漬け）…小1缶（70g）
にんにく（みじん切り）…1かけ
鶏がらスープの素…大さじ½
植物油…大さじ1

作り方

1 フライパンに植物油、にんにくを入れて弱火で熱し、香りが立ったら厚揚げを加え、中火で焼きつける。
2 トマトを加えてくずすように炒め、油をきったツナ缶、鶏がらスープの素を加えて煮詰める。

Memo
ベトナムでポピュラーな料理。鶏がらスープが隠し味。

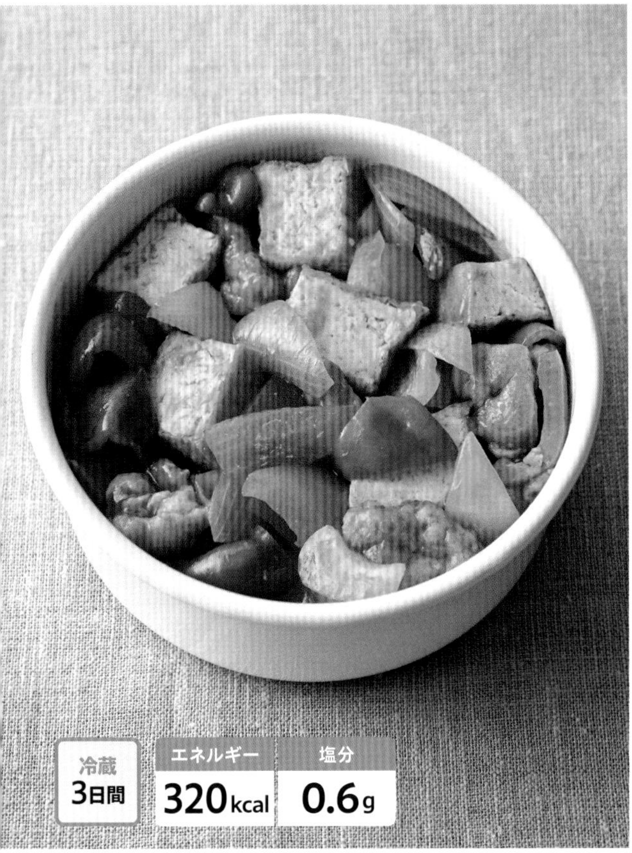

冷蔵 3日間 | エネルギー 320kcal | 塩分 0.6g

ポン酢しょうゆの酸味が隠し味

厚揚げの酢豚風

材料（2人分×2回分）

厚揚げ（一口大に切る）…2枚
鶏もも肉（一口大に切る）…200g
片栗粉…少々
玉ねぎ（乱切りにしてラップで包み、電子レンジで2分加熱）…½個
パプリカ（赤、黄／乱切り）…各½個
ピーマン（乱切り）…1個
A トマトケチャップ…大さじ1と½
　ポン酢しょうゆ、水…各大さじ1
植物油…大さじ2

作り方

1 鶏肉に片栗粉をまぶす。フライパンに植物油を中火で熱し、鶏肉を入れて焼く。玉ねぎ、パプリカ、ピーマンを加えて炒め、油が回ったら厚揚げを加えて炒める。
2 混ぜ合わせたAを加え、とろみがつくまで炒める。

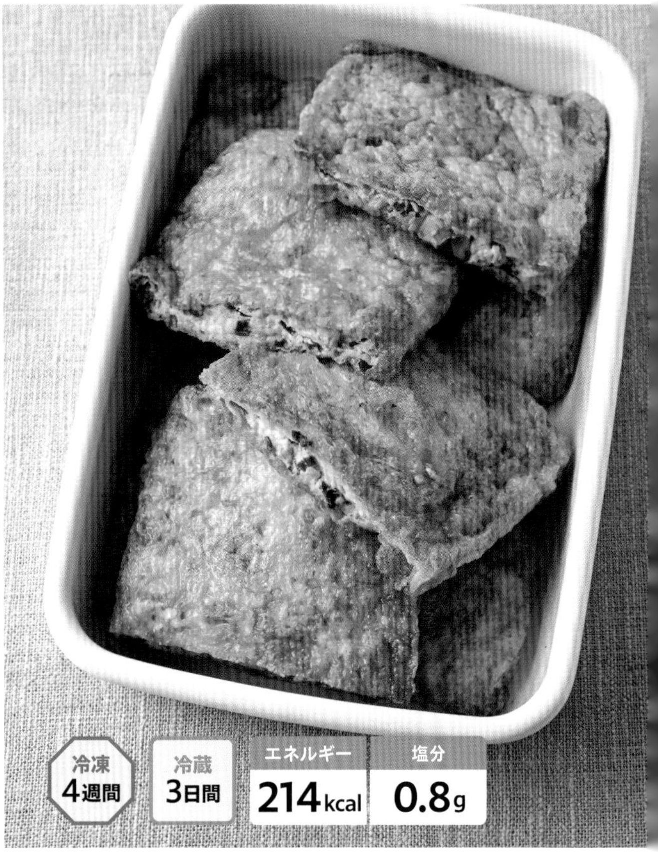

冷凍 4週間 | 冷蔵 3日間 | エネルギー 214kcal | 塩分 0.8g

油揚げで満足のボリューム。冷めてもおいしい！

油揚げの肉詰め焼き

材料（2人分×2回分）

油揚げ（半分に切って袋状にする）…4枚
A 鶏ひき肉…200g
　小ねぎ（小口切り）…½束
　しょうがの絞り汁…小1かけ分
　溶き卵…1個分　／　塩…少々
B ポン酢しょうゆ、だし汁…各大さじ2
植物油…大さじ1

作り方

1 ボウルにAを入れてよく混ぜ、8等分してそれぞれを油揚げに詰める。
2 フライパンに植物油を中火で熱し、1を並べ入れて両面を焼き、Bを加えて汁けがなくなるまでひっくり返しながら焼く。

Memo

・鶏ひき肉は豚ひき肉でもOK。小ねぎの代わりに刻んだしそを入れても。
・冷凍するときは、1個ずつラップで包んで。

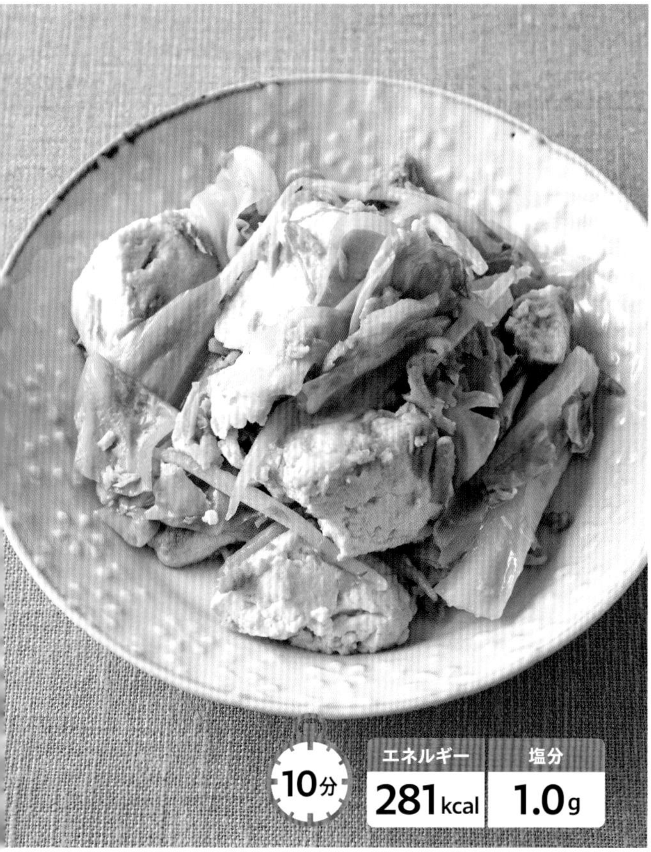
10分
エネルギー
281kcal
塩分
1.0g

ツナの旨味が豆腐に絡んでおいしい

豆腐チャンプルー

材料（2人分）

木綿豆腐（水きりする）…1丁（300g）
塩…少々
もやし…100g
キャベツ（ざく切り）…50g
ツナ缶（油漬け）…小1缶（70g）
しょうゆ…小さじ1
こしょう…少々
植物油…大さじ1

作り方

1 フライパンに植物油大さじ½を熱し、豆腐をくずしながら入れて焼きつける。塩をふっていったん取り出す。

2 同じフライパンに植物油大さじ½を入れてもやし、キャベツを炒め、しんなりしたら軽く油をきったツナ缶を加えてさっと炒める。1を戻し入れて炒め合わせ、しょうゆを鍋肌から加えてさっと炒め、こしょうをふる。

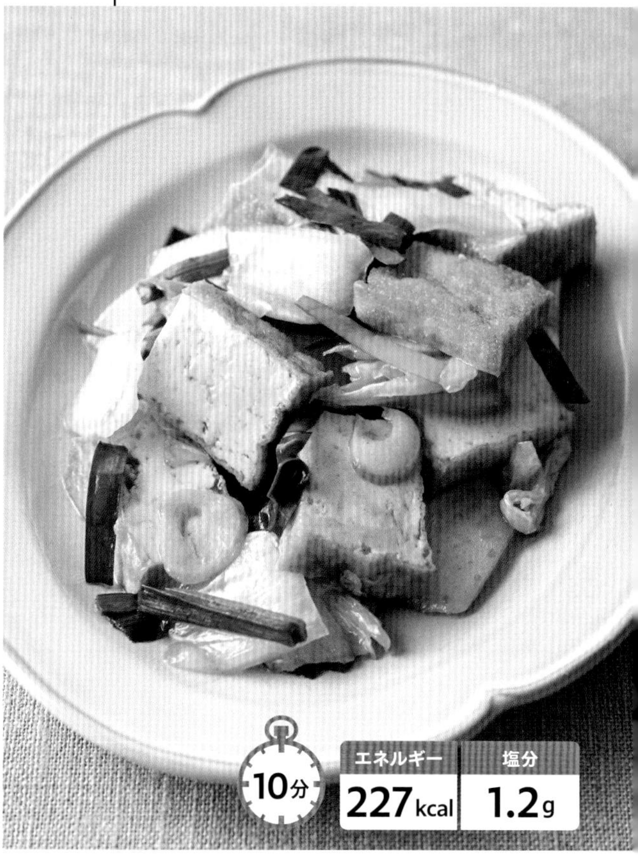
10分
エネルギー
227kcal
塩分
1.2g

にらとにんにくの香りを効かせて

家常豆腐

材料（2人分）

厚揚げ（一口大に切り、ラップをして電子レンジで1分加熱）…1枚
白菜（芯はそぎ切り、葉はざく切り）…100g
にら（ざく切り）…¼束
にんにく（薄切り）…小1かけ
A オイスターソース、酒…各大さじ1
　ポン酢しょうゆ…小さじ1
植物油…大さじ1

作り方

1 フライパンに植物油、にんにくを入れて弱火で炒め、香りが立ったら白菜、にらを加えて中火でさっと炒める。

2 厚揚げを加えてさらに炒め、Aを加えてなじむように炒める。

Memo

厚揚げをレンジ加熱しておくと、味が染みやすく、炒め時間も短縮できる。

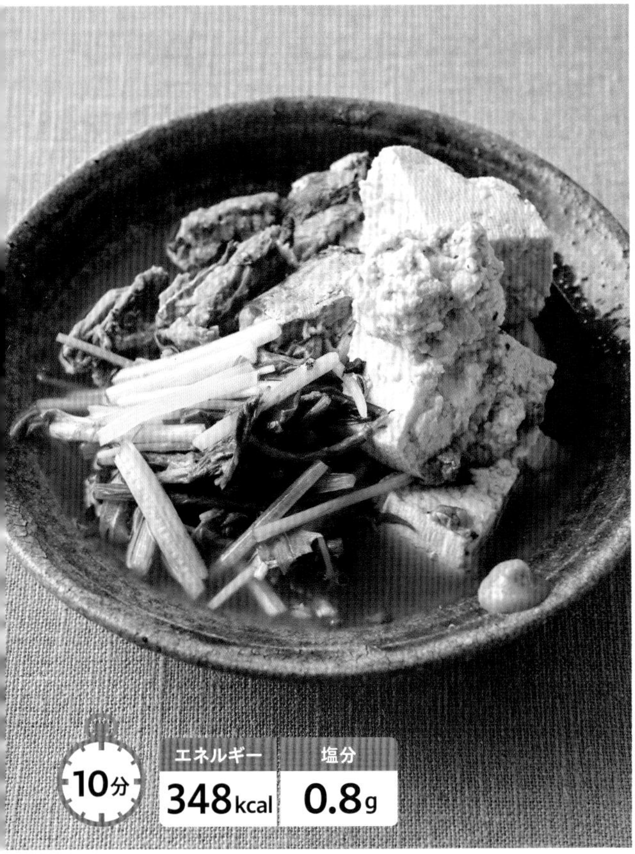

10分

エネルギー	塩分
348kcal	0.8g

からしを添えて、途中で味の変化を

豆腐とさば缶のさっと煮

材料（2人分）

木綿豆腐（水きりする）…1丁（300g）
さば缶（水煮）…1缶（180g）
水菜（ざく切り）…1株（50g）
だし汁…¾カップ
しょうゆ…小さじ1
からし…少々

作り方

1 フライパンにだし汁、さば缶を汁ごと入れて中火にかけ、煮立ったら豆腐をくずしながら加える。なじんだら水菜を加え、しんなりするまで煮てしょうゆで味をととのえる。
2 器に盛り、からしを添える。

Memo
さば缶は手軽に使えて肉豆腐に負けない旨味を出せる。水菜を加えて食物繊維も摂取。

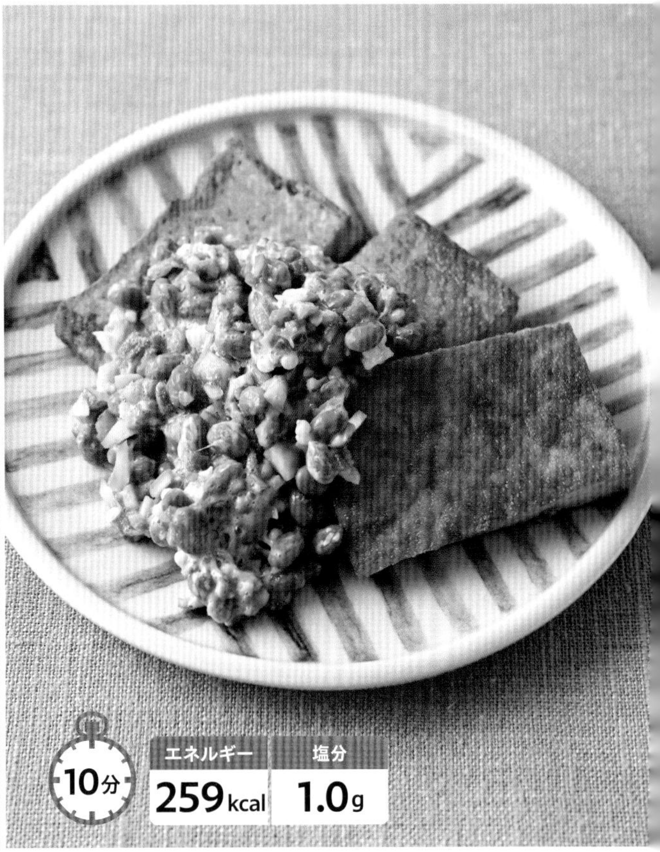

10分

エネルギー	塩分
259kcal	1.0g

しょうゆの香ばしさで満足の一品

厚揚げステーキ

材料（2人分）

厚揚げ（厚みを半分に切ってから3等分に切る）…1枚
オクラ（ゆでて刻む）…4本
納豆（付属のタレ、からしを混ぜる）…2パック
しょうゆ…大さじ½
ごま油…大さじ½

作り方

1 フライパンにごま油を中火で熱し、厚揚げを入れて両面を焼く。しょうゆを加えて絡め、器に盛る。
2 オクラ、納豆を混ぜ合わせ、1にかける。

Memo
オクラは細かく刻むことで粘りが出るので、納豆とよく絡めてソースに。

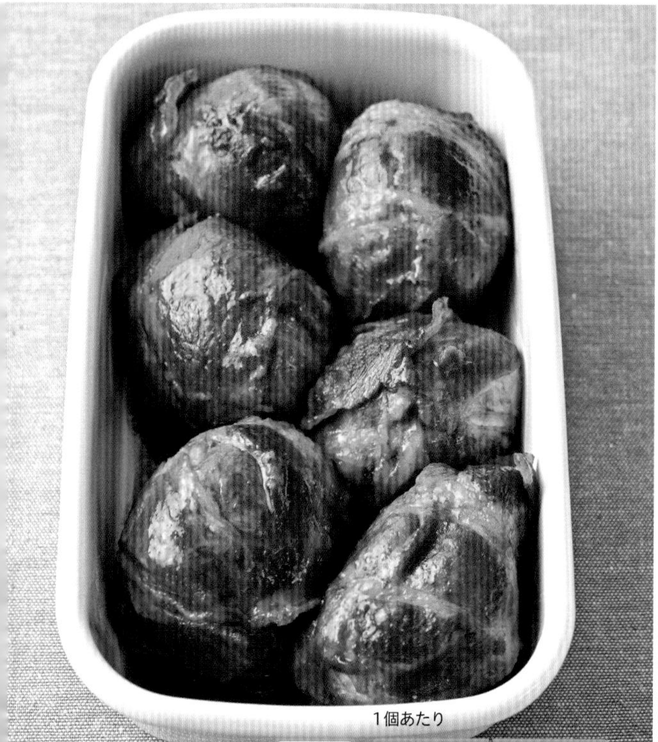

1個あたり

冷蔵 3日間 | エネルギー 208kcal | 塩分 0.9g

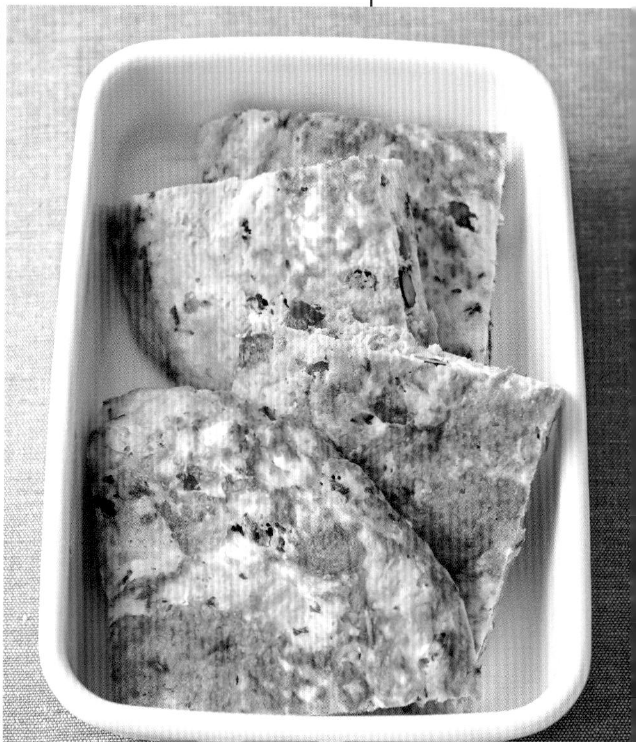

冷凍 4週間 | 冷蔵 3日間 | エネルギー 224kcal | 塩分 0.7g

お弁当にも最適なボリュームおかず

ゆで卵の肉巻き焼き

材料（2人分×2～3回分）

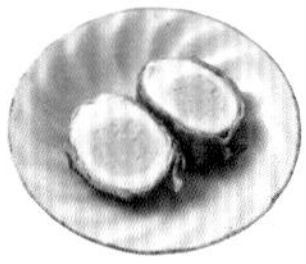

ゆで卵…6個
豚しゃぶしゃぶ用肉…12枚（240g）
小麦粉…適量
A｜しょうゆ、みりん、酒…各大さじ1と½
植物油…大さじ1

作り方

1 豚肉は広げて小麦粉をふり、ゆで卵に縦と横に2枚巻く。

2 フライパンに植物油を中火で熱し、1の巻き終わりを下にして並べ入れて焼く。全体を焼いたらAを加えて絡める。

Memo

- 卵1個につき豚肉を2枚巻く。縦方向に1枚巻き、次は横方向に1枚、重ねて巻くとはがれにくく、きれいに巻ける。
- 電子レンジで温め直すときは、切ってから温めると破裂しない。

彩り鮮やかで、食べ応えもあり！

スパニッシュオムレツ

材料（2人分×2回分）

卵…4個
粉チーズ…大さじ4
パセリ（みじん切り）…大さじ2
A｜ツナ缶（油漬け／軽く油をきる）…小1缶（70g）
｜ミックスビーンズ…1袋（50g）
｜パプリカ（赤／1㎝角に切る）…½個
オリーブ油…大さじ2

作り方

1 卵は割りほぐし、粉チーズ、パセリを混ぜ合わせる。

2 直径20㎝のフライパンにオリーブ油を中火で熱し、Aを入れてさっと炒め、1を回し入れる。大きくかき混ぜながら半熟状になるまで炒め、縁をきれいにととのえ、蓋をして弱火で7～8分蒸し焼きにする。

3 ひっくり返してさらに2～3分焼き、粗熱がとれたら4等分に切る。

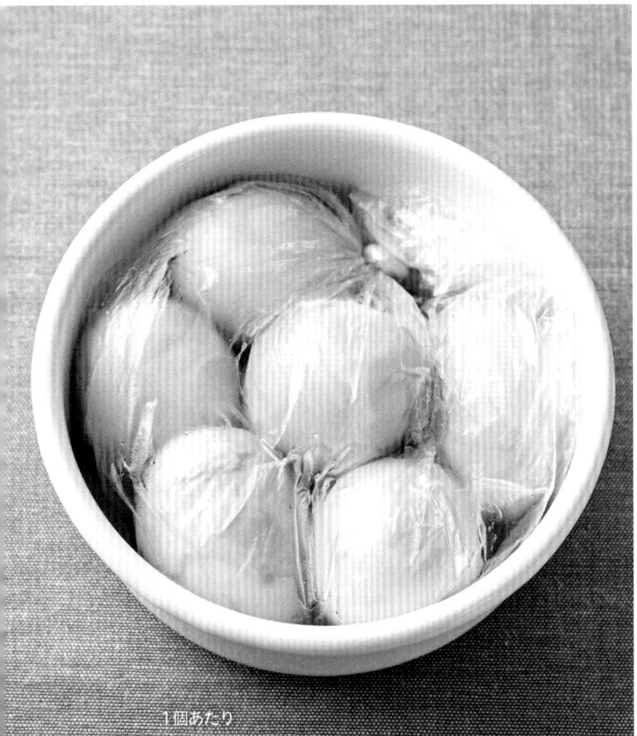

1個あたり

冷蔵 3日間 | エネルギー 74kcal | 塩分 0.3g

塩分少なめでも、しっかり味つき

味玉（味つきゆで卵）

材料（2人分×2～3回分）

ゆで卵…6個

A | ポン酢しょうゆ、だし汁…各大さじ2

作り方

1 耐熱容器にAを入れ、電子レンジで1分30秒加熱し、ポリ袋に移す。

2 ゆで卵を加え、できるだけ空気を抜いて口を閉じ、冷蔵庫で一晩以上漬ける。

Memo

ポリ袋は密封させたほうが味がよく染み込む。

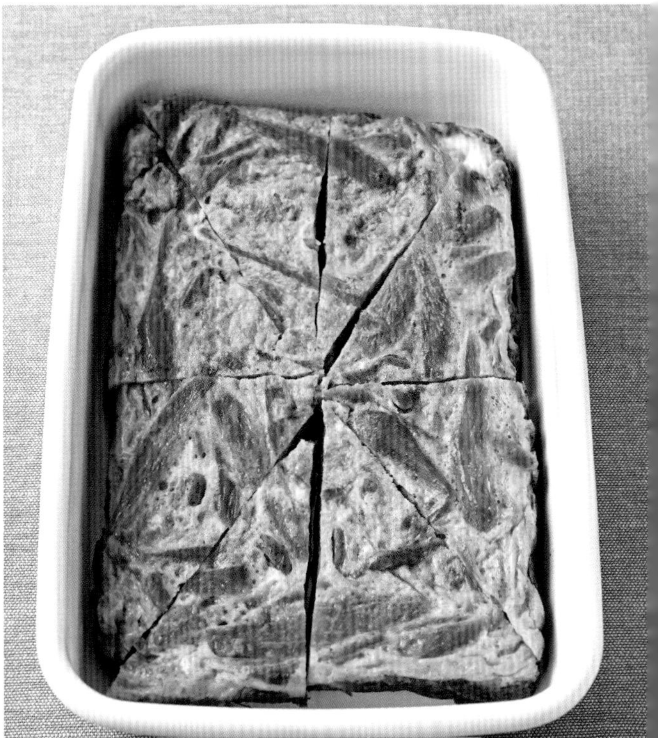

冷凍 4週間 | 冷蔵 3日間 | エネルギー 152kcal | 塩分 1.1g

きんぴらの旨味がじゅわっと染み出す

きんぴら入り卵焼き

材料（2人分×2回分）

卵…4個

A | きんぴらミックス（水煮／にんじん、ごぼう、こんにゃく入り）…100g
だし汁…¼カップ
しょうゆ、みりん…各小さじ4

植物油…大さじ2

作り方

1 小鍋にAを入れ、汁けが少なくなるまで煮る。

2 ボウルに卵を割り入れて溶き、1を加えて混ぜる。

3 卵焼き器を中火で熱し、植物油を入れてなじませ、2を入れて大きくかき混ぜながら焼く。半熟状になったら弱火にして蓋をして10分焼き、ひっくり返して2～3分焼く。

Memo

ここでは、にんじん、ごぼう、こんにゃくがカットされたきんぴらミックスを使用。れんこんが入ったものやこんにゃくが入っていないものなどいろいろある。

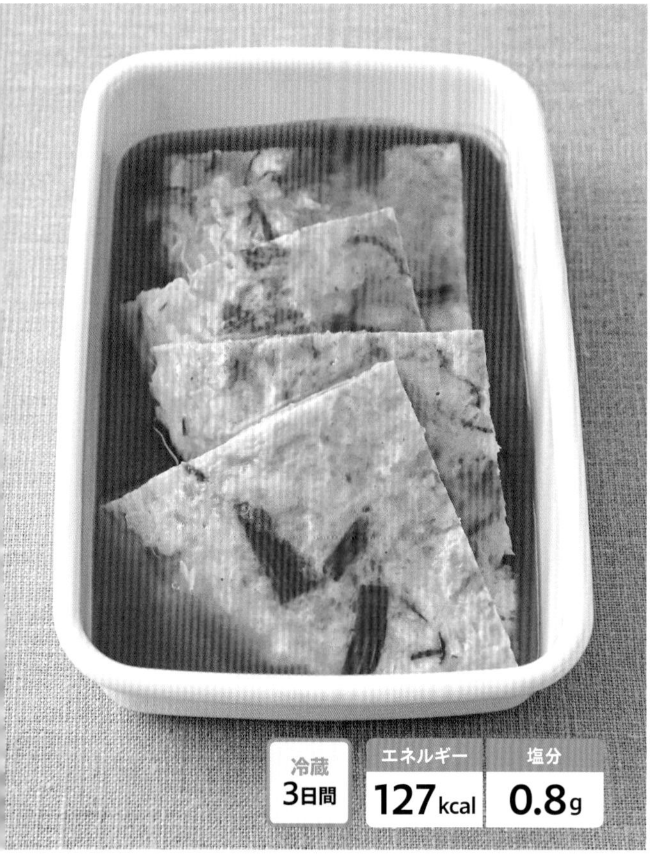

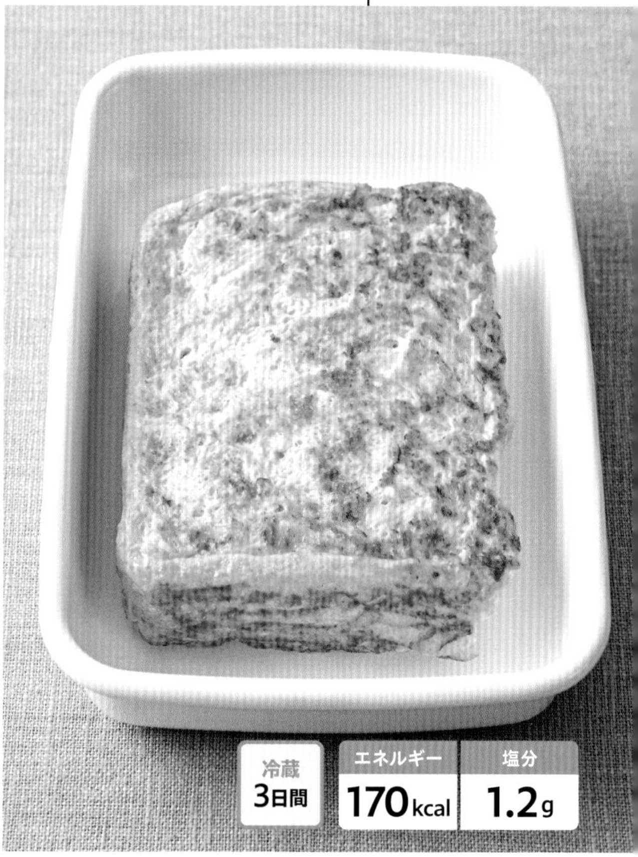

ジューシーな卵に甘酸っぱいあんを絡めて

かに玉

材料（2人分×2回分）

卵…4個　／　長ねぎ（みじん切り）…1本

かに風味かまぼこ（長さを半分に切ってほぐす）…4本（40g）

A
- トマトケチャップ…大さじ1
- 鶏がらスープの素…小さじ½
- 片栗粉…小さじ1
- 水…¾カップ

植物油…大さじ1

作り方

1 ボウルに卵を割り入れて溶き、かにかま、長ねぎを加えて混ぜる。

2 直径20㎝のフライパンに植物油を中火で熱し、1を流し入れて大きくかき混ぜる。半熟状になったら弱火にして蓋をして5〜6分焼く。ひっくり返してさらに2分ほど焼き、取り出す。

3 フライパンをキッチンペーパーでさっと拭き、よく混ぜたAを入れ、かき混ぜながら弱めの中火にかけ、とろみがついたら2にかける。

だしが効いてふっくらジューシー

厚焼き卵

材料（2人分×2回分）

卵…6個

A
- だし汁…½カップ
- しょうゆ、みりん…各小さじ2
- 塩…小さじ¼

植物油…大さじ2

作り方

1 ボウルに卵を割り入れて溶き、Aを加えて混ぜる。

2 卵焼き器を中火で熱し、植物油を入れてなじませ、1を4〜5回に分けて流し入れ、焼いて巻く。

3 ひっくり返してさらに2〜3分焼き、粗熱がとれたら4等分に切る。

Memo

卵焼き器が熱くなりすぎたら、濡れ布巾の上に卵焼き器をおいて少し冷まし、また火にかけ、油をなじませて焼く。

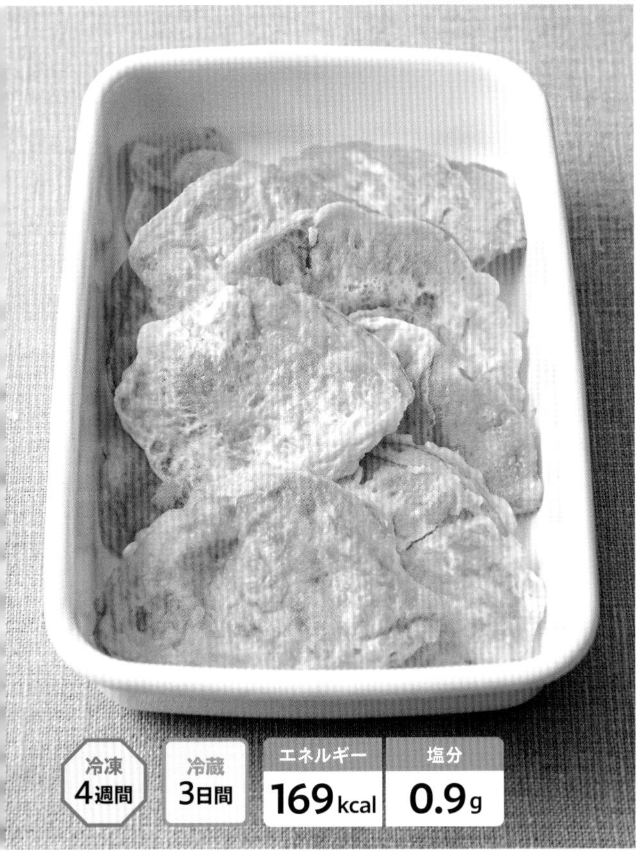

冷凍 4週間　冷蔵 3日間　エネルギー 169kcal　塩分 0.9g

ハムとチーズでしっかり味

ピカタ

材料（2人分×2回分）

卵…2個
粉チーズ…大さじ2
ハム…8枚（120g）
小麦粉…適量
オリーブ油…大さじ2

作り方

1 ボウルに卵を割り入れて溶き、粉チーズを加えて混ぜる。
2 ハムを2枚ずつ重ねて半分に切り、小麦粉をまぶす。
3 フライパンにオリーブ油を中火で熱し、2を1にくぐらせて並べ入れ、両面を焼く。

Memo

・ハムと粉チーズの塩けを生かして、調味料に塩は使わない。
・サンドイッチの具にも◎。

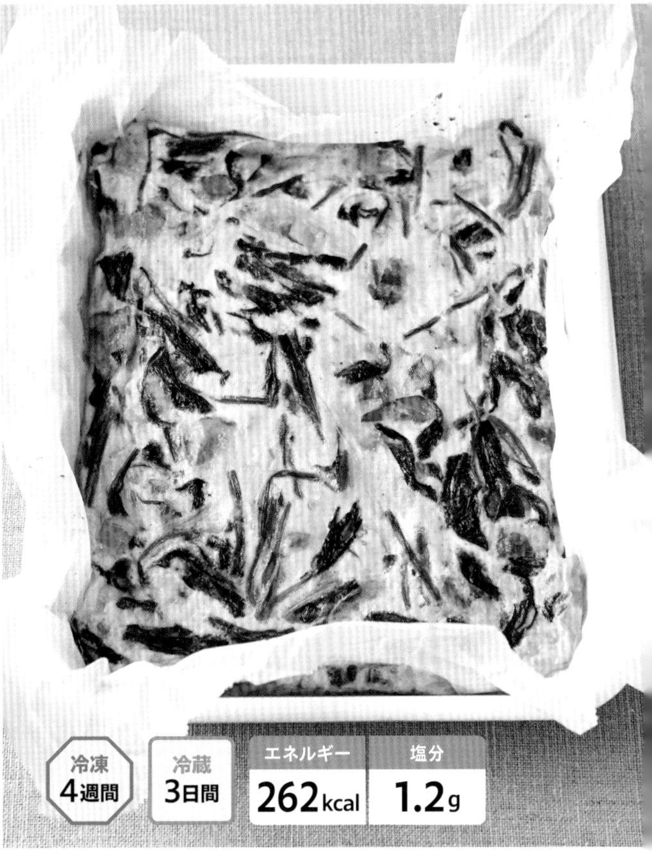

冷凍 4週間　冷蔵 3日間　エネルギー 262kcal　塩分 1.2g

冷めてもしっとり。お酒のおつまみにも！

ほうれん草の皮なしキッシュ

材料（2人分×2回分）

卵…4個
ピザ用チーズ…60g
牛乳…¾カップ
ベーコン（幅1㎝に切る）…4枚
玉ねぎ（縦に薄切り）…¼個
ほうれん草（ゆでて3㎝長さに切る）…1束
塩…小さじ¼
粗びき黒こしょう…少々
オリーブ油…大さじ1

作り方

1 ボウルに卵を割り入れて溶き、ピザ用チーズ、牛乳を混ぜ合わせる。
2 フライパンにオリーブ油を中火で熱し、ベーコン、玉ねぎを炒め、玉ねぎがしんなりしたらほうれん草を加え、さっと炒める。塩、粗びき黒こしょうで味をととのえ、1に加えて混ぜる。
3 耐熱皿にクッキングシートを敷いて2を流し入れ、200℃に予熱したオーブンで20分焼く。

	エネルギー	塩分
10分	202kcal	1.3g

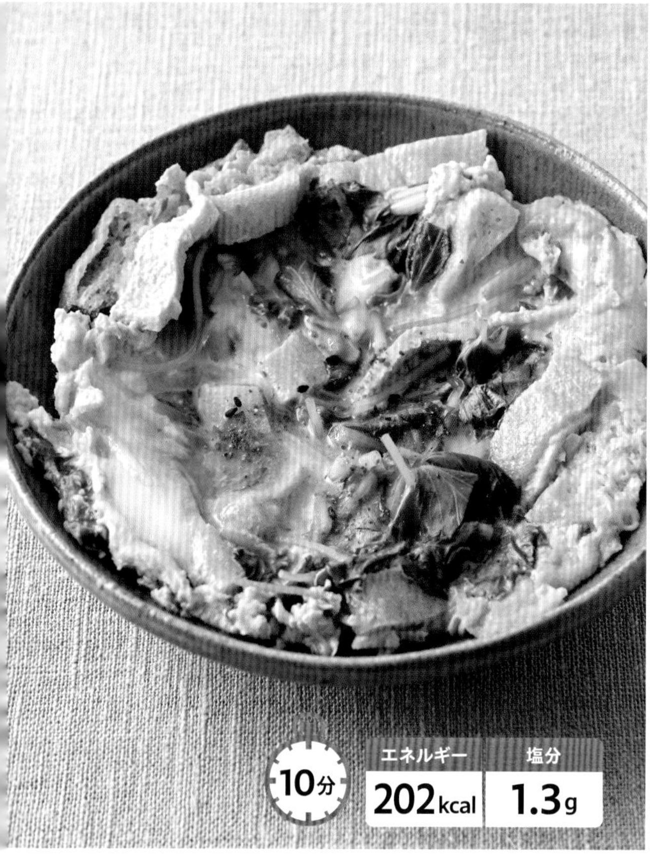

好みの固さに卵を仕上げて！

油揚げの卵とじ

材料（2人分）

溶き卵…4個分

油揚げ（短冊切り）…1枚

三つ葉（ざく切り）…1束

A｜だし汁…½カップ

　｜しょうゆ、みりん…各小さじ2

七味唐辛子…少々

作り方

1 直径20cmのフライパンにAの半量を入れ、煮立ったら油揚げの半量を加える。なじんだら三つ葉の半量を加え、溶き卵の半量を回し入れる。蓋をして好みの固さになるまで煮る。

2 器に盛り、七味唐辛子をふる。同じものをもう一つ作る。

> **Memo**
> 三つ葉は、小ねぎやにら、ゆでたほうれん草などに代えても。

	エネルギー	塩分
10分	260kcal	1.4g

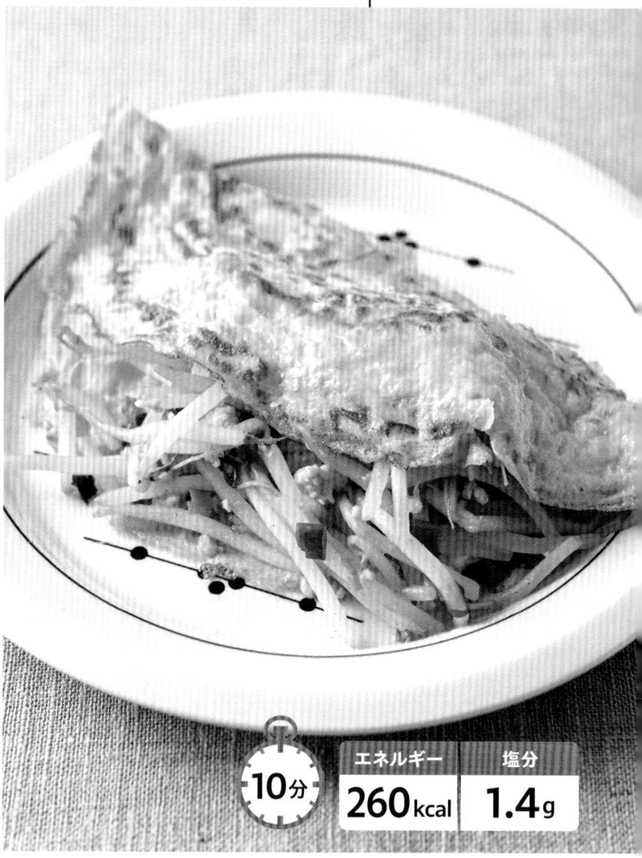

さっと炒めてボリュームおかず

ひき肉ともやしのオムレツ

材料（2人分）

A｜溶き卵…4個分

　｜牛乳…大さじ2

　｜塩、こしょう…各少々

鶏ひき肉…50g

もやし…½袋

小ねぎ（小口切り）…1本

しょうゆ…大さじ½

植物油…大さじ1

作り方

1 フライパンに植物油大さじ½を中火で熱し、ひき肉を入れてポロポロになるまで炒める。もやし、小ねぎを加えてさっと炒め、しょうゆを加えて炒めて取り出す。

2 フライパンをキッチンペーパーでさっと拭き、植物油大さじ¼を入れて中火で熱する。よく混ぜたAの半量を流し入れて焼き、半熟状になったら1の半量をのせて折りたたむ。同じものをもう一つ作る。

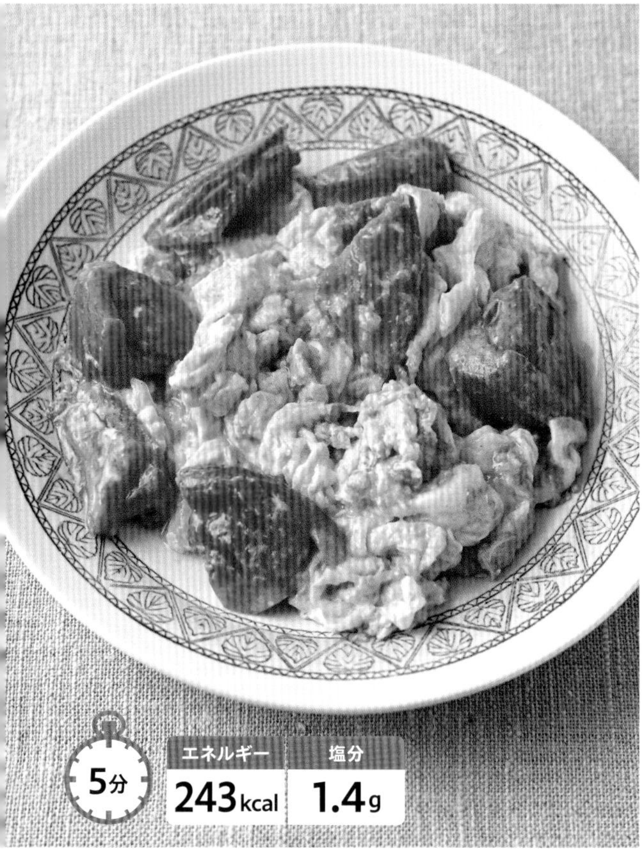

5分
エネルギー 243kcal
塩分 1.4g

くずれたトマトが絡んでおいしい！

トマトの卵炒め

材料（2人分）

A｜溶き卵…4個分
　｜塩…少々

トマト（くし形切り）…小1個

B｜オイスターソース、マヨネーズ…各小さじ2

植物油…大さじ1

作り方

1 フライパンに植物油を強火で熱し、混ぜ合わせたAを加え、大きく混ぜながら焼き、半熟状になったらいったん取り出す。

2 同じフライパンを中火で熱し、トマトを入れてくずれるまで炒める。Bを加えて炒め、なじんだら1を戻し入れて炒め合わせる。

Memo

卵をふんわりやわらかく仕上げるには、強火で手早く調理するのがポイント。

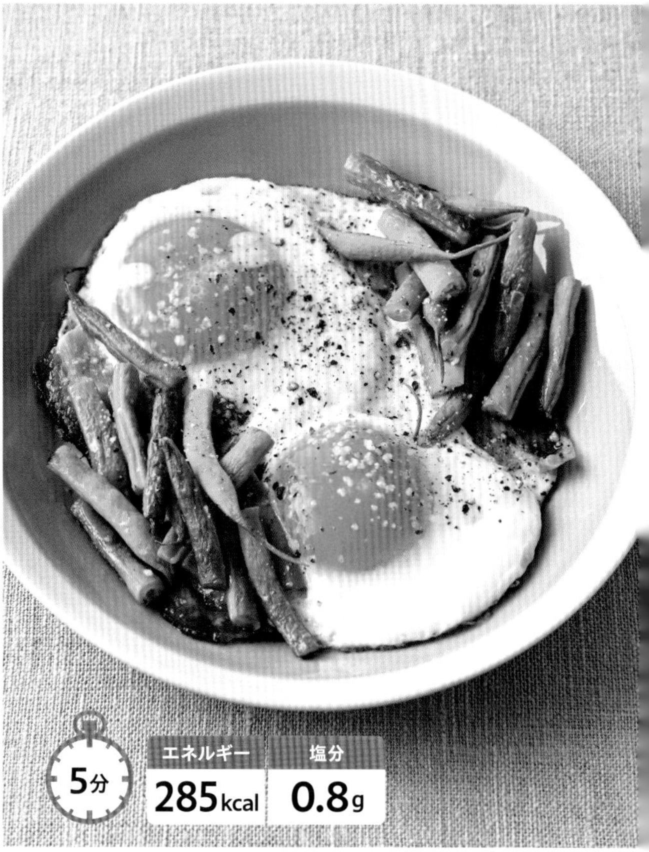

5分
エネルギー 285kcal
塩分 0.8g

朝食にぴったりの手軽さ

巣ごもり目玉焼き

材料（2人分）

卵…4個

ベーコン（半分に切る）…2枚

さやいんげん（3～4㎝に切ってラップで包み、電子レンジで1分加熱）…100g

粉チーズ…小さじ2

粗びき黒こしょう…少々

オリーブ油…大さじ1

作り方

1 フライパンにオリーブ油を中火で熱し、ベーコンを並べ入れ、さやいんげんをのせる。空いているスペースに卵を2個ずつ割り入れて焼く。

2 白身が固まってきたら粉チーズをふり、黄身が好みの固さになったら粗びき黒こしょうをふる。

Memo

さやいんげんは、アスパラガス、ピーマン、ブロッコリー、スナップえんどうなど季節の野菜にしても。

加工食品の選び方&外食の塩分を減らすコツ

現代の食生活では加工食品や外食なしとはなかなかいかないもの。
活用しつつ、上手に減塩する方法をお伝えします。

買うときはラベルをチェック、外食では汁を残す工夫を

　血圧が高めな方は、毎日の食事で塩分摂取量を把握し、管理していくことが、血圧改善のポイントとなります。

　加工食品や外食は塩分量を高めに調味してある場合がほとんど。なるべくとる頻度を減らした方がベター。そうは言っても、実際に毎食自炊するのはなかなか難しいでしょう。加工食品や外食を利用しながら、なるべく塩分を減らしていきましょう。

　惣菜や弁当、加工食品を買うときは、必ず成分表示をチェックしてください。塩分量がなるべく少ないものを選ぶようにしましょう。よく食べる食品の塩分量を把握しておくことも大切です。また、外食ではラーメンやそばなどの麺類の汁を飲まないようにすると、塩分を多少控えることができます。

加工食品はラベルを見て塩分量をチェック！

(例)

栄養成分表示 1袋(220g)あたり	
エネルギー	280kcal
たんぱく質	9.5g
脂質	12.0g
炭水化物	32.5g
食塩相当量	3.8g

スーパーやコンビニではラベルを見る習慣を

市販の惣菜、加工食品を買うときは必ず塩分チェックを。栄養成分表示には「食塩相当量」として記載され、「１個あたり」「100gあたり」など、単位ごとに含有量が表示されているので塩分管理に役立てましょう。

外食で塩分を減らすポイント

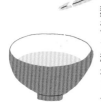

麺類は汁を残す

ラーメン、そばは濃いめに味つけされている場合がほとんど。汁は飲まずに残すこと。

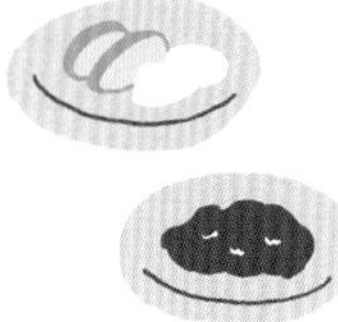

定食の漬け物、佃煮は残す

定食のつけあわせとしてついてくる漬け物、佃煮などは塩分量が多いので残しましょう。

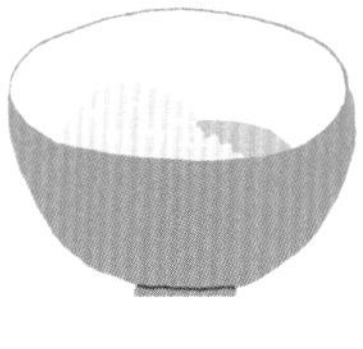

つゆだくのごはんは残す

牛丼や親子丼などのつゆがたっぷり染みたごはんも、塩分が高めなので控えるのが◎。

よく使う食材の塩分量

	項目	目安量	塩分量
主食	ごはん	茶碗1杯(150g)	0g
	食パン(6枚切り)	1枚(60g)	0.7g
	ロールパン	1個(30g)	0.4g
	フランスパン	6cm(50g)	0.8g
	うどん(ゆで)	1袋(200g)	0.6g
	そば(ゆで)	1袋(160g)	0g
	そうめん(ゆで)	1人分(200g)	0.4g
	中華麺(蒸し)	1袋(170g)	0.5g
	インスタントラーメン(麺のみ)	1袋(60g)	0.9g
	コーンフレーク	1人分(40g)	0.8g
肉加工品	ロースハム(薄切り)	2mm厚さ1枚(15g)	0.3g
	生ハム(促成)	2枚(20g)	0.6g
	ベーコン(薄切り)	1枚(18g)	0.4g
	焼き豚(薄切り)	1枚(15g)	0.4g
	ウインナーソーセージ	1本(25g)	0.5g
	コンビーフ	1缶(100g)	1.8g
魚加工品	あじの開き	1枚(正味85g)	1.4g
	塩鮭(甘塩)	1枚(80g)	1.4g
	スモークサーモン	3枚(20g)	0.8g
	しらす干し	10g	0.4g
	ちりめんじゃこ	10g	0.7g
	塩さば	半身(150g)	2.7g
	ししゃも(生干し)	3尾(45g)	0.7g
	ホッケの開き	1枚(正味200g)	3.6g
	ツナ(油漬け)	1缶(70g)	0.6g
	さば(水煮)	1缶(190g)	1.7g
	さつま揚げ(小判)	1枚(30g)	0.6g
	はんぺん	1枚(100g)	1.5g
	焼きちくわ	1本(30g)	0.6g
	かに風味かまぼこ	1本(10g)	0.2g
	かまぼこ	1.5cm厚さ2切れ(25g)	0.6g
	たらこ	1/2腹(50g)	2.3g
	明太子	1/2腹(60g)	3.4g
	すじこ	25g	1.2g
	鮭フレーク	10g	0.4g

	項目	目安量	塩分量
卵	卵	1個(50g)	0.2g
	卵豆腐	1パック(110g)	1.1g
	ピータン	1個(64g)	1.3g
乳製品	牛乳	1杯(200mℓ)	0.2g
	生クリーム(動物性)	50g	0.1g
	スライスチーズ	1枚(17g)	0.5g
	パルメザンチーズ(粉)	大さじ1(6g)	0.2g
	ピザ用チーズ	30g	0.4g
	クリームチーズ	30g	0.2g
	カッテージチーズ	50g	0.5g
漬け物	梅干し(塩分22%)	1個(正味10g)	2.2g
	梅干し(塩分12%)	1個(正味10g)	1.2g
	梅干し(塩分6%)	1個(正味10g)	0.6g
	白菜漬け	30g	0.6g
	きゅうり(ぬか漬け)	5切れ(30g)	1.6g
	なす(ぬか漬け)	6切れ(30g)	0.8g
	大根(ぬか漬け)	5切れ(30g)	1.1g
	にんじん(ぬか漬け)	5切れ(30g)	0.7g
	らっきょう(甘酢漬け)	10個(20g)	0.4g
	しば漬け	15g	0.6g
	たくあん漬け	5切れ(30g)	1.0g
	白菜キムチ	30g	0.9g
	福神漬け	15g	0.8g
	しょうが(甘酢漬け)	15g	0.3g
	紅しょうが	15g	0.8g
	メンマ(味つけ)	20g	0.8g
	味つきザーサイ	15g	1.0g
海藻	ひじき(乾燥)	5g	0.2g
	めかぶ	30g	0.1g
	もずく	30g	0.1g
	わかめ(塩蔵・塩抜き)	30g	0.4g
	昆布佃煮	5g	0.4g
	塩昆布	5g	0.9g
	のりの佃煮	15g	0.9g
	とろろ昆布	5g	0.3g

参考文献：塩分早わかり 第4版（女子栄養大学出版部）

生活コラム❸

血圧と寒暖差のこと

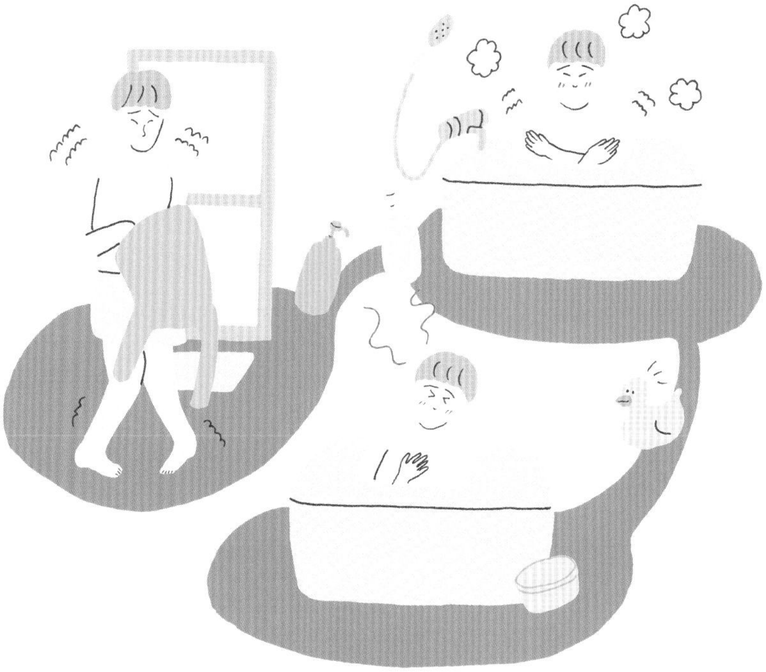

高血圧の方に限らず、高齢者や持病のある方は「寒暖差」に注意が必要です。急激な気温差により血圧が乱高下し、体がダメージを受ける「ヒートショック」を起こす危険があるからです。では、なぜ気温の変化で血圧が上下するのでしょうか。暖かいところでは、血管が拡張していて、血圧は下がった状態です。寒さを感じると、体温の発散を防ぐために末梢血管が収縮し、血圧が上昇します。季節の変わり目の気温の変化のほか、室内外の気温差も血圧の乱高下を招く可能性があります。たとえば、脱衣所から寒い浴室に入った際や、暖かい部屋からトイレに入っていきんだ際などに、血圧が急激に上昇し、脳卒中、心筋梗塞などの危険性が高まります。さらに室内が暖かすぎると外との温度差が大きくなり、外に出たときにヒートショックを起こすリスクが高まります。家の中の気温は約20℃を目安に一定にすることを心がけ、あとは着るもので調整しましょう。足を温めると血行が促され、血圧の上昇を防げます。

Part 4

高血圧のおいしい
副菜の
おかず・汁物

野菜やきのこ、海藻を使った副菜のレシピを紹介します。
副菜は、しっかり味のついたものと薄味のものがありますので、
主菜の味つけによってうまく組み合わせ、
1日の塩分量を調整しましょう。

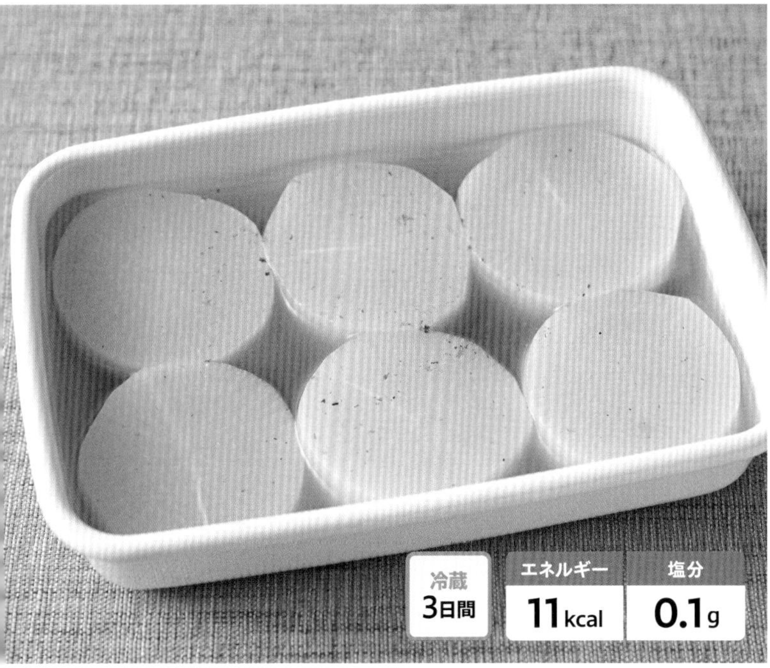

冷蔵 3日間

エネルギー	塩分
11kcal	0.1g

だしが染みた大根はアレンジが簡単

だし大根

材料（2人分×3回分）

大根（2㎝厚さの輪切りにし、皮を厚めにむいて両面に浅い十字の切り目を入れる）…12㎝（360g）

だし汁…1と½カップ

作り方

鍋に大根、だし汁を入れて落とし蓋をし、大根がやわらかくなるまで弱めの中火で煮る。

アレンジ1

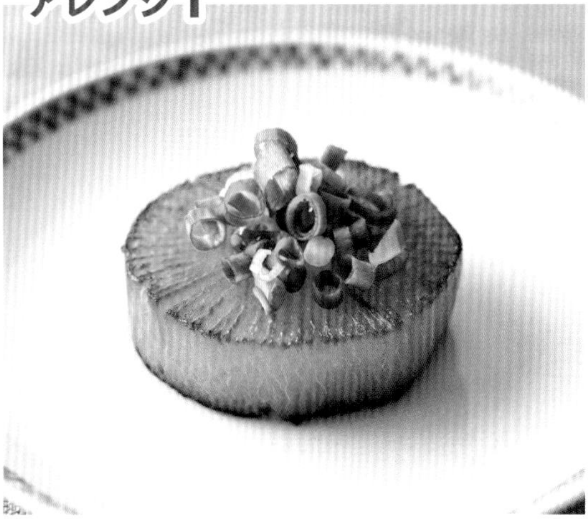

中までしっかり味の染みた和風大根ステーキ

だし大根の照り焼き

エネルギー	塩分
30kcal	0.5g

材料（2人分）

だし大根…2個

A｜しょうゆ、みりん…各小さじ1

ごま油…小さじ½

小ねぎ（小口切り）…少々

作り方

フライパンにごま油を中火で熱し、だし大根を入れて両面を焼き、Aを加えて絡める。器に盛り、小ねぎをちらす。

アレンジ2

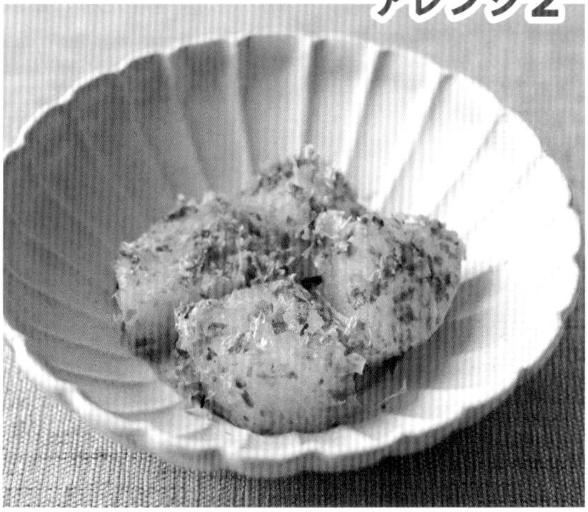

おかかを加えてさらに旨味をプラス

だし大根のおかか和え

エネルギー	塩分
16kcal	0.1g

材料（2人分）

だし大根（4等分に切る）…2個

かつお節…小1パック（3g）

しょうゆ…数滴

作り方

だし大根をかつお節で和え、しょうゆをたらす。

時短

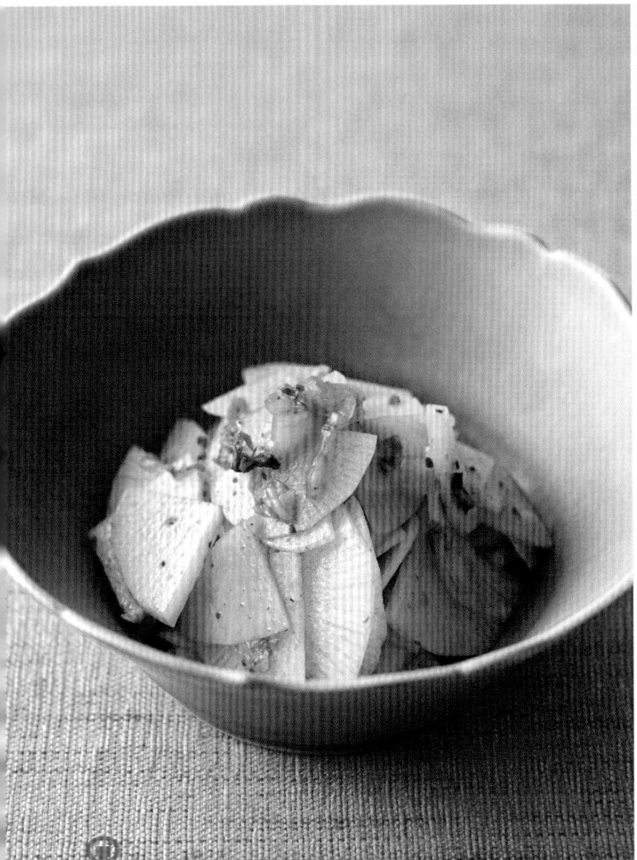

5分
エネルギー	塩分
33kcal	0.5g

さっと和えるだけの簡単和え物

大根のキムチ和え

材料（2人分）

大根（薄いいちょう切り）…150g
白菜キムチ（刻む）…30g
ごま油…小さじ1

作り方

大根、キムチを混ぜ合わせ、ごま油を加えて和える。

Memo

・多めに作って作りおきにしても。
・大根の代わりにかぶやズッキーニの薄切りでも◎。

作りおき

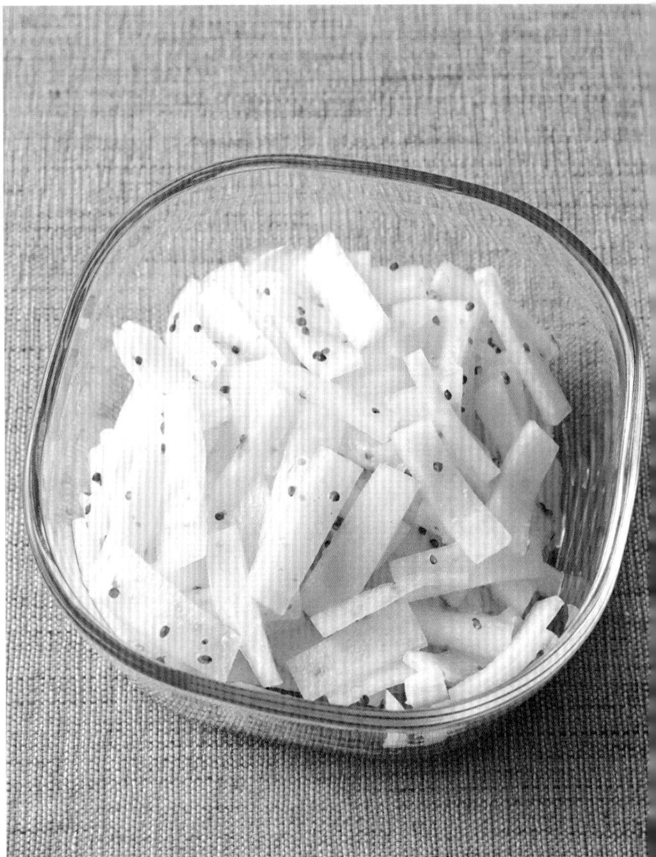

冷蔵 3日間
エネルギー	塩分
14kcal	0.2g

ピクルスとしても、メイン料理の添え物にも便利

塩もみ大根の粒マスタード和え

材料（2人分×2回分）

大根（短冊切り）…250g
塩…小さじ¼
粒マスタード…大さじ½

作り方

大根を塩でもみ、しんなりしたら水けを軽く絞る。粒マスタードを加えて和える。

Memo

大根の代わりにかぶ（薄切り）や白菜（軸はそぎ切り、葉はざく切り）でも合う。

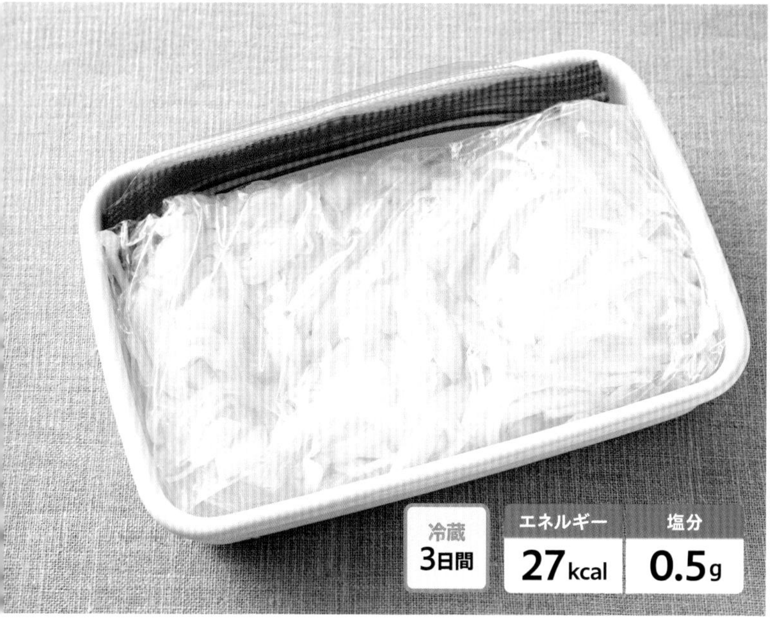

なじませておくだけで、アレンジ無限大

玉ねぎの酢漬け

材料（2人分×3回分）出来上がり量：450g

玉ねぎ（薄切り）…2個（400g）

A 酢…大さじ2
　砂糖…小さじ2
　塩…小さじ½

作り方

保存袋に玉ねぎを入れ、**A**を加えてなじませる。

アレンジ1

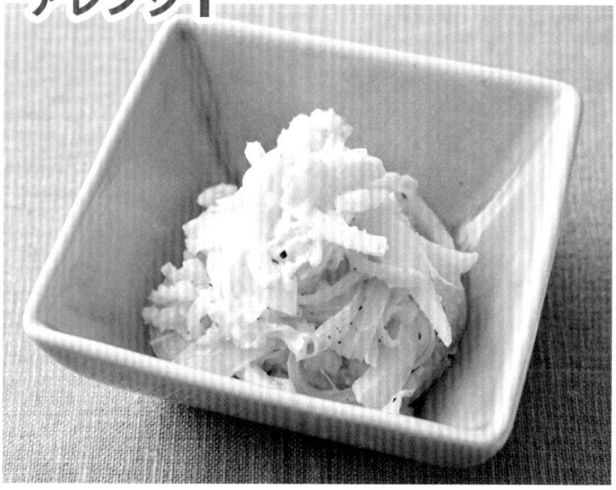

おいしさの秘密は味のなじんだ玉ねぎ！

ポテトサラダ

エネルギー 139kcal
塩分 0.5g

材料（2人分）

玉ねぎの酢漬け…80g
じゃがいも（皮をよく洗い、包丁で
　真ん中に1周切り目を入れる）…1個（150g）
マヨネーズ…大さじ2

作り方

1 じゃがいもはラップで包み、電子レンジで4分加熱し、熱いうちに皮をむいて粗くつぶす。
2 1と玉ねぎの酢漬けを混ぜ合わせ、マヨネーズを加えて和える。

アレンジ2

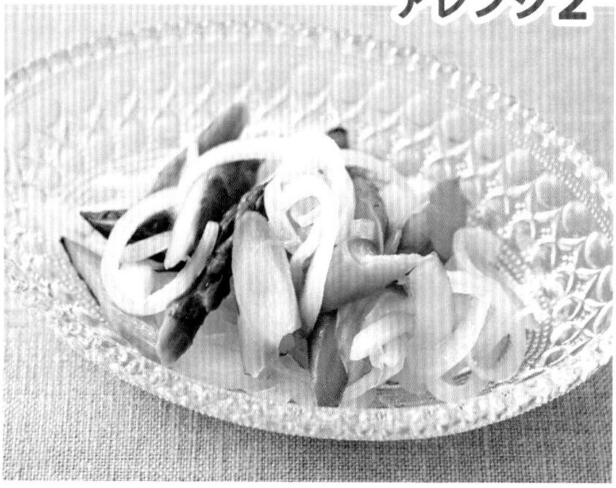

さっぱりしたマリネを手軽に

アスパラガスのマリネ

エネルギー 43kcal
塩分 0.5g

材料（2人分）

玉ねぎの酢漬け…80g
グリーンアスパラガス（斜め切り）…100g
塩…少々（0.5g）　／　オリーブ油…小さじ1

作り方

1 アルミホイルにアスパラガスをのせ、塩をふって口を閉じ、魚焼きグリル（7～8分）またはオーブントースター（9～10分）で焼く。
2 1と玉ねぎの酢漬けを混ぜ合わせ、オリーブ油を加えて和える。

時短

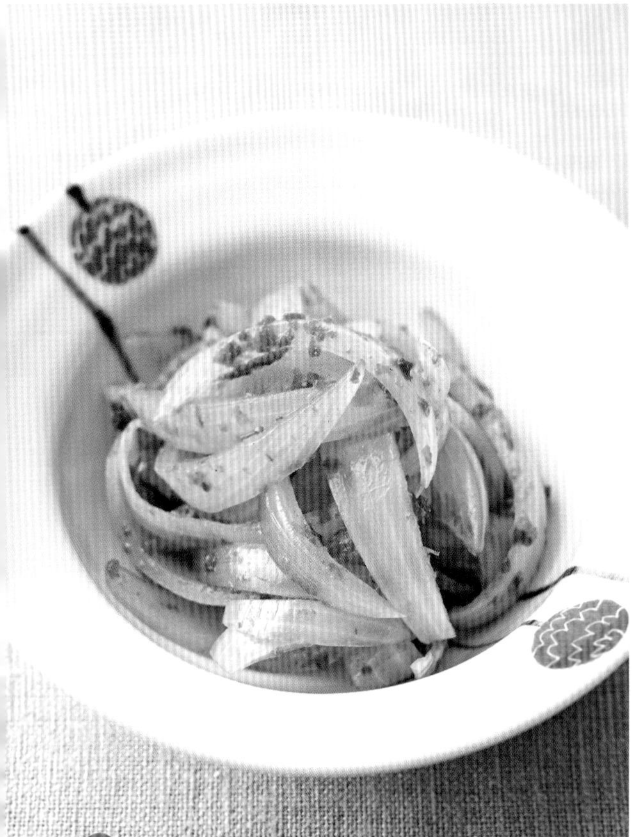

10分

エネルギー	塩分
33kcal	0.4g

ウスターソースでほんのり甘い

レンチン玉ねぎおかか和え

材料（2人分）

玉ねぎ（薄切り）…¾個（150g）
ウスターソース…大さじ½
かつお節…小½パック（1.5g）

作り方

玉ねぎは耐熱ボウルに入れ、ラップをして電子レンジで2分加熱し、水けをきる。ソースを加えて混ぜ、かつお節を加えて和える。

Memo

箸休めやお弁当のおかずにも◎。多めに作って作りおきにしても。

作りおき

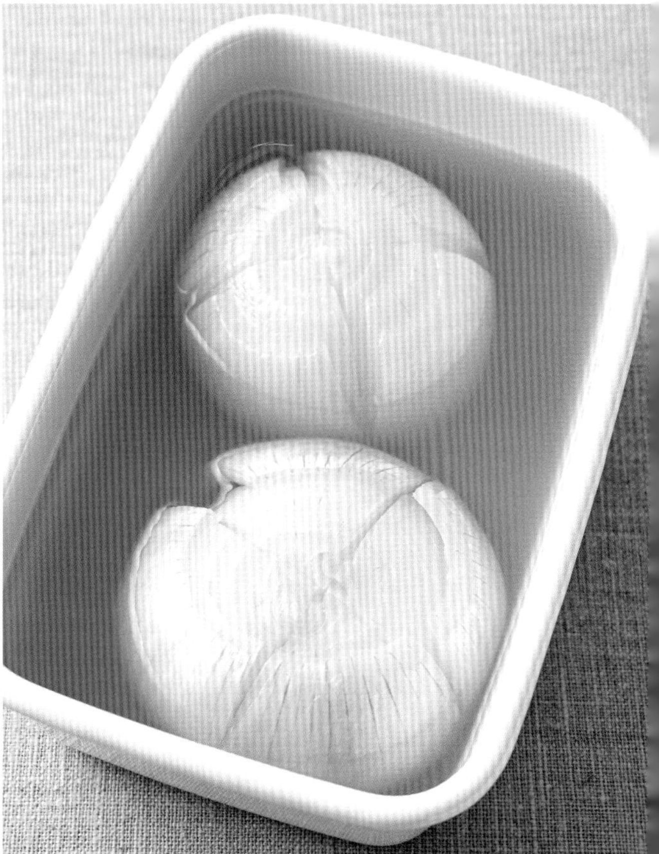

冷蔵 3日間

エネルギー	塩分
36kcal	0.5g

下ごしらえのレンチンで時短！

丸ごとスープ煮

材料（2人分×2回分）

玉ねぎ（上下を切り落として芯をくり抜き、上面に十字に切り目を入れる）…2個（400g）

A
水…1と½カップ
顆粒コンソメ…大さじ½
ローリエ（あれば）…1枚

作り方

1 玉ねぎは1個ずつラップで包み、耐熱皿にのせて電子レンジで4分加熱する。
2 鍋に1、Aを入れて中火にかけ、煮立ったら落とし蓋をして弱火で10分ほど煮る。

Memo

丸ごとでもやわらかいので、1人½個をペロリと食べられる。スープはたまねぎの甘みが出ているので、そのまま飲むか、かきたまスープにしても。

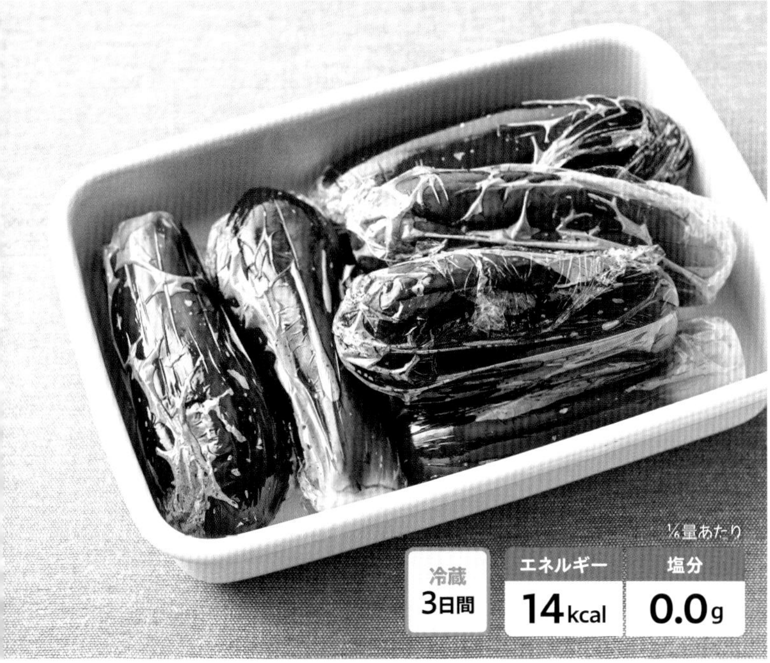

⅙量あたり

冷蔵 3日間

エネルギー 14kcal

塩分 0.0g

ラップしたままで使いたいだけ取り出せる

レンジ蒸しなす

材料（2人分×2～3回分）

なす（縦に切り目を数本入れる）…6本

作り方

1本ずつラップで包み、電子レンジで7分加熱しそのままおいて蒸らす。粗熱がとれたら、ラップをしたまま保存容器に入れて冷蔵保存する。

アレンジ1

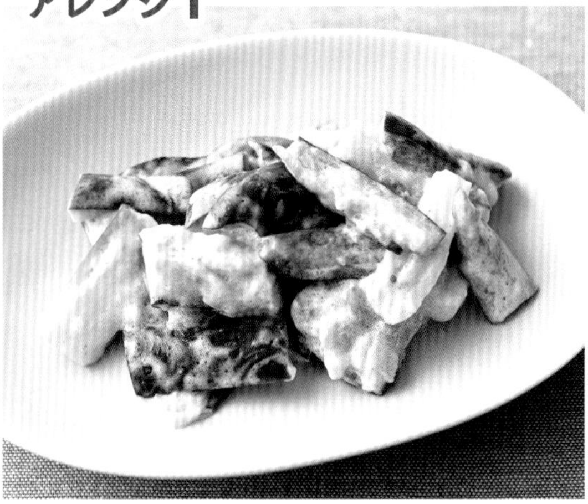

にんにくの代わりにカレー粉やクミンでも

なすのヨーグルトサラダ

エネルギー 42kcal

塩分 0.3g

材料（2人分）

レンジ蒸しなす（縦に裂いて長さを3等分する）…2本

A
- プレーンヨーグルト…大さじ2
- オリーブ油…小さじ1
- にんにく（すりおろし）、塩、こしょう…各少々

作り方

Aを混ぜ合わせ、レンジ蒸しなすを加えて和える。

アレンジ2

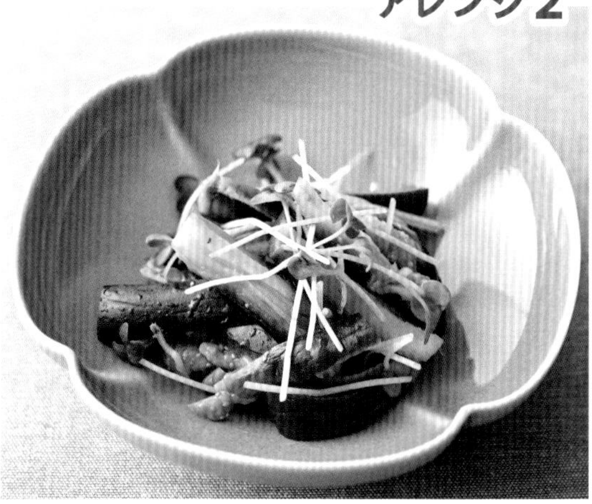

かいわれがピリッとアクセント

レンジ蒸しなすのピリ辛和え

エネルギー 20kcal

塩分 0.5g

材料（2人分）

レンジ蒸しなす（細く裂いて長さを半分に切る）…2本

かいわれ菜（2～3等分に切る）…⅕パック

A
- しょうゆ、酢…各小さじ1
- ラー油…少々

作り方

Aを混ぜ合わせ、レンジ蒸しなす、かいわれ菜を加えて和える。

時短

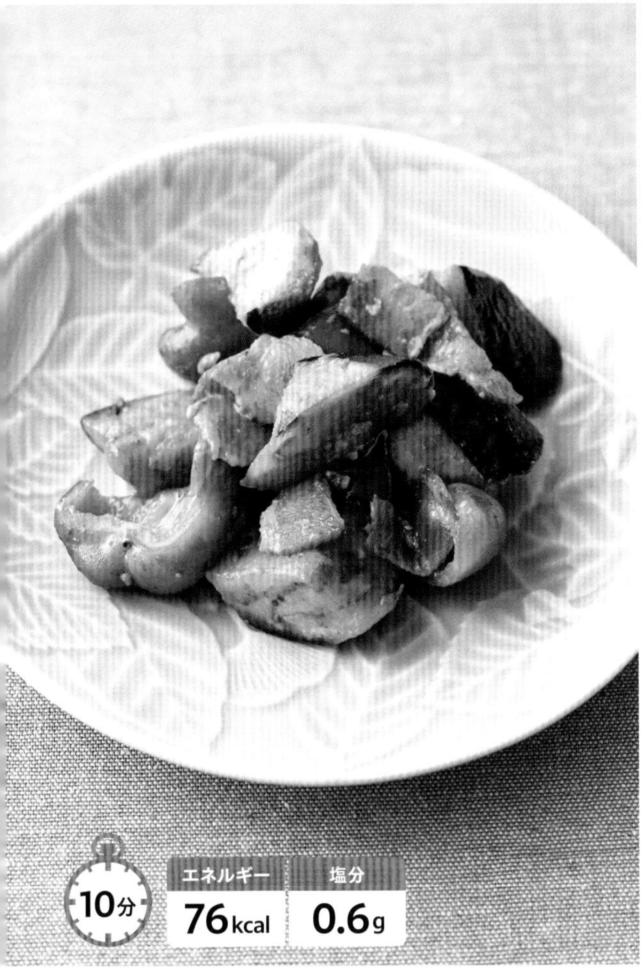

10分

エネルギー	塩分
76kcal	0.6g

ベーコンの脂でなすがジューシー

なべしぎ

材料（2人分）

なす（皮を縞目にむいて乱切り）…1本
ピーマン（乱切り）…1個
ベーコン（1.5㎝幅に切る）…1枚
A　みそ、砂糖、酒…各小さじ1
植物油…小さじ1

作り方

フライパンに植物油を中火で熱し、ベーコンを入れて脂が出るまで炒め、なす、ピーマンを加えてしんなりするまで炒める。混ぜ合わせた**A**を加え、なじむように炒める。

Memo

- 多めに作って作りおきにしても。
- なすは皮を縞目にむいて乱切りにすることで、火の通りが早く、味もなじみやすくなる。

作りおき

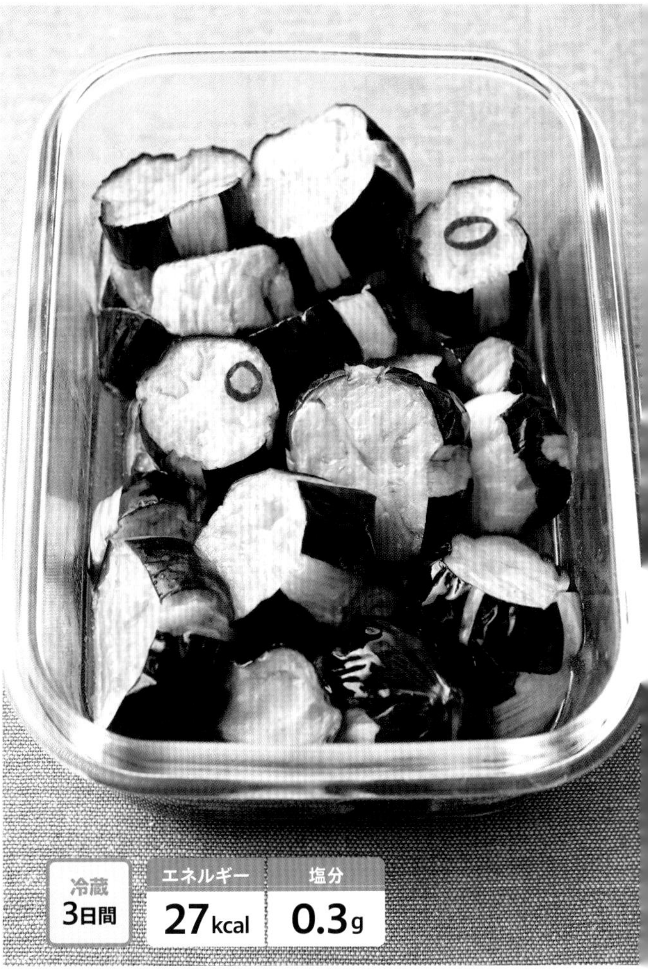

冷蔵 3日間

エネルギー	塩分
27kcal	0.3g

ポン酢の漬け汁で南蛮漬けをさっぱりと

揚げなすの南蛮漬け

材料（2人分×2回分）

なす（皮を縞目にむいて1.5㎝厚さの輪切り）…4本
A　だし汁…大さじ2
　　ポン酢しょうゆ…大さじ1
　　赤唐辛子（輪切り）…少々
揚げ油…適量

作り方

1 **A**を混ぜ合わせる。
2 170℃に熱した揚げ油でなすを素揚げし、油をきって**1**に漬ける。

Memo

- 揚げることでなすの皮の色が鮮やかになり、色落ちしない。
- ピーマン、パプリカ、ズッキーニなどを組み合わせても◎。

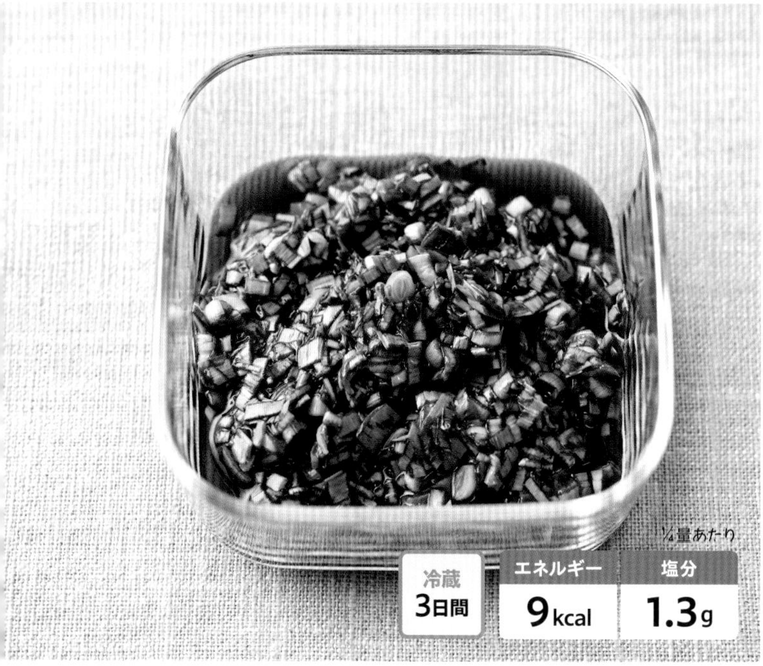

¼量あたり

冷蔵	エネルギー	塩分
3日間	9kcal	1.3g

にらを細かく刻んでなじませる

にらダレ

材料（作りやすい分量）出来上がり量：90g
にら（みじん切り）…½束
しょうゆ…大さじ2

作り方
保存容器ににらを入れ、しょうゆを加えてなじませる。

アレンジ1

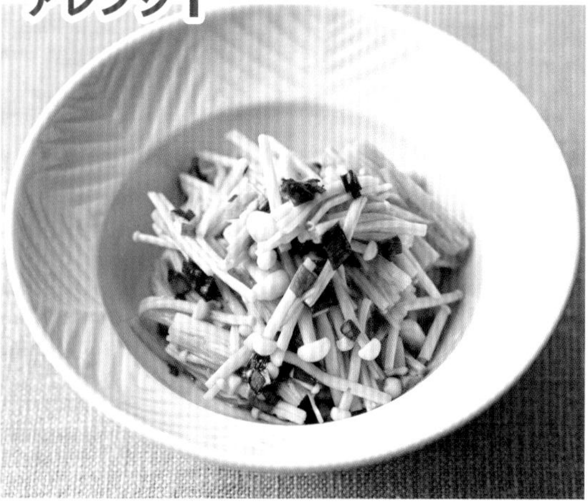

レンジを使えば簡単

レンチンえのきのにらダレ和え

エネルギー	塩分
35kcal	0.3g

材料（2人分）
えのきだけ（3㎝長さに切る）…小1袋（100g）
にらダレ…小さじ2（10g）
ごま油…小さじ1

作り方
耐熱ボウルにえのきだけを入れ、ラップをして電子レンジで1分加熱する。にらダレ、ごま油を加えて和える。

アレンジ2

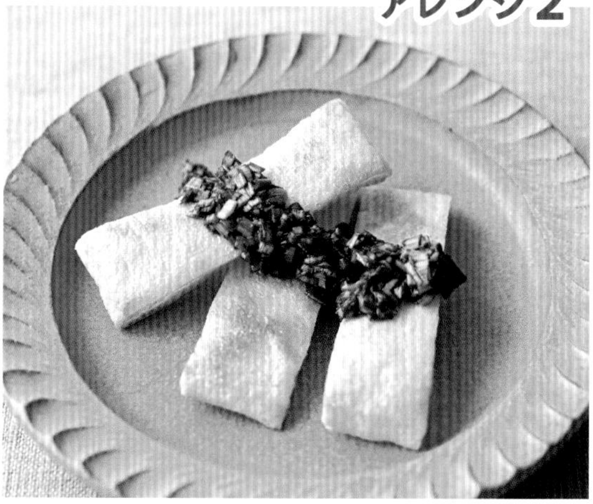

油揚げの香ばしさにタレがマッチ

油揚げのにらダレがけ

エネルギー	塩分
40kcal	0.3g

材料（2人分）
油揚げ（6等分に切る）…1枚
にらダレ…小さじ2（10g）

作り方
フライパンを中火で熱し、油揚げを入れて両面をカリッと焼き、にらダレをかける。

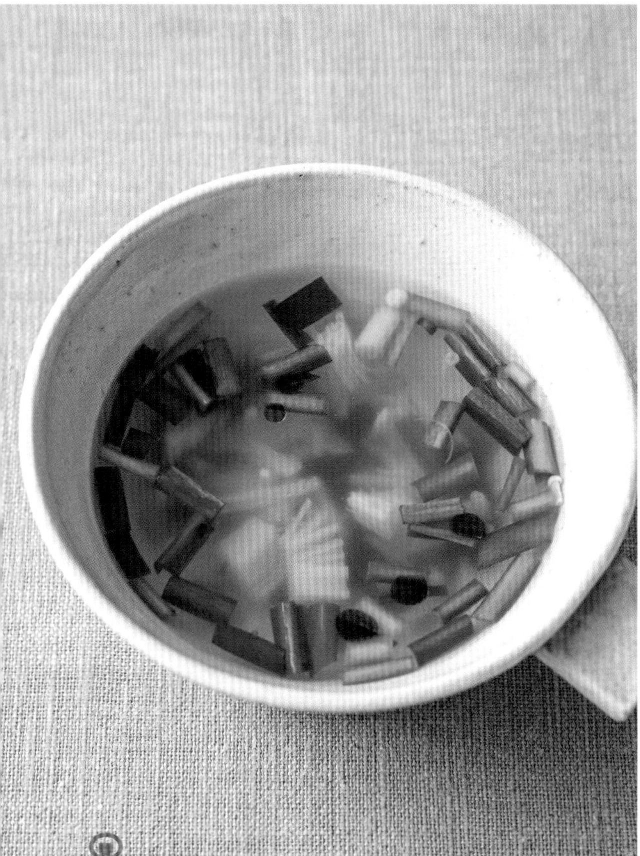

5分

エネルギー	塩分
11kcal	0.5g

旨味たっぷりの即席スープ

にらとえのきのスープ

材料（2人分）

にら（1～2cm長さに切る）…4本
えのきだけ（1～2cm長さに切る）…小¼袋（25g）
A 水…1カップ
　鶏がらスープの素…小さじ1弱
ラー油…少々

作り方

鍋にAを入れて中火にかけ、にら、えのきだけを入れて1～2分煮て最後にラー油を加える。

Memo

シンプルなスープは、ラー油や粗びき黒こしょうなどを加えることで風味が加わり、薄味でもおいしい。

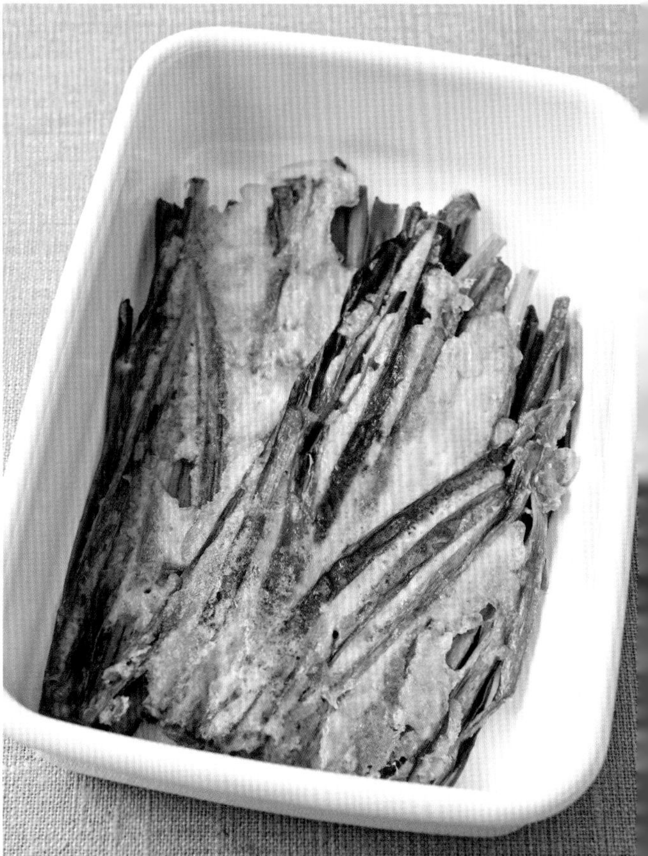

冷蔵 3日間

エネルギー	塩分
110kcal	0.5g

にらの香りが楽しめる

にらのジョン

材料（2人分）

にら（15cm長さに切る）…½束
溶き卵…小1個分　／　片栗粉…大さじ1
A ポン酢しょうゆ…小さじ2　／　ラー油…少々
ごま油…大さじ1

作り方

1 にらに片栗粉をまぶして、溶き卵を絡め、2等分に分ける。
2 フライパンにごま油を中火で熱し、1をいかだ状に並べて入れ、両面をカリッと焼く。食べるときに切って器に盛り、混ぜたAを添える。

Memo

ジョンは具材に片栗粉や小麦粉をまぶして、卵を絡めて焼く韓国料理。にらの代わりに小ねぎ、薄切りのズッキーニ、さやいんげんなどもおすすめ。

副菜の素　にんじん

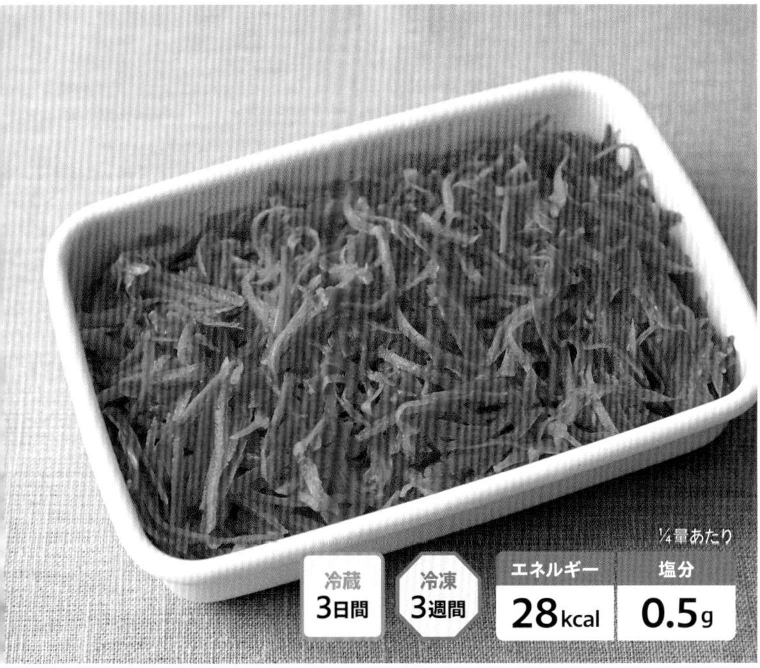

¼量あたり
冷蔵 3日間
冷凍 3週間
エネルギー 28kcal
塩分 0.5g

このまま食べてもおいしい

にんじんの塩もみ

材料（作りやすい分量）

にんじん（斜め薄切りに切ってからせん切り、またはスライサーを使う）…2本（320g）

塩…小さじ½強（にんじんの重さの1％＝3.2g）

作り方

ポリ袋ににんじんを入れて塩を加え、なじむようにもむ。

アレンジ1

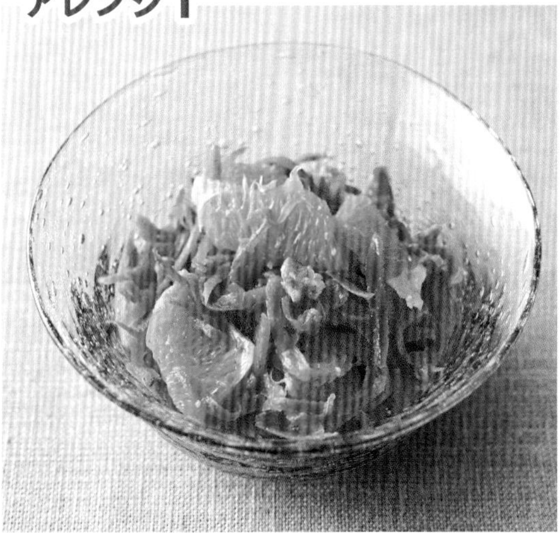

オレンジとくるみを加えてデリ風に

キャロットラペ

エネルギー 108kcal
塩分 0.5g

材料（2人分）

にんじんの塩もみ…¼量

オレンジ（果肉）…½個分

くるみ（ラップをせずに電子レンジで30秒～1分加熱して砕く）…2個

手作りドレッシング（P85参照）…大さじ1

作り方

全ての材料を和える。

アレンジ2

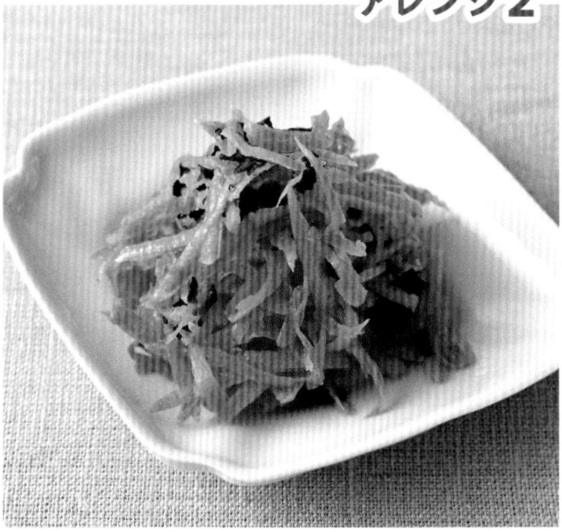

ごま油とのりの風味をプラス

にんじんののり和え

エネルギー 34kcal
塩分 0.3g

材料（2人分）

にんじんの塩もみ…¼量

焼きのり（あぶってちぎる）…½枚

ごま油…小さじ1

しょうゆ…数滴

作り方

全ての材料を和える。

時短

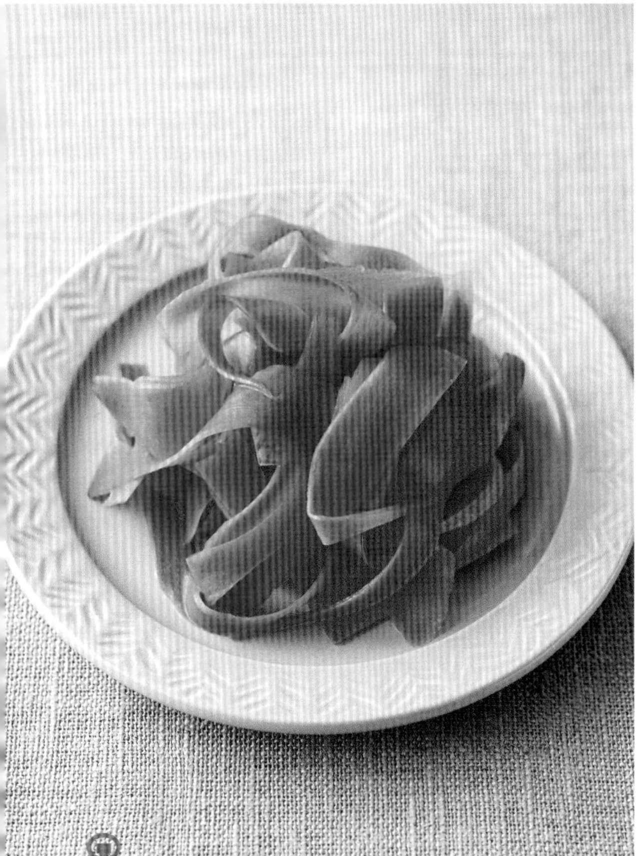

5分

エネルギー	塩分
46kcal	0.1g

ピーラーとレンジを使えばあっという間に

レンジグラッセ

材料（2人分）

にんじん（ピーラーでリボン状に切る）…½本（80g）
砂糖…大さじ1
バター（有塩）…小さじ1
水…小さじ2

作り方

全ての材料を耐熱ボウルに入れて、ラップをして電子レンジで1分加熱し、混ぜる。

Memo

・多めに作って作りおきにしても。
・カレー粉少々を加えて味をアレンジしても◎。

作りおき

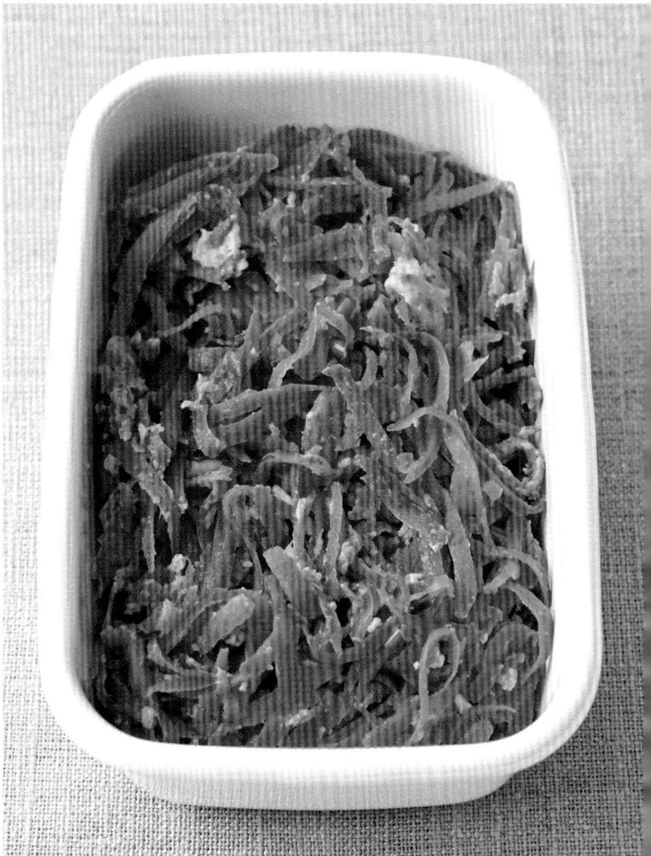

冷蔵	冷凍	エネルギー	塩分
3日間	4週間	67kcal	0.5g

めんつゆを使えば味つけも簡単

にんじんしりしり

材料（2人分×2回分）

にんじん（斜め薄切りに切ってからせん切り、またはスライサーを使う）…大1本（200g）
小ねぎ（小口切り）…2本
溶き卵…1個分
めんつゆ（3倍濃縮）…大さじ1
植物油…大さじ1

作り方

フライパンに植物油を中火で熱してにんじんをしんなりするまで炒め、めんつゆを回し入れてなじんだら、卵、小ねぎを加え、火が通るまで炒める。

Memo

斜め薄切りにしてからせん切りにすると、火の通りが早く、味もなじみやすくなる。卵の代わりにツナを入れる場合は、塩分があるので、めんつゆの量を控えて。

白菜

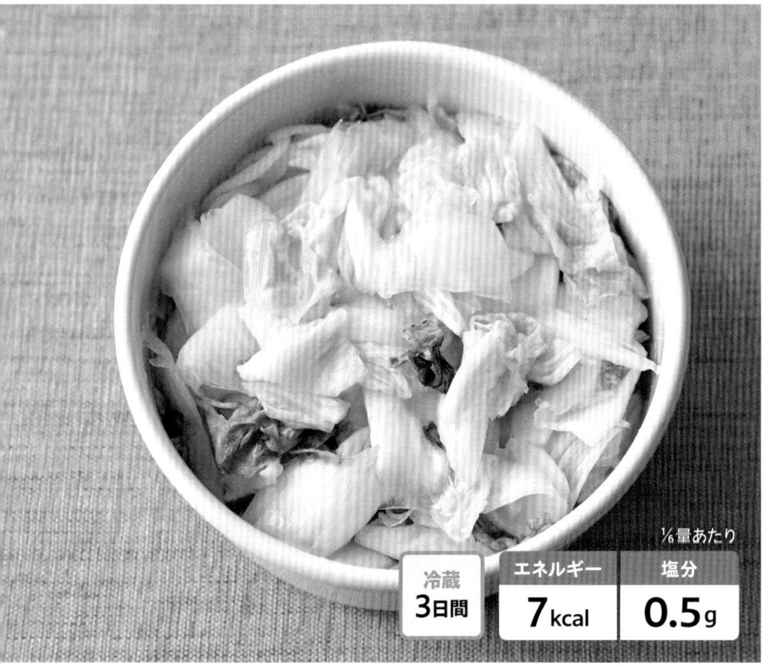

冷蔵 3日間

⅙量あたり　エネルギー 7kcal　塩分 0.5g

作っておくといろいろアレンジできる

塩もみ白菜

材料（作りやすい分量）

白菜（芯はそぎ切り、葉はざく切り）…300g

塩…小さじ½（白菜の重量の1%）

作り方

ポリ袋に白菜、塩を入れてなじませる。

アレンジ1

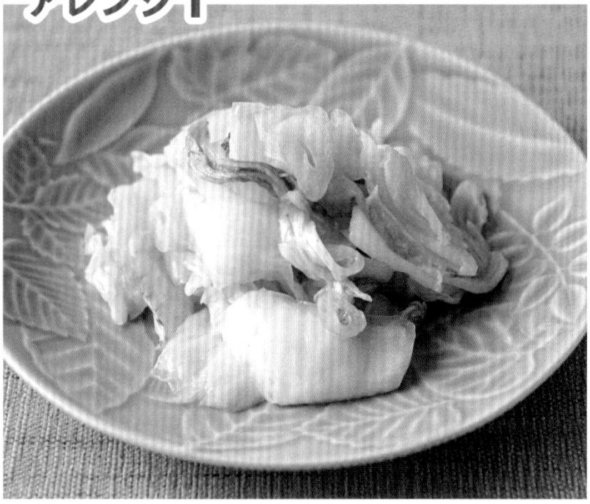

にんにくが効いたさっぱり炒め

塩もみ白菜のガーリック炒め

エネルギー 51kcal　塩分 0.3g

材料（2人分）

塩もみ白菜（水けを軽く絞る）…150g

にんにく（薄切り）…小1かけ

オリーブ油…小さじ2

作り方

フライパンにオリーブ油、にんにくを弱火で熱し、にんにくが色づいたら塩もみ白菜を加えて中火で炒め合わせる。

アレンジ2

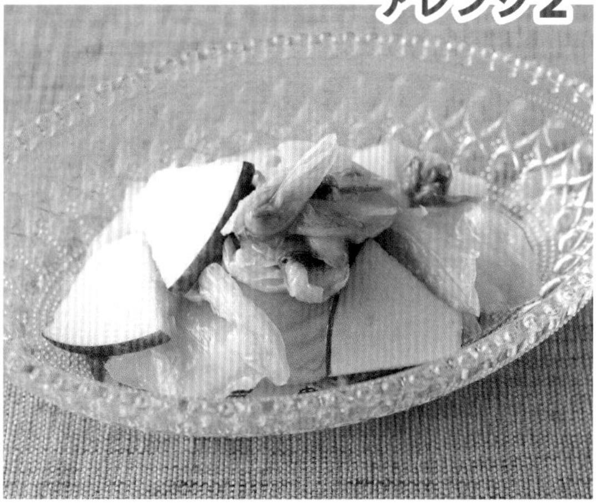

白菜の塩けとりんごの甘さがマッチ

塩もみ白菜とりんごのサラダ

エネルギー 60kcal　塩分 0.5g

材料（2人分）

塩もみ白菜（水けを軽く絞る）…80g

りんご（いちょう切り）…¼個

手作りドレッシング（P85参照）…大さじ1

作り方

全ての材料を混ぜ合わせる。

時短

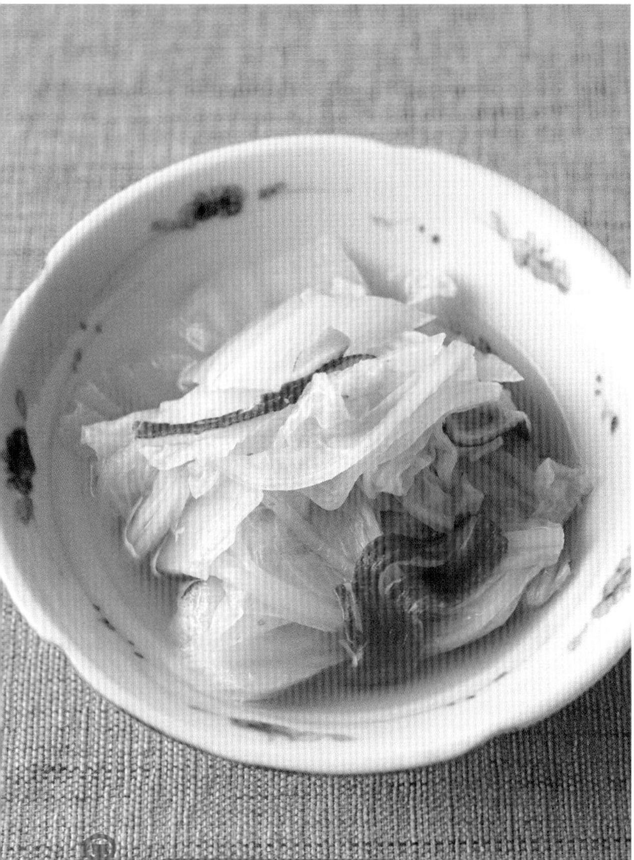

10分

エネルギー	塩分
21kcal	0.5g

かにかまの旨味が染み出す

白菜とかにかまの蒸し煮

材料（2人分）

白菜（芯はそぎ切り、葉はざく切り）…150g
かに風味かまぼこ（ほぐす）…2本（20g）
だし汁…½カップ
しょうゆ…小さじ½

作り方

直径20㎝のフライパンに白菜、かに風味かまぼこ、だし汁を入れて蓋をして中火にかける。ふつふつしてきたら弱火にして3分ほど煮る。しょうゆを加えてなじませる。

Memo
かにかまの塩けを生かして、しょうゆは最小限に。

作りおき

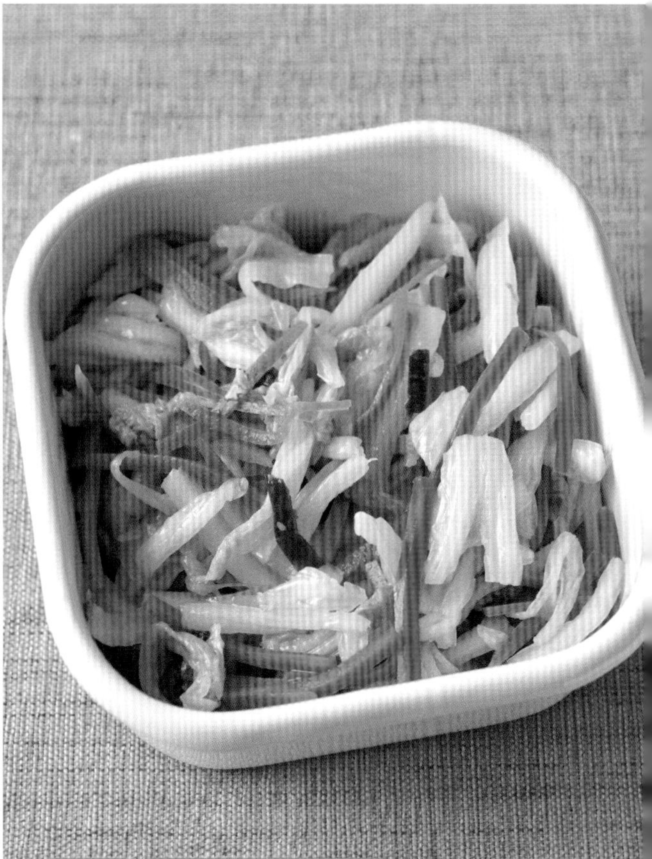

冷蔵 3日間

エネルギー	塩分
35kcal	0.4g

ピリ辛甘酢の中華風の即席漬け物

ラーパーツァイ

材料（2人分×2～3回分）

白菜（白い芯の部分は4㎝長さの棒状に切り、葉はざく切り）…300g
にんじん（細切り）…4㎝（50g）
塩…小さじ½（白菜、にんじんの重量の1%）
A 酢…大さじ2
　砂糖…大さじ1
　塩…小さじ¼
　赤唐辛子（輪切り）…½本
ごま油…大さじ1

作り方

白菜、にんじんに塩をなじませ、しんなりしたら水けを絞って保存容器に入れる。混ぜ合わせたAを加えてなじませ、熱したごま油を加えてなじませる。

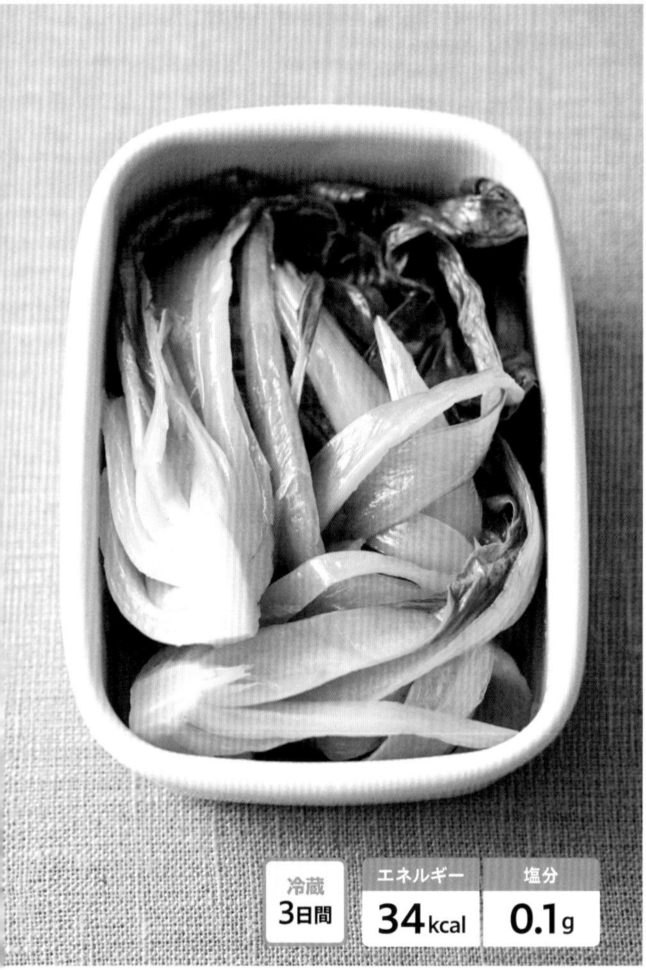

冷蔵 3日間 | エネルギー 34kcal | 塩分 0.1g

ゆでるときに味をつけて

チンゲン菜の塩油ゆで

材料（2人分×2回分）

チンゲン菜（縦に6等分に切る）…2株
塩…小さじ2弱（10g）
植物油…小さじ2
白すりごま…小さじ4

作り方

1 鍋に湯1ℓを沸かし、塩、植物油を入れる。チンゲン菜を茎の方から入れてゆで、ザルにあげる。
2 食べるときに白すりごまをかける。

Memo

・ほかの青菜でも同様に作れる。
・ゆで豚や蒸し鶏、蒸し魚などに添えても◎。

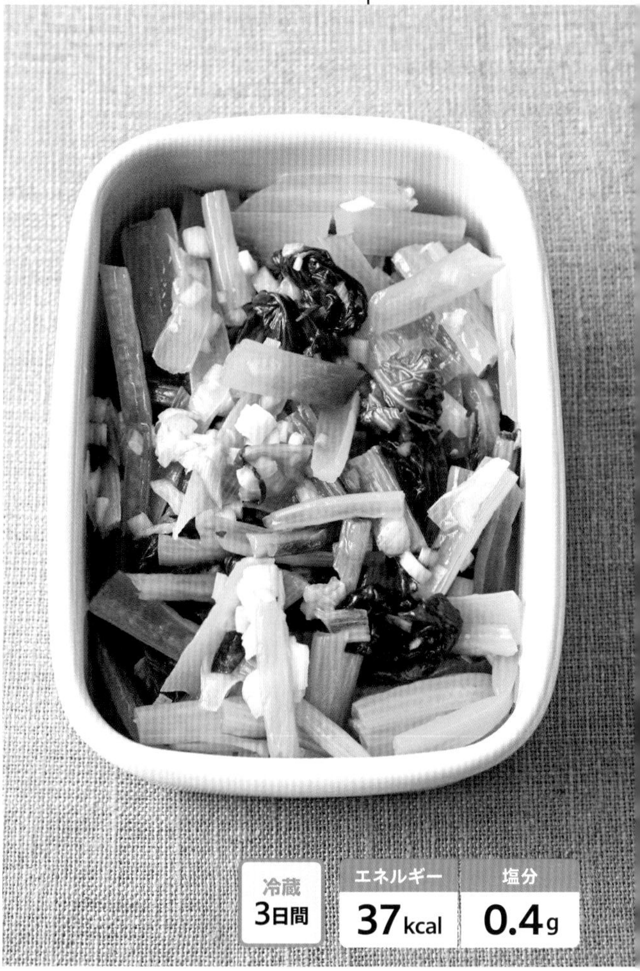

冷蔵 3日間 | エネルギー 37kcal | 塩分 0.4g

酢の風味でさわやかに

小松菜のナムル

材料（2人分×2回分）

小松菜（塩分1％の湯でゆでる）…小1束（200g）
長ねぎ（みじん切り）…¼本
塩…小さじ⅕
ごま油…大さじ1
酢…小さじ1

作り方

全ての材料を和える。

Memo

小松菜は、ほうれん草やチンゲン菜、春菊、菜の花など、ほかの青菜でもOK。

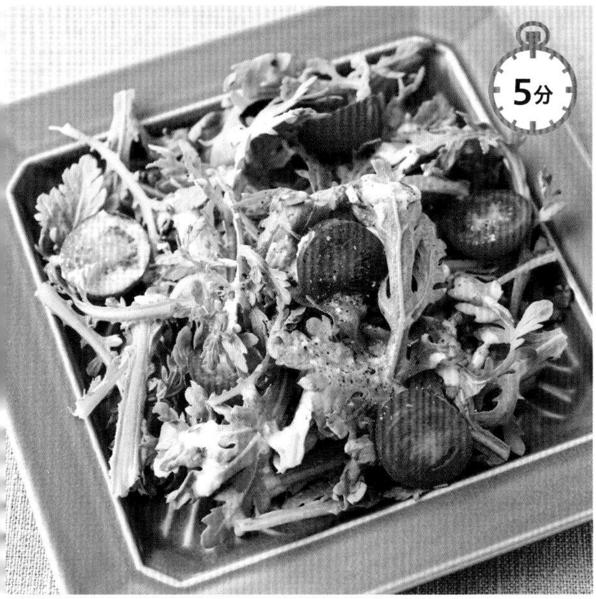

5分

ビタミンたっぷりサラダ

春菊とミニトマトのサラダ

エネルギー 76kcal
塩分 0.4g

材料（2人分）

春菊の葉…50g
ミニトマト（半分に切る）…6個（90g）
A 手作りドレッシング（P85参照）…大さじ1
　マヨネーズ、粉チーズ…各小さじ1
　粗びき黒こしょう…少々

作り方

器に春菊、ミニトマトを盛り合わせ、混ぜ合わせた**A**をかける。

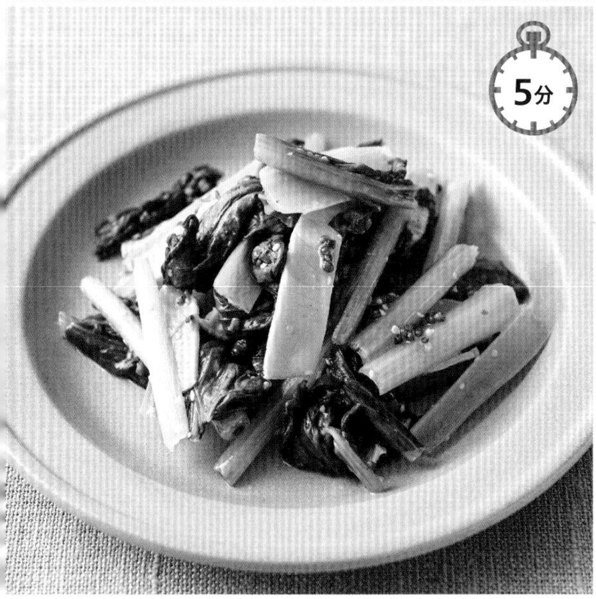

5分

ハムと粒マスタードの洋風炒め物

小松菜とハムのマスタード炒め

エネルギー 77kcal
塩分 0.5g

材料（2人分）

小松菜（ざく切り）…½束（150g）
ハム…2枚（30g）
粒マスタード…大さじ½
オリーブ油…大さじ½

作り方

フライパンにオリーブ油を中火で熱し、小松菜の茎、葉の順に入れて炒め、しんなりしたらハム、粒マスタードを加え、さっと炒め合わせる。

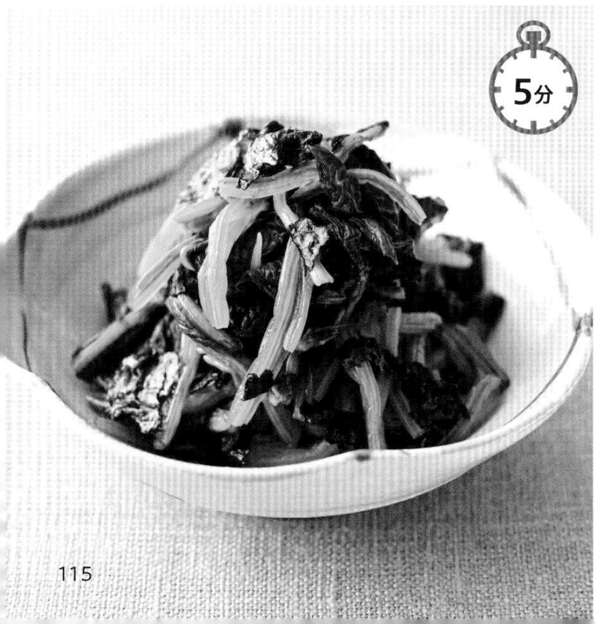

5分

のりの風味がほうれん草とマッチ

ほうれん草ののり和え

エネルギー 17kcal
塩分 0.3g

材料（2人分）

ほうれん草…小1束（150g）
焼きのり（あぶってちぎる）…½枚
A だし汁…大さじ1
　しょうゆ…小さじ½

作り方

1 沸騰した湯にほうれん草を加え、さっとゆでたら、水にとる。水けを絞り、食べやすい長さに切っておく。
2 **1**のほうれん草と**A**を和え、のりと和える。

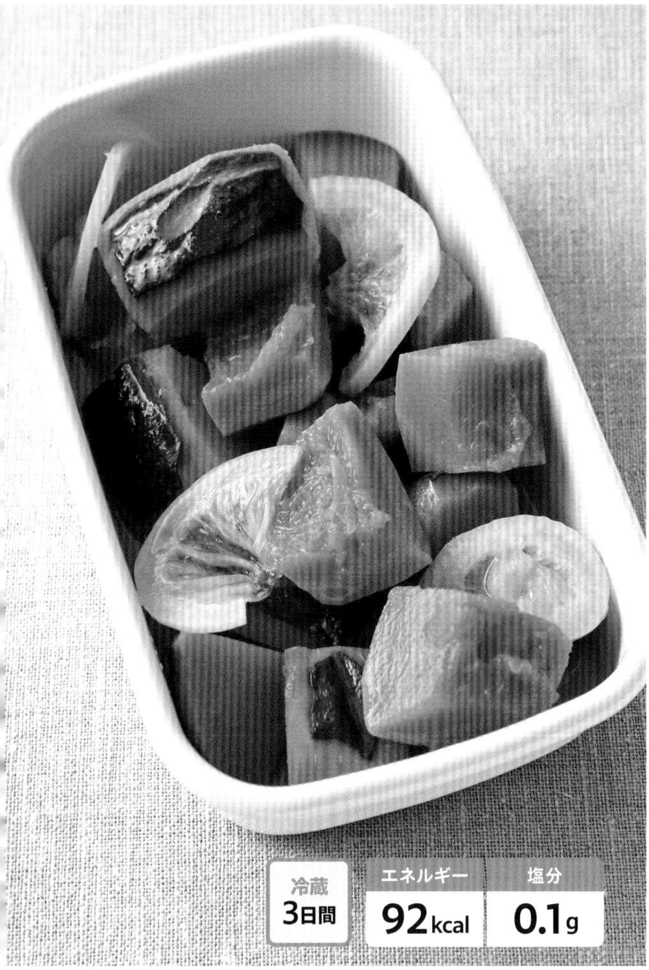

冷蔵 3日間 | エネルギー 92kcal | 塩分 0.1g

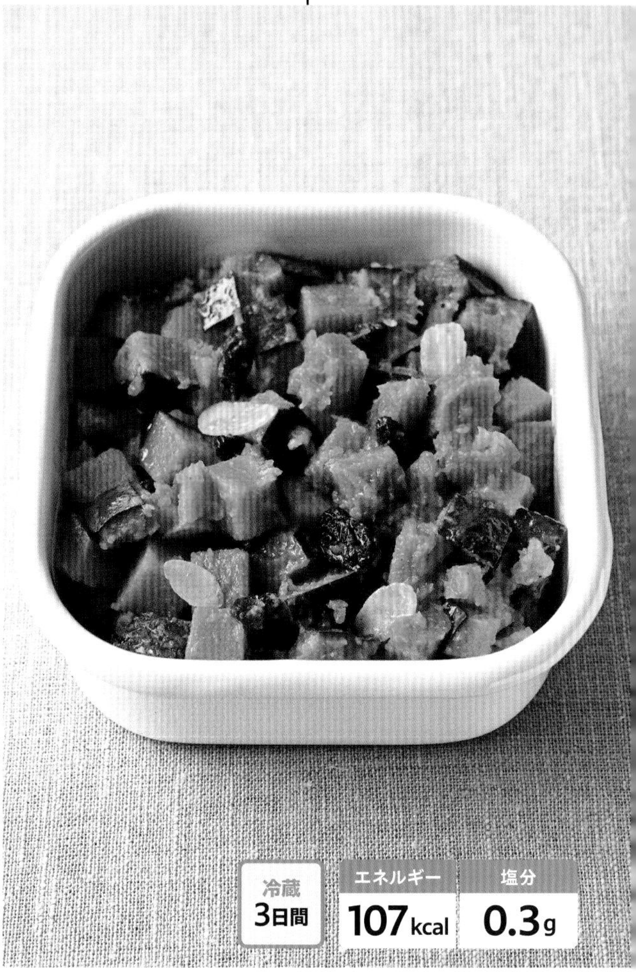

冷蔵 3日間 | エネルギー 107kcal | 塩分 0.3g

さわやかなだしごとどうぞ！

かぼちゃのレモン煮

材料（2人分×2回分）

かぼちゃ（3～4㎝角に切って皮をところどころむく）…ワタを取って350g
レモン（輪切り）…4枚
A　だし汁…1カップ
　　みりん、酒、砂糖…各小さじ2
しょうゆ…小さじ⅕

作り方

鍋にかぼちゃ、レモン、Aを入れ、落とし蓋をして中火にかける。煮立ったら火を弱め、かぼちゃがやわらかくなるまで15分ほど煮る。しょうゆを加えてなじませる。

Memo

かぼちゃをさつまいもに代えても◎。その場合は、1㎝厚さの輪切りか半月切りにし、水にさらしてから煮る。

ナッツの香ばしさとレーズンの甘みがアクセント

かぼちゃとナッツのサラダ

材料（2人分×2回分）

かぼちゃ（さいの目切りにしてラップで包み、電子レンジで2分30秒加熱）…ワタを取って250g
アーモンド（スライス／ラップをせずに電子レンジで30秒加熱）…大さじ1
レーズン…大さじ1
手作りドレッシング（P85参照）…大さじ2

作り方

ボウルにかぼちゃ、アーモンド、レーズンを入れて混ぜ合わせ、ドレッシングを加えて和える。

Memo

アーモンドはくるみやピーナツ、松の実などに代えても。

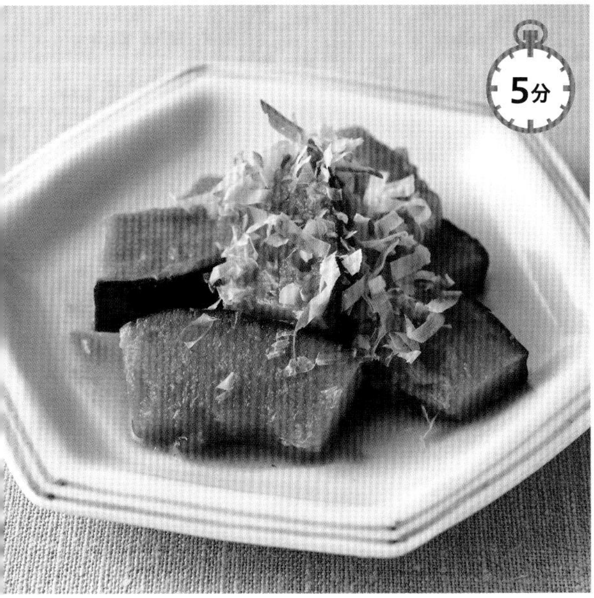

焼いたかぼちゃが香ばしい

かぼちゃの焼き浸し

エネルギー	塩分
89kcal	0.5g

材料（2人分）

かぼちゃ（1㎝厚さのいちょう切りにしてラップで包み、電子レンジで1分30秒加熱）…ワタを取って150g

かつお節…小½パック(1.5g)

A　だし汁…¼カップ
　　しょうゆ、みりん…各小さじ1

植物油…小さじ1

作り方

フライパンに植物油を中火で熱し、かぼちゃを入れて両面を香ばしく焼く。Aを加えてさっと煮て、かつお節を加えてまぶす。

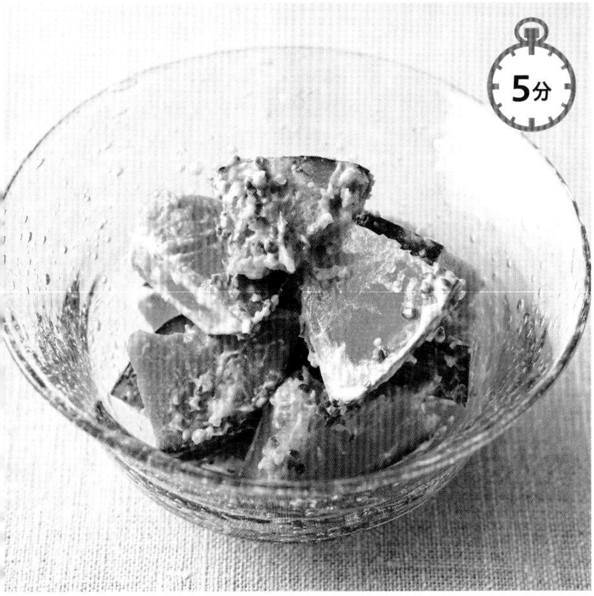

マスタードが効いた即席かぼちゃサラダ

かぼちゃの粒マスタード和え

エネルギー	塩分
91kcal	0.2g

材料（2人分）

かぼちゃ（1㎝厚さのいちょう切りにしてラップで包み、電子レンジで1分30秒加熱）…ワタを取って150g

A　パセリ(みじん切り)…小さじ1
　　マヨネーズ…小さじ2
　　粒マスタード…小さじ1

作り方

ボウルにAを入れて混ぜ合わせ、かぼちゃを加えて和える。

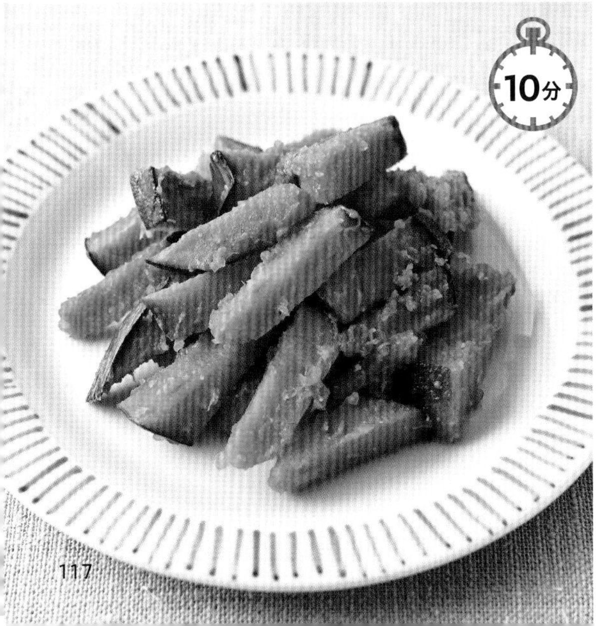

甘いかぼちゃにゆずこしょうのアクセント

かぼちゃのゆずこしょうきんぴら

エネルギー	塩分
87kcal	0.4g

材料（2人分）

かぼちゃ（7㎜厚さに切って7㎜幅の斜め切り）…ワタを取って150g

A　酒、みりん…各小さじ1　／　ゆずこしょう…小さじ½
　　しょうゆ…少々(0.5g)

ごま油…小さじ1

作り方

フライパンにごま油を中火で熱し、かぼちゃを入れて炒める。油が回ったら蓋をして、弱火で火が通るまで蒸し焼きにする。Aを加え、なじむように炒める。

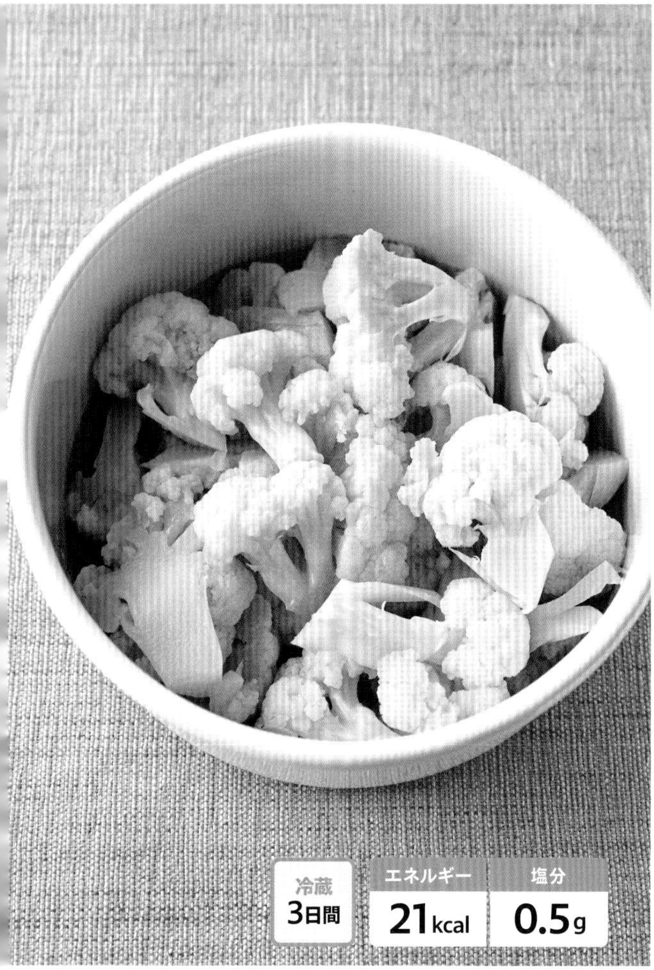
冷蔵
3日間
エネルギー
21kcal
塩分
0.5g

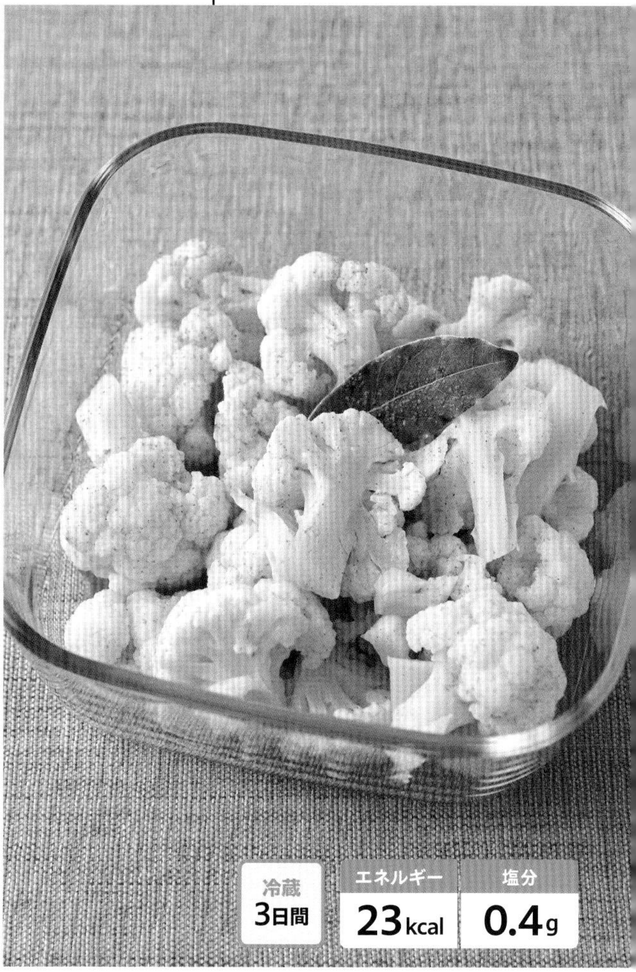
冷蔵
3日間
エネルギー
23kcal
塩分
0.4g

だしの旨味でいただく

カリフラワーのだし浸し

材料（2人分×2回分）

カリフラワー（小房に分ける）…正味250g
だし汁…1カップ
しょうゆ…小さじ2

作り方

鍋に全ての材料を入れて中火にかけ、落とし蓋をして4～5分煮る。

Memo

食べるときにかつお節やすりごま、青のりなどをふったり、からしを添えて風味を加えたり、ごま油をたらしてコクを加えたりしても◎。

甘酢にカレーの風味でしっかり味つけ

カリフラワーのカレーピクルス

材料（2人分×2回分）

ゆでカリフラワー…250g

A
- 酢…大さじ2
- 砂糖…小さじ1
- カレー粉…小さじ½
- 塩…小さじ¼
- ローリエ…1枚

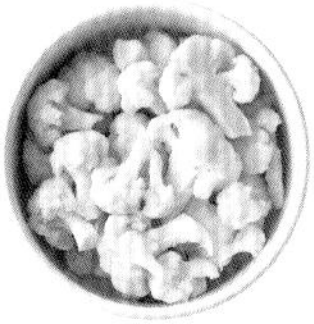

カリフラワーは小房に分け、たっぷりの湯でゆでる。

作り方

耐熱容器にAを入れて混ぜ、電子レンジで30秒加熱する。ゆでカリフラワーを加えて和える。

Memo

刻んでポテトサラダに入れたり、肉と炒めたりするアレンジにも使える。

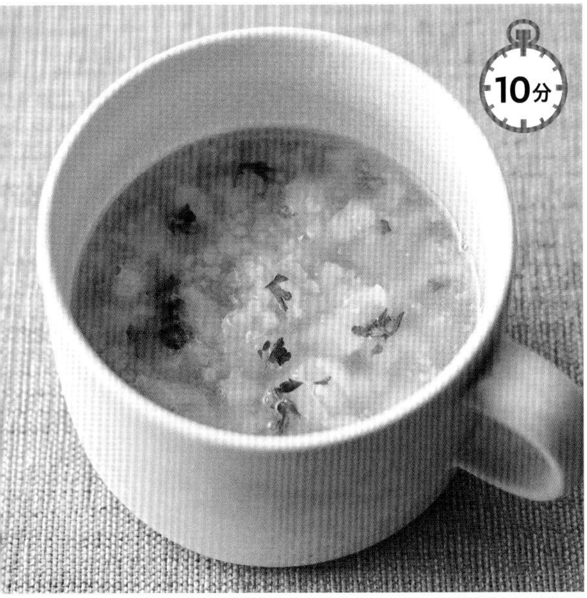

カリフラワーの食感が楽しい

カリフラワーのスープ

エネルギー **34kcal**
塩分 **0.5g**

材料（2人分）

カリフラワー（細かく刻む）…正味100g

A | 水…1カップ
  | 顆粒コンソメ…小さじ⅔

オリーブ油…小さじ1

パセリ（みじん切り）…少々

作り方

フライパンにオリーブ油を中火で熱し、カリフラワーを入れて炒め、油が回ったら**A**を加える。煮立ったら蓋をして弱火で3～4分煮て、パセリをちらす。

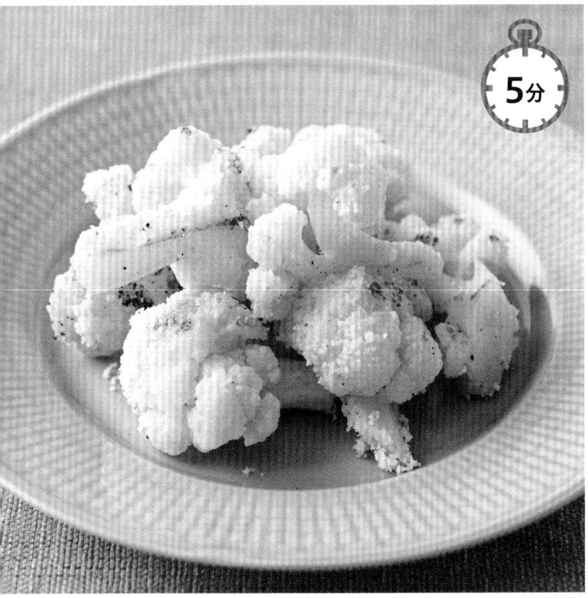

チーズのコクをプラス

カリフラワーのチーズこしょう炒め

エネルギー **57kcal**
塩分 **0.1g**

材料（2人分）

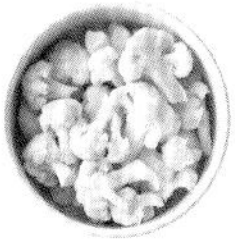

ゆでカリフラワー…150g

オリーブ油…大さじ½

粉チーズ…小さじ2

粗びき黒こしょう…少々

作り方

フライパンにオリーブ油を中火で熱し、ゆでカリフラワーを入れて炒める。粉チーズをふって絡め、粗びき黒こしょうをふる。

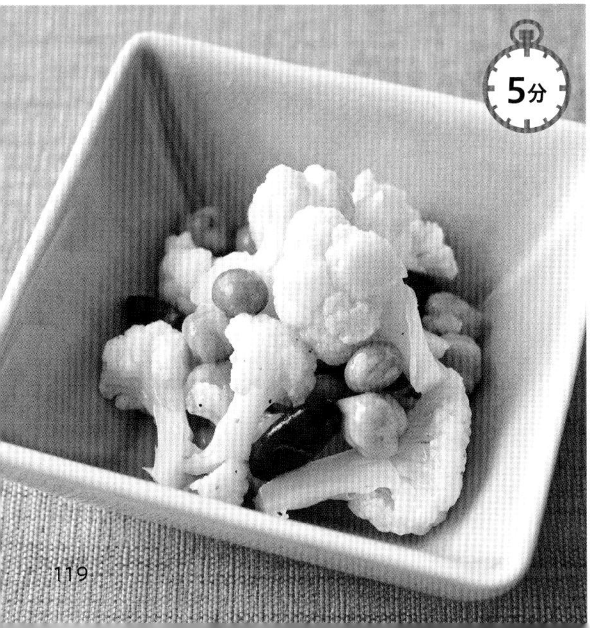

食物繊維もたっぷりとれる

カリフラワーとミックスビーンズのサラダ

エネルギー **87kcal**
塩分 **0.4g**

材料（2人分）

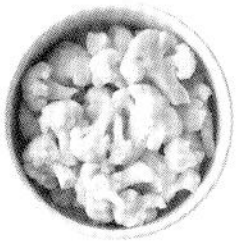

ゆでカリフラワー…100g

ミックスビーンズ…1袋（50g）

手作りドレッシング（P85参照）…大さじ1

作り方

全ての材料を和える。

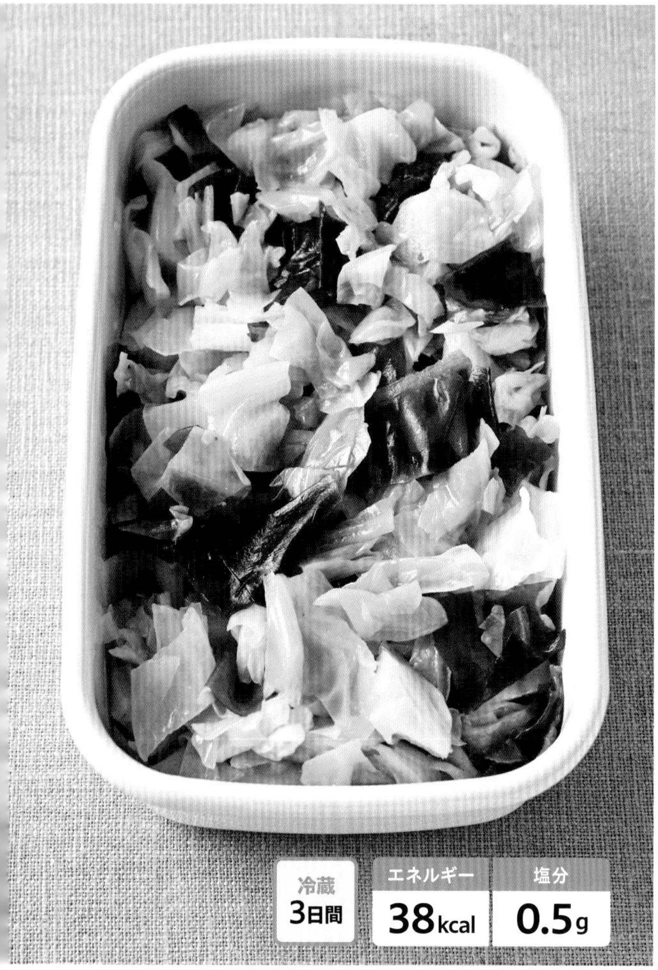
冷蔵
3日間
エネルギー
38kcal
塩分
0.5g

ごま油やにんにくの風味を効かせて

キャベツとわかめのナムル

材料（2人分×2回分）

キャベツ（2～3㎝四方に切る）…300g
カットわかめ（乾燥／水に浸けて戻す）
…大さじ1強（4g）

A
ごま油…小さじ2
鶏がらスープの素…小さじ1
にんにく（すりおろし）…少々

作り方

キャベツ、わかめをさっとゆでてザルにあげ、水けをよくきり、熱いうちに**A**と和える。

Memo
ゆでることでわかめの塩抜きができる。

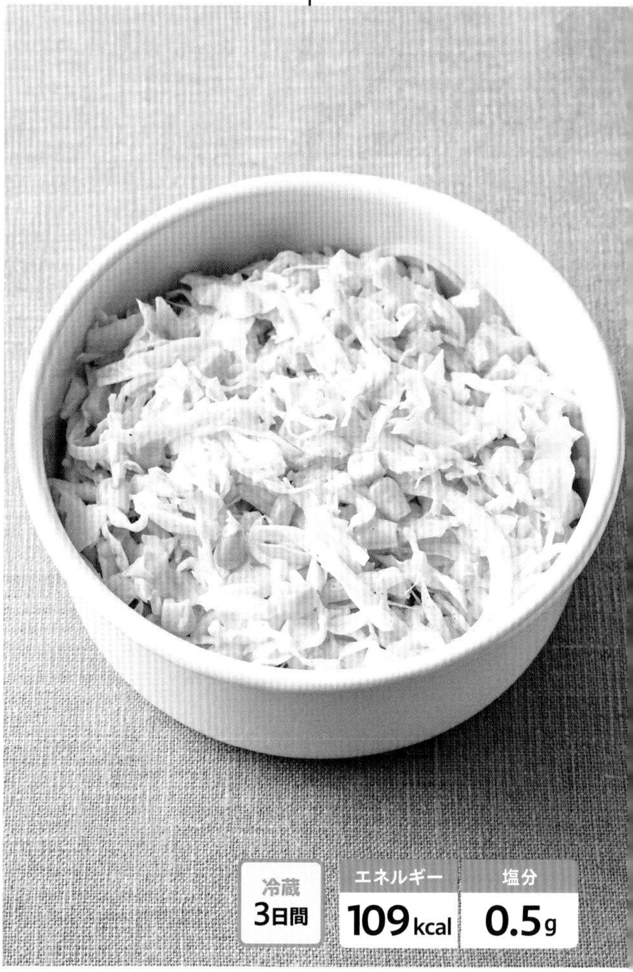
冷蔵
3日間
エネルギー
109kcal
塩分
0.5g

カレー粉の風味がアクセント

コールスローサラダ

材料（2人分×2回分）

キャベツ（せん切り）…300g
玉ねぎ（薄切りにして水にさらし、水けをよくきる）
…¼個
ホールコーン…大さじ4

A
手作りドレッシング（P85参照）、マヨネーズ
…各大さじ2
カレー粉…小さじ½

作り方

ボウルにキャベツ、玉ねぎ、コーンを入れ、**A**を加えて和え、なじませる。

Memo
彩りに、にんじんやきゅうりのせん切りを加えても。

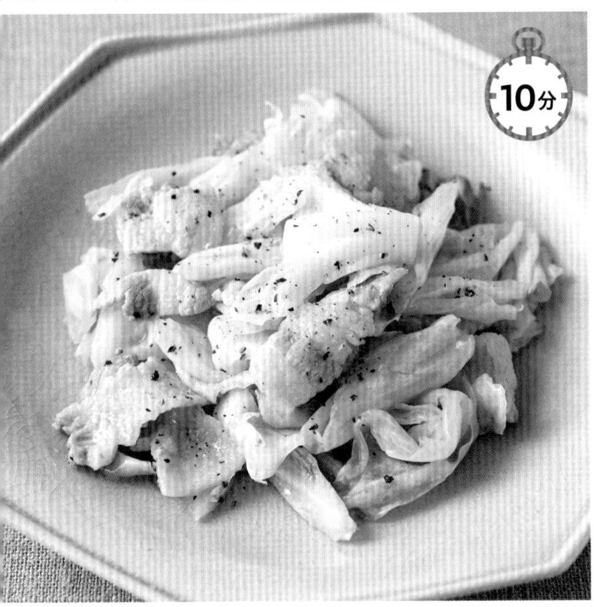

豚バラのコクにこしょうがマッチ

塩もみキャベツと豚バラのこしょう炒め

エネルギー **126kcal**
塩分 **0.5g**

材料（2人分）

キャベツ（ざく切り）…150g
豚バラ薄切り肉（2〜3㎝幅に切る）…50g
塩…小さじ¼　／　粗びき黒こしょう…少々
植物油…小さじ1

作り方

1 キャベツは塩をふってなじませ、しんなりしたら水けを絞る。
2 フライパンに植物油を中火で熱し、豚肉を入れて炒める。脂が出てきたら**1**を加えて炒め合わせ、粗びき黒こしょうをふる。

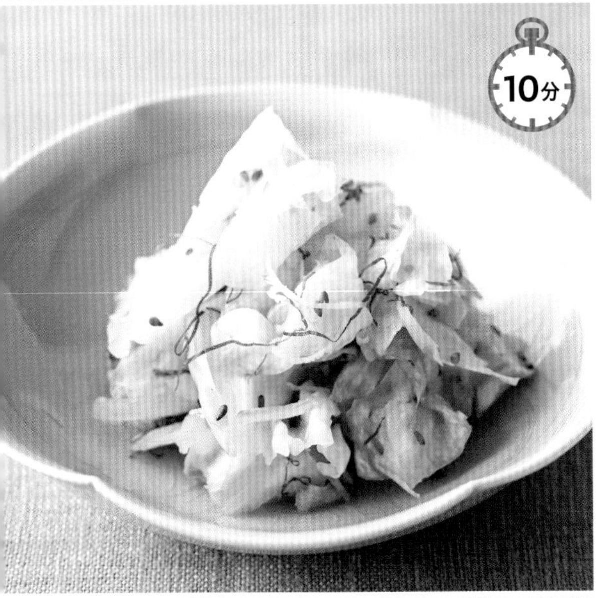

しょうがの辛味がアクセント。漬け物代わりに◎

塩もみキャベツのしょうが和え

エネルギー **35kcal**
塩分 **0.8g**

材料（2人分）

キャベツ（ざく切り）…150g
塩…小さじ¼　／　しょうが（せん切り）…小½かけ
青じそ（せん切り）…2枚
A | 酢…小さじ1　／　白いりごま…小さじ¼

作り方

1 キャベツは塩をふってなじませ、しんなりしたら水けを絞る。
2 **1**、しょうが、青じそ、**A**を混ぜ合わせる。

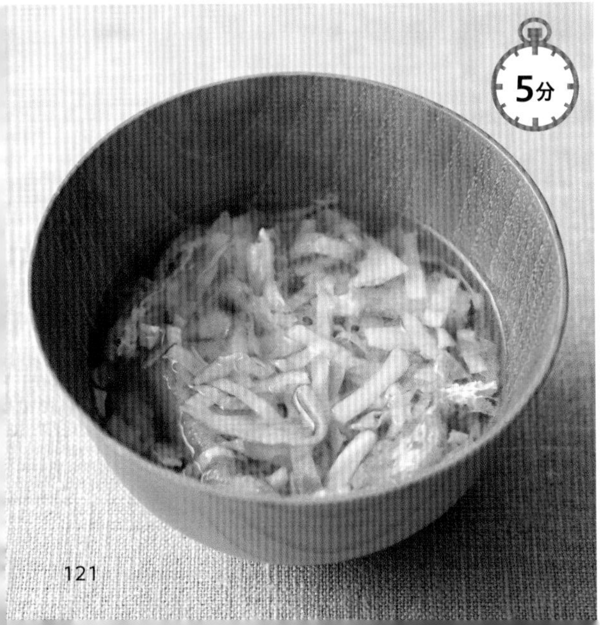

キャベツの甘みを味わって汁は少なめに

キャベツと油揚げのみそ汁

エネルギー **35kcal**
塩分 **0.7g**

材料（2人分）

キャベツ（細切りにしてラップに包み、
電子レンジで1分加熱）…50g
油揚げ（短冊切り）…½枚
だし汁…1カップ　／　みそ…大さじ½

作り方

鍋にだし汁を入れて火にかけ、キャベツ、油揚げを加え、煮立ったらみそを溶き入れる。

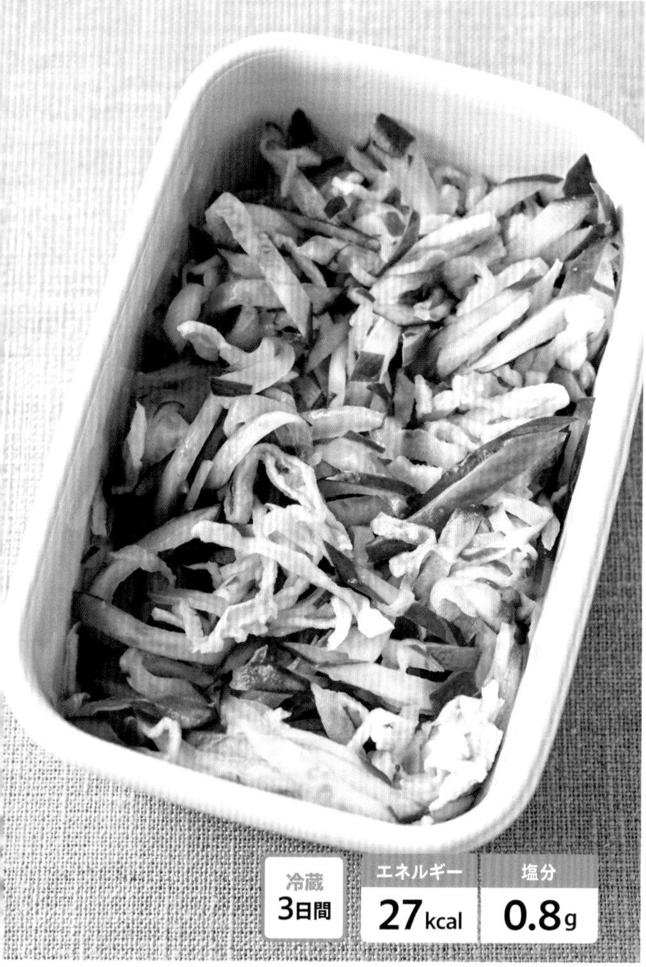

すし酢を使って味つけ簡単

きゅうりと切り干し大根のすし酢和え

材料（2人分×2回分）

きゅうり（斜め薄切りにし、切り干し大根と同じくらいの太さの細切り）…2本
塩…きゅうりの重さの1％分
切り干し大根（乾燥／もみ洗いして水に10分浸け、水けを絞って食べやすい長さに切る）…20g
すし酢…大さじ1

作り方

1 きゅうりは塩をふってなじませ、しんなりしたら水けを絞る。
2 1と切り干し大根を混ぜ合わせ、すし酢で和える。

Memo
切り干し大根で噛み応え、食物繊維量がアップ。

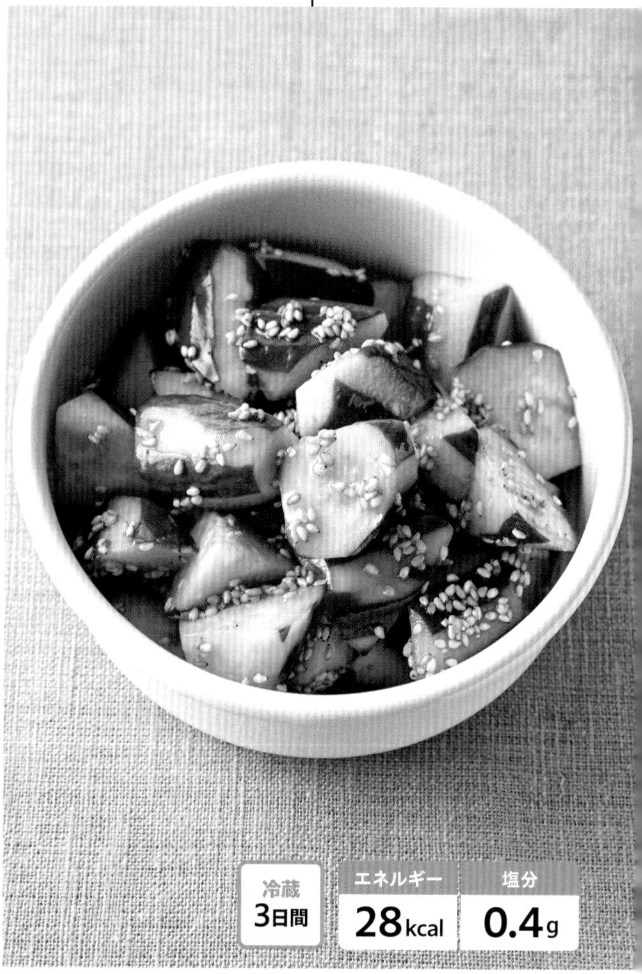

香ばしいごまがきゅうりにぴったり

きゅうりのごま漬け

材料（2人分×2回分）

きゅうり（皮を縞目にむいて乱切り）…2本
白いりごま…大さじ1
ポン酢しょうゆ…大さじ1と½
ごま油…小さじ1

作り方

全ての材料をポリ袋に入れてなじませる。

Memo
乱切りにすることで食べ応えがアップし、噛む回数も増え、満足感が得られる。

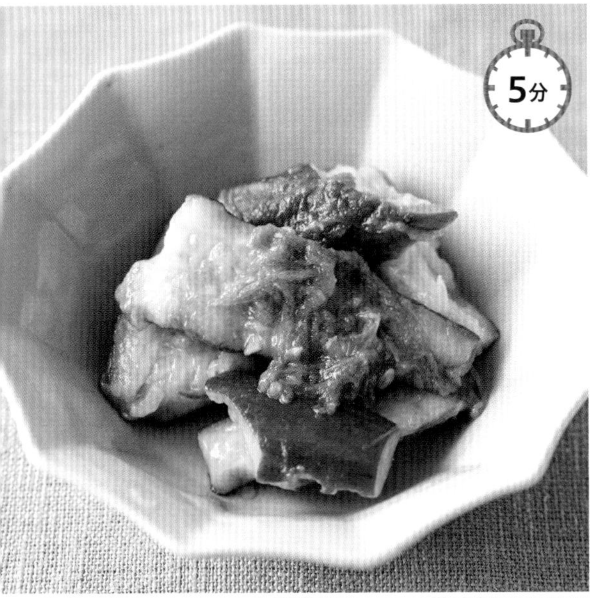

5分

旨味を閉じ込めたとろろ昆布で和える

きゅうりのとろろ昆布和え

エネルギー **20kcal**
塩分 **0.2g**

材料（2人分）

きゅうり（ポリ袋に入れ、麺棒でたたいて食べやすい長さに折る）…1本

A
- とろろ昆布…2g
- 酢、ごま油…各小さじ½
- 塩…少々（0.3g）
- 砂糖…ひとつまみ

作り方

きゅうりと**A**を混ぜ合わせる。

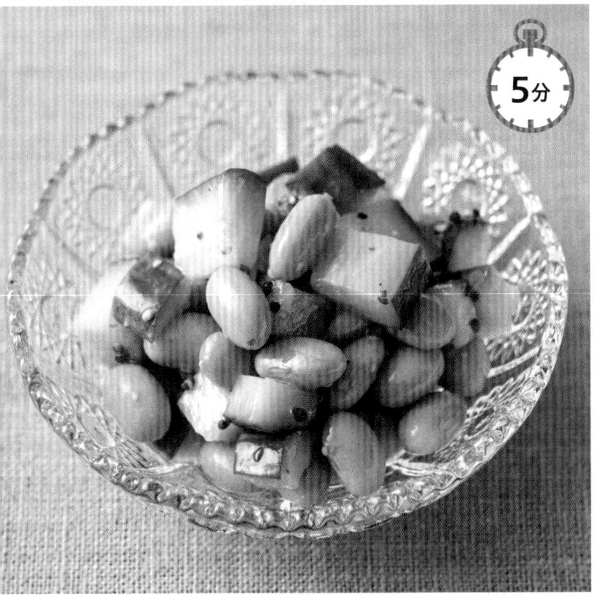

5分

きゅうりを切ってあえるだけ

きゅうりと蒸し大豆のサラダ

エネルギー **43kcal**
塩分 **0.5g**

材料（2人分）

きゅうり（さいの目切り）…1本
塩…少々（0.5g）
蒸し大豆…30g
粒マスタード…大さじ½

作り方

1 きゅうりは塩をふってなじませ、水けを絞る。
2 **1**、蒸し大豆、粒マスタードを混ぜ合わせる。

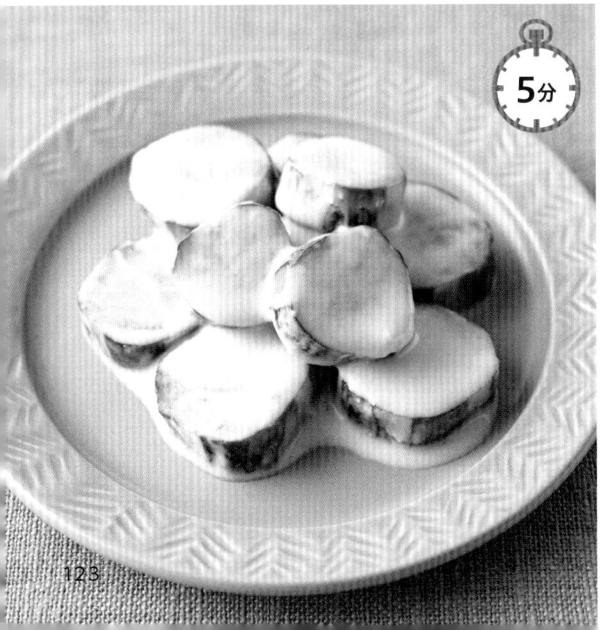

5分

にんにくがアクセントのさっぱり和え物

きゅうりのヨーグルト和え

エネルギー **25kcal**
塩分 **0.8g**

材料（2人分）

きゅうり（皮を縞目にむいて6～7㎜厚さの輪切り）…1本

A
- プレーンヨーグルト…大さじ2
- オリーブ油…小さじ½
- 塩…小さじ¼
- にんにく（すりおろし）、レモン汁…各少々

作り方

Aをよく混ぜ合わせ、きゅうりを加えて和える。

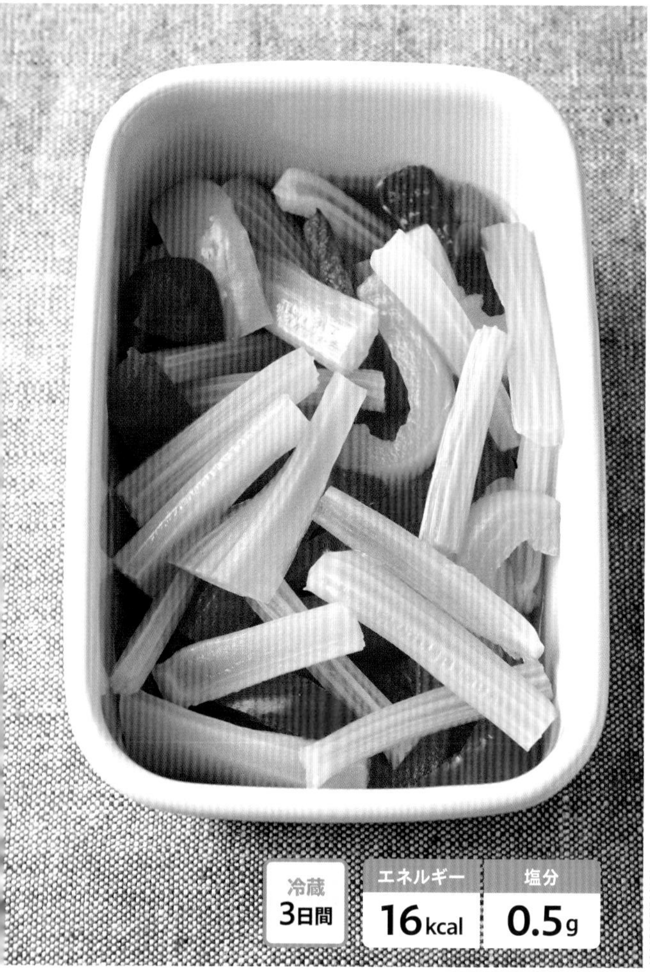

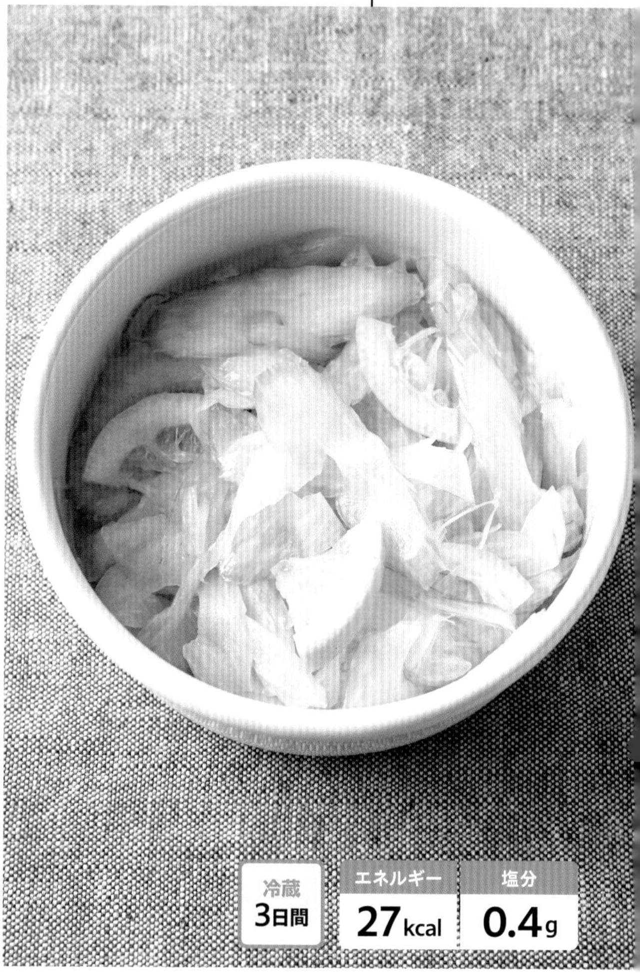

だしを吸ったセロリがおいしい！

セロリとパプリカのだし浸し

材料（2人分×2回分）

セロリ（筋を取って棒状に切る）…茎1本（100g）
パプリカ（赤、黄／セロリと同じくらいの太さの棒状に切る）…各½個
だし汁…¾カップ
しょうゆ…小さじ2

作り方

鍋にだし汁、セロリ、パプリカを入れて火にかけ、落とし蓋をして中火で10分ほど煮たら、しょうゆを加えてなじませる。

Memo

かつお節やとろろ昆布、すりごまなどと和えると風味が増し、塩分控えめでもおいしくいただける。

レモンの酸味でさっぱりさわやか

セロリのレモンマリネ

材料（2人分×2回分）

セロリ（筋を取って斜め薄切り）…茎2本（200g）
塩…小さじ¼
レモン（いちょう切り）…輪切り2枚分
オリーブ油…小さじ2

作り方

1 セロリは塩をふってなじませ、水けを絞る。
2 1、レモン、オリーブ油を混ぜ合わせる。

Memo

そぎ切りの鶏むね肉と炒めたり、鮭、かじきなどの白身魚と電子レンジで蒸し煮するアレンジも楽しめる。

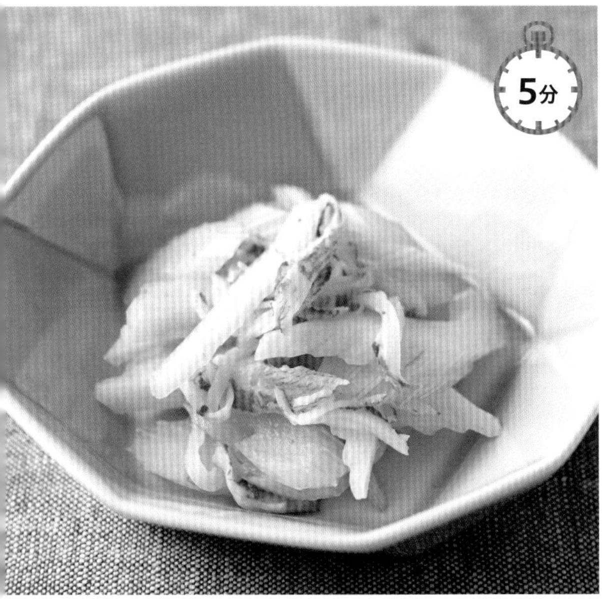

レンチンでスピード蒸し物

セロリとかにかまのレンジ蒸し

エネルギー **24kcal**
塩分 **0.5g**

材料（2人分）

セロリ（筋を取って斜め切り）…茎1本（100g）
かに風味かまぼこ（ほぐす）…3本（30g）
からし…小さじ½

作り方

全ての材料を耐熱ボウルに入れ、ラップをして電子レンジで1分加熱し、混ぜ合わせる。

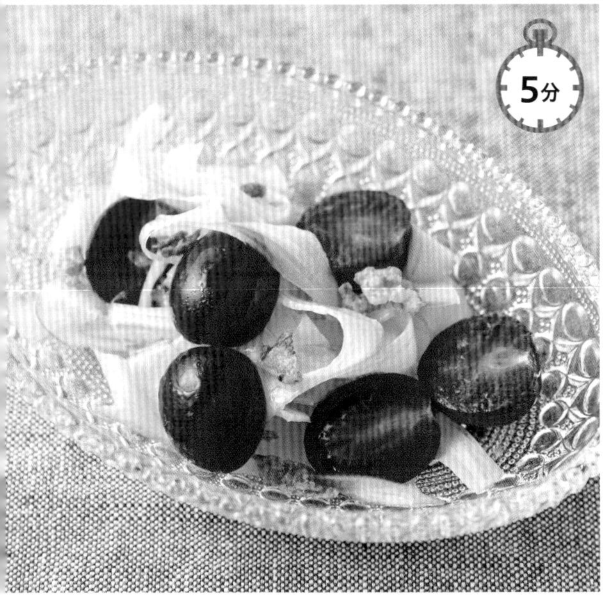

食感の違いが楽しい簡単サラダ

セロリとミニトマトのサラダ

エネルギー **57kcal**
塩分 **0.3g**

材料（2人分）

セロリ（筋を取ってピーラーでスライスする）
…茎½本（50g）
ミニトマト（縦半分に切る）…6個（90g）
手作りドレッシング（P85参照）…大さじ1
フライドオニオン…少々

作り方

器にセロリ、ミニトマトを盛り合わせ、ドレッシングをかけてフライドオニオンをちらす。

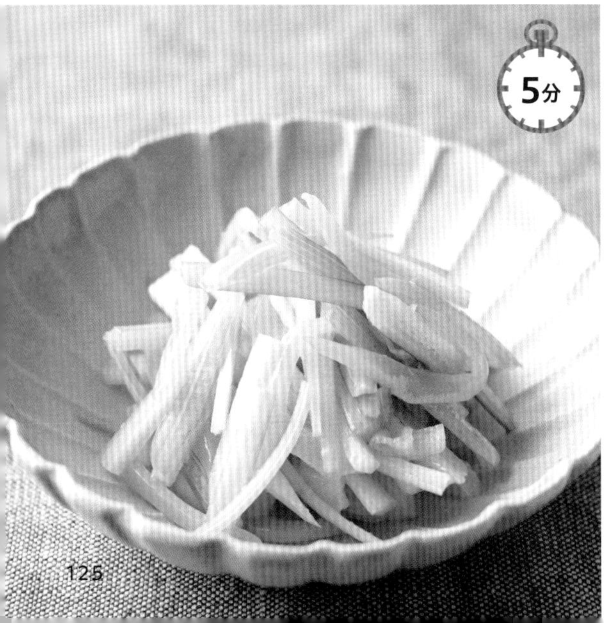

いかそうめんを使えばラクチン。わさびを効かせて

セロリといかの和え物

エネルギー **29kcal**
塩分 **0.5g**

材料（2人分）

セロリ（筋を取って太めの棒状に切る）
…茎1本（100g）
いか（刺身用／細切り）…50g
ポン酢しょうゆ…大さじ½
わさび…少々

作り方

全ての材料を混ぜ合わせる。

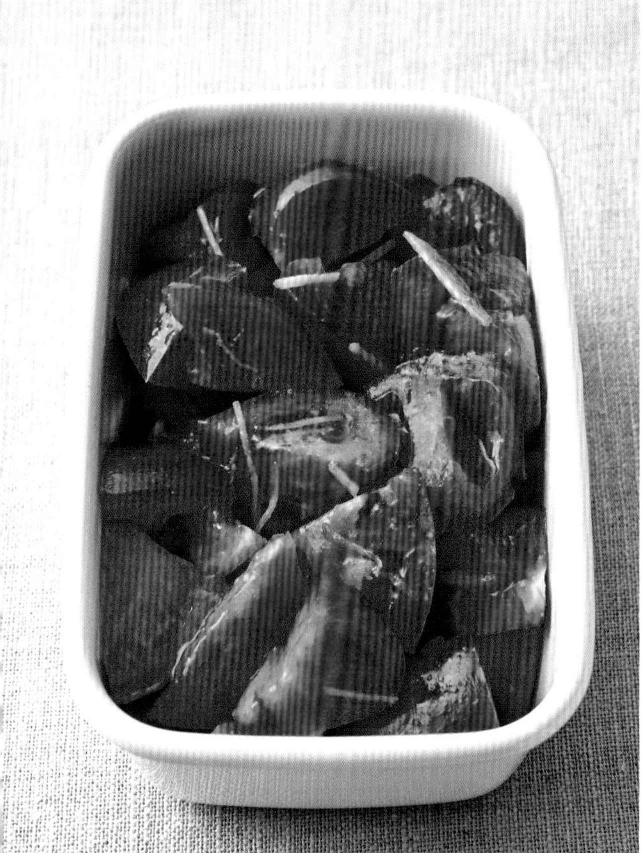

冷蔵 3日間 | エネルギー 37kcal | 塩分 0.4g

ポン酢の酸味がトマトによく合う

トマトのしょうがマリネ

材料（2人分×2回分）

トマト（乱切り）…2個（300g）
しょうが（せん切り）…小1かけ
A | ポン酢しょうゆ…大さじ1と⅓
　| オリーブ油…小さじ2

作り方

トマト、しょうがを混ぜ合わせ、Aを加えて和え、なじませる。

Memo
ゆでた豚肉や蒸し鶏に添えたり、卵とさっと炒めても。

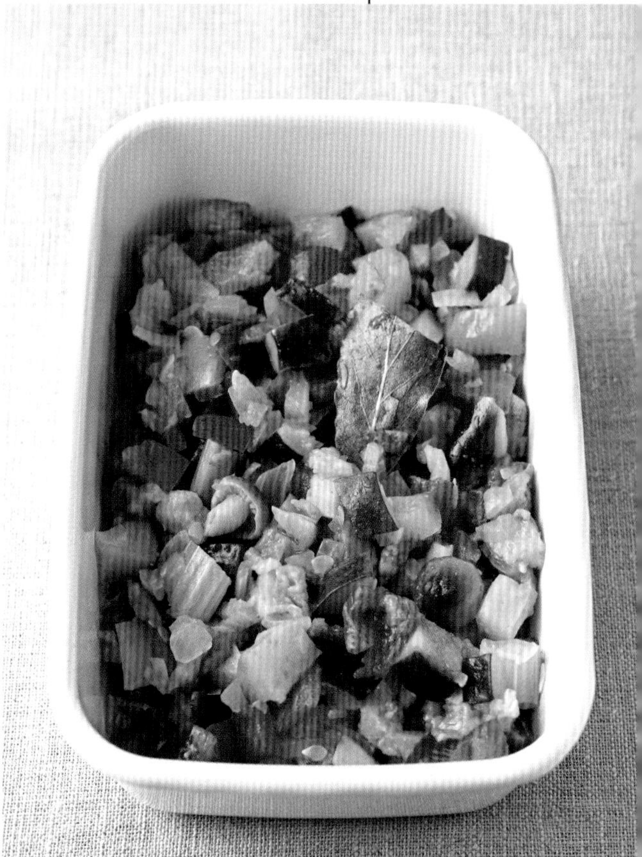

冷凍 3週間 | 冷蔵 3日間 | エネルギー 55kcal | 塩分 0.8g

いろんな野菜の旨味がたっぷり

ラタトゥイユ

材料（2人分×2回分）

トマト（1cm角に切る）…小1個（100g）
A | なす（1cm角に切る）…1本
　| ズッキーニ（1cm角に切る）…½本
　| パプリカ（赤、黄／1cm角に切る）…各¼個
　| セロリ（1cm角に切る）…¼本
　| 玉ねぎ（1cm角に切る）…¼個
　| しめじ（1cm長さに切る）…小1パック（100g）
にんにく（みじん切り）…小1かけ
塩…小さじ½　／　ローリエ…1枚
オリーブ油…大さじ1

作り方

フライパンにオリーブ油、にんにくを弱火で熱し、にんにくが色づいたらAを加え、全体に油が回るまで中火で炒める。トマト、塩、ローリエを加え、蓋をして弱火で10分ほど蒸し煮にする。

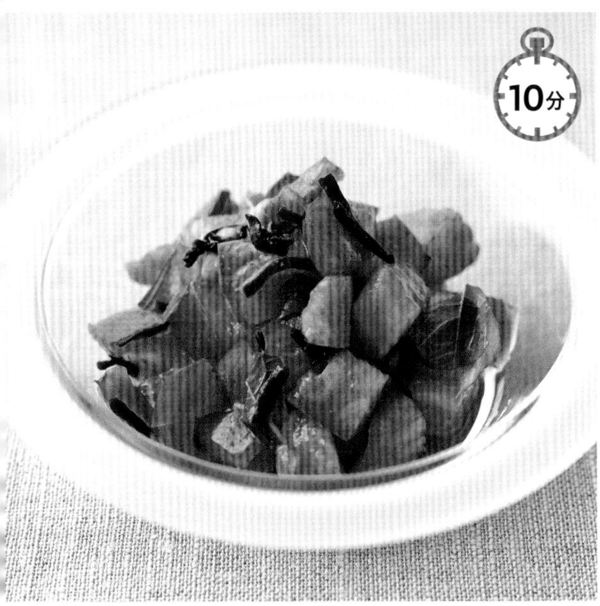

10分

青じその風味が効いた和風仕立て

トマトの青じそ和え

エネルギー **19kcal**
塩分 **0.4g**

材料（2人分）

トマト（角切り）…1個（150g）
青じそ（ちぎる）…2枚
塩昆布…4g

作り方

トマト、青じそを混ぜ合わせ、塩昆布を加えて和える。

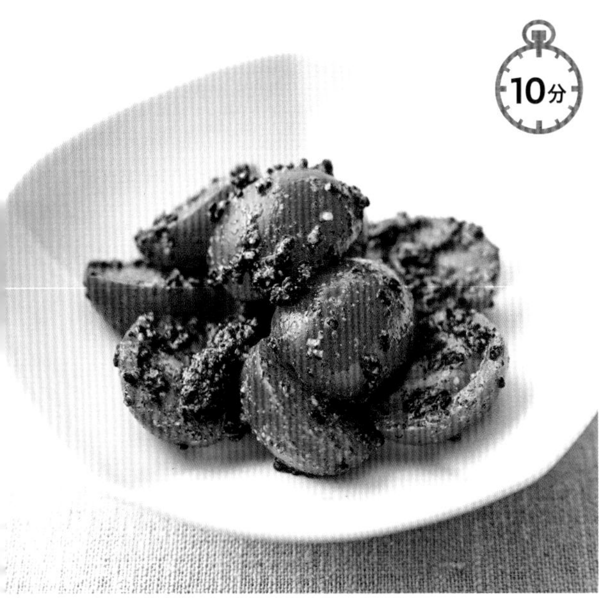

10分

濃厚なごま酢をトマトに絡める

ミニトマトのごま酢和え

エネルギー **63kcal**
塩分 **0.5g**

材料（2人分）

ミニトマト（縦半分に切る）…10個（150g）
A ｜黒すりごま…大さじ2
　｜しょうゆ、酢…各小さじ1
　｜砂糖…少々

作り方

Aを混ぜ合わせ、ミニトマトを加えて和える。

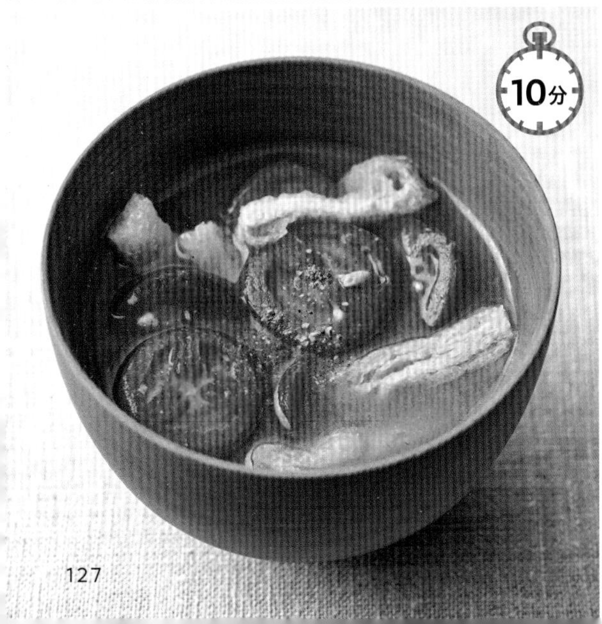

10分

トマトに山椒の風味がしみじみ旨い

ミニトマトのみそ汁

エネルギー **34kcal**
塩分 **0.7g**

材料（2人分）

ミニトマト（横半分に切る）…6個（90g）
油揚げ（短冊切り）…¼枚
だし汁…1カップ
みそ…大さじ½
粉山椒…少々

作り方

鍋にだし汁を入れて火にかけ、ミニトマト、油揚げを加え、煮立ったらみそを溶き入れる。器に盛り、粉山椒をふる。

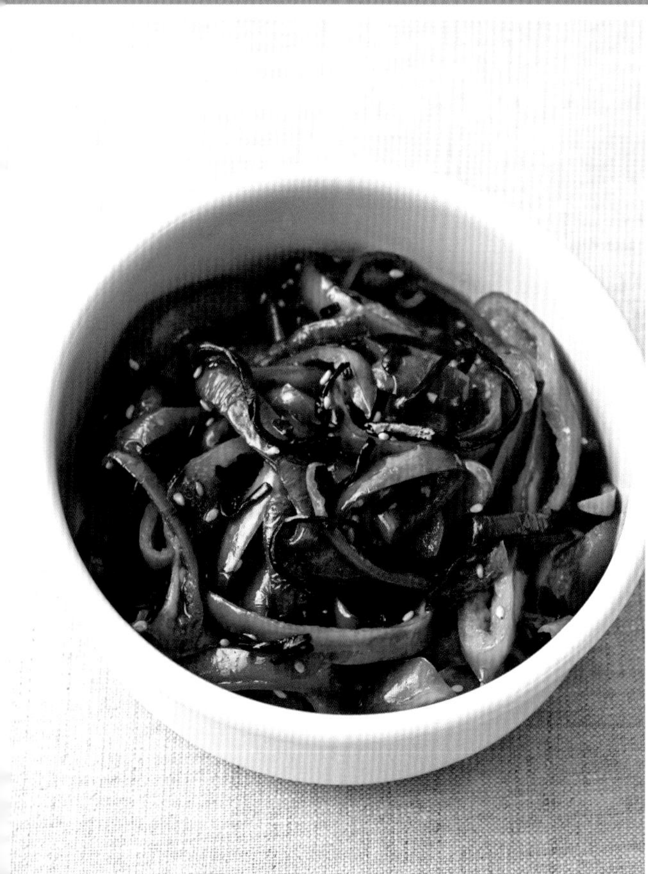

冷凍 4週間 | 冷蔵 3日間 | エネルギー 34kcal | 塩分 0.4g

塩昆布の風味と塩けがピーマンに絡む

ピーマンの塩昆布和え

材料（2人分×2回分）

ピーマン（縦に太めのせん切り）…8個
塩昆布…8g
ごま油…小さじ2
白いりごま…少々

作り方

フライパンにごま油を中火で熱し、ピーマンを入れて炒める。しんなりしたら塩昆布を加えてなじむように炒め、白いりごまをふる。

Memo

・冷凍するときは、小分けにしてラップで包んで冷凍する。
・ピーマンを斜め細切りのさやいんげんに代えても。

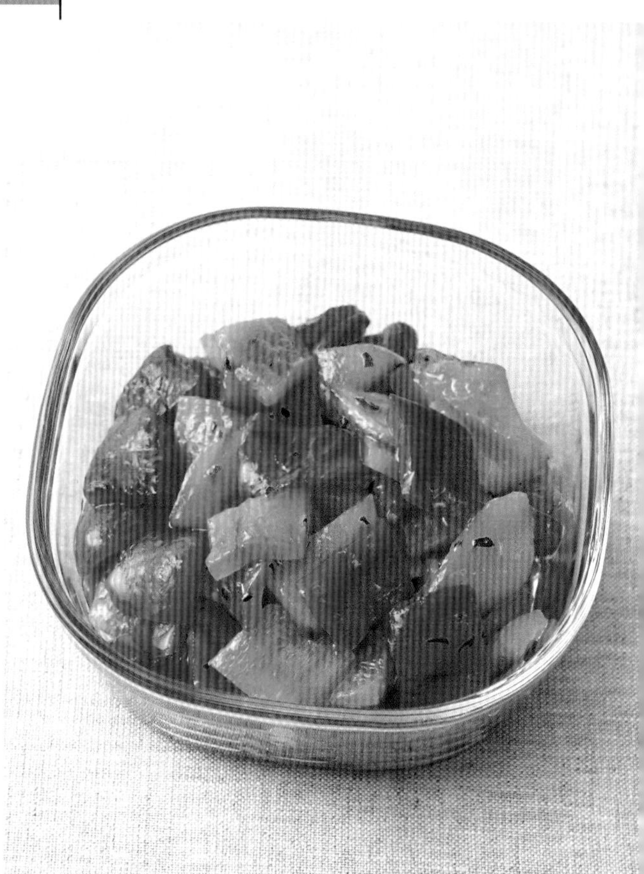

冷蔵 3日間 | エネルギー 47kcal | 塩分 0.4g

パプリカの甘みに酢の酸味がマッチ

焼きパプリカのマリネ

材料（2人分×2回分）

パプリカ（赤、黄／4等分に切る）…各1個
A 酢…小さじ1
　塩…小さじ¼
B オリーブ油…大さじ1
　ドライハーブ（オレガノ、タイム、バジルなど）…少々

作り方

パプリカは魚焼きグリルで焦げるまで焼き、水にとって皮をむき、1.5㎝角に切る。保存容器に入れ、Aを加えてなじませ、Bを加えて和える。

Memo

お弁当のおかずにも。カッテージチーズと和えてもおいしい。

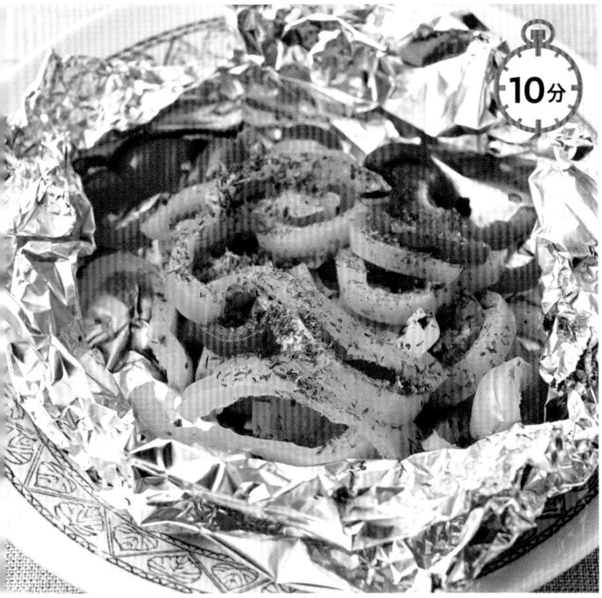

ウスターソースのコクに青のりの風味をプラス

カラーピーマンのホイル焼き

エネルギー 36kcal
塩分 0.4g

材料（2人分）

カラーピーマン（縦に細切り）…3個
植物油…小さじ1
ウスターソース…大さじ½
青のり…少々

作り方

1 アルミホイルにカラーピーマンをのせ、植物油をまんべんなくかけて口を閉じ、魚焼きグリルで7～8分、またはオーブントースターで10分ほど焼く。
2 ウスターソースを加えて絡め、青のりをふる。

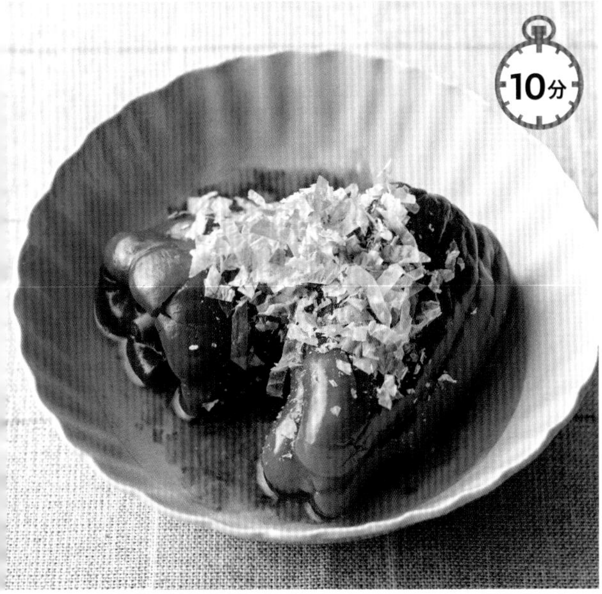

煮浸しもレンチンで簡単に

ピーマンの丸ごとレンジ煮浸し

エネルギー 28kcal
塩分 0.5g

材料（2人分）

ピーマン（丸ごと手でつぶす）…4個
A だし汁…½カップ
　しょうゆ、みりん…各小さじ1
かつお節…小1パック（3g）

作り方

耐熱ボウルにピーマン、Aを入れ、ラップをして電子レンジで4分加熱してなじませ、かつお節をのせる。

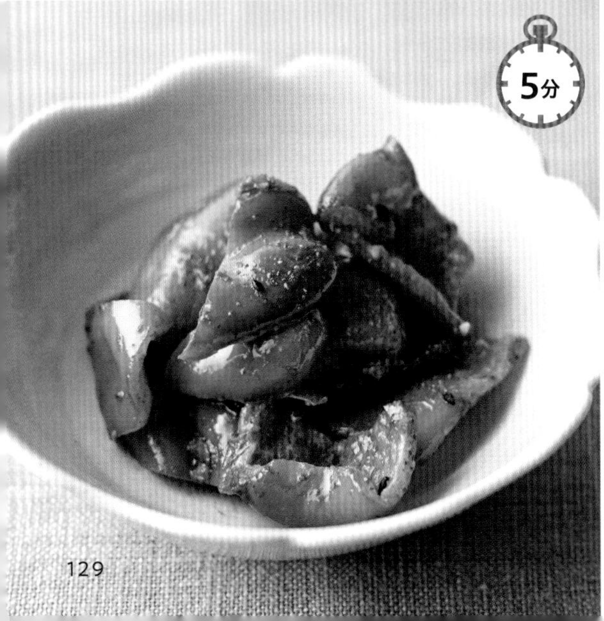

マヨネーズで炒めてコクを出す

ピーマンのみそマヨ炒め

エネルギー 61kcal
塩分 0.5g

材料（2人分）

ピーマン（乱切り）…4個
マヨネーズ…大さじ1
A みそ、酒…各小さじ1
七味唐辛子…少々

作り方

1 フライパンにマヨネーズを中火で熱し、溶けてきたらピーマンを加えて炒める。油が回ったら混ぜ合わせたAを加え、なじむように炒める。
2 器に盛り、七味唐辛子をふる。

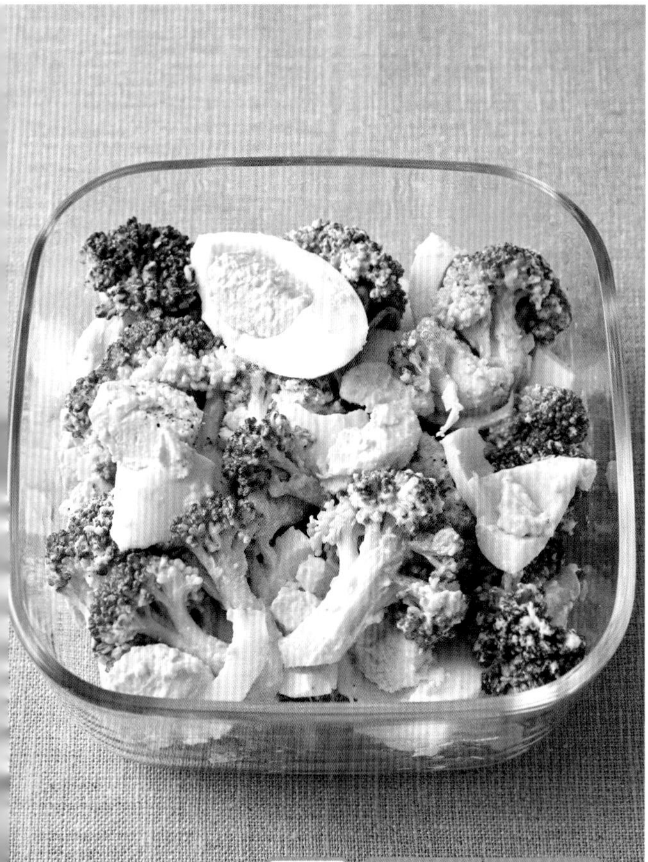

冷蔵 3日間 | エネルギー 93kcal | 塩分 0.3g

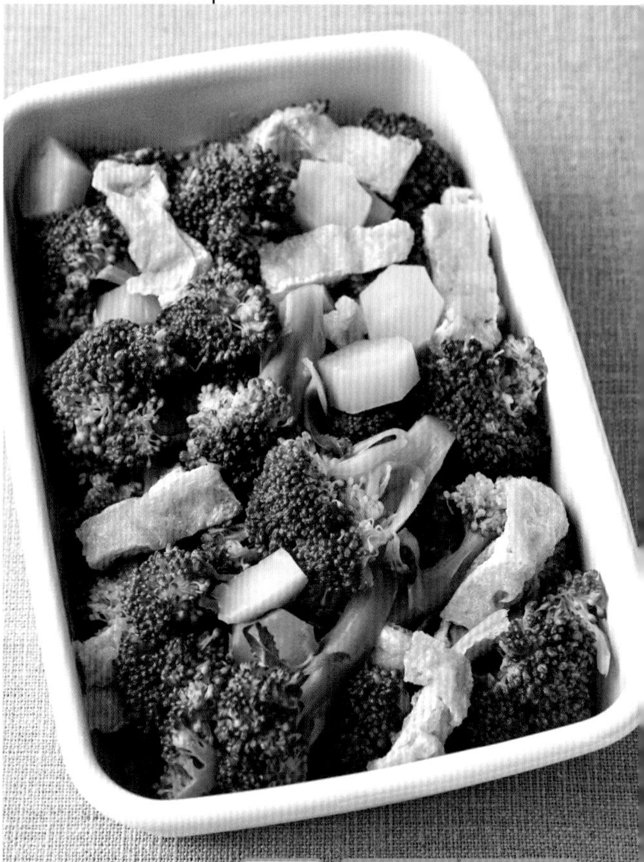

冷蔵 3日間 | エネルギー 34kcal | 塩分 0.4g

定番サラダにはチーズでアクセントを

ブロッコリーとゆで卵のサラダ

材料（2人分×2回分）

ゆでブロッコリー…200g
ゆで卵（大きめに切る）…4個
A　マヨネーズ、
　手作りドレッシング（P85参照）、
　粉チーズ…各大さじ1

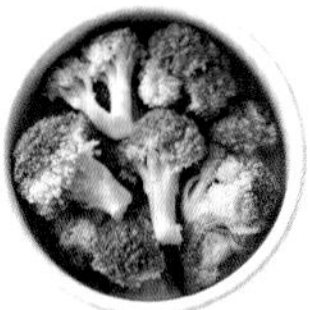

小房に分けてたっぷりの湯でゆでる。

作り方

Aを混ぜ合わせ、ブロッコリー、ゆで卵を加えて和える。

Memo

ゆで卵をツナ缶に代えても。その場合は、粉チーズを小さじ2に。

だしの旨味がブロッコリーからあふれ出す

ブロッコリーと油揚げの煮浸し

材料（2人分×2回分）

ブロッコリー（小房に分ける）…1株（正味240g）
油揚げ（短冊切り）…1枚
だし汁…1カップ
しょうゆ…大さじ½

作り方

鍋にだし汁、ブロッコリー、油揚げを入れて中火にかけ、煮立ったら蓋をして弱火で3分ほど煮る。しょうゆを加えてさっと煮る。

Memo

油揚げはちくわでも。その場合は、しょうゆの量を減らして。

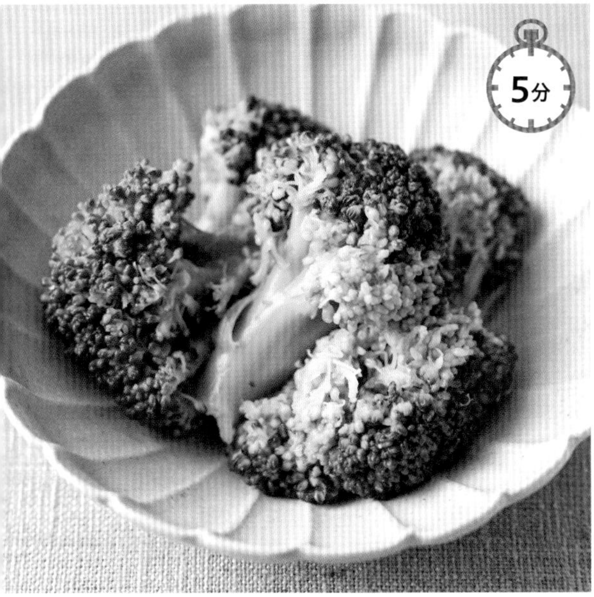

5分

からしの辛みでブロッコリーの甘味が引き立つ

ブロッコリーのからし和え

エネルギー 28kcal
塩分 0.4g

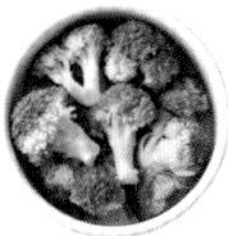

材料（2人分）

ゆでブロッコリー…120g

A
- だし汁…大さじ1
- しょうゆ…小さじ1弱
- からし…小さじ½

作り方

Aを混ぜ合わせ、ブロッコリーを加えて和える。

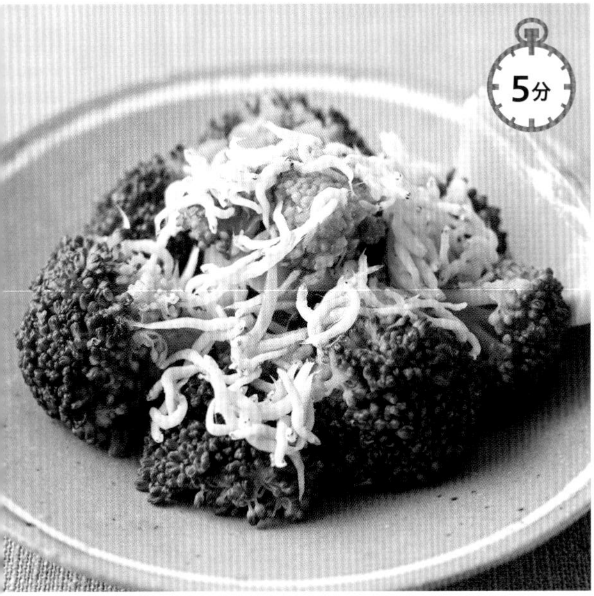

5分

レモンでしらすをさわやかに

ブロッコリーとしらすのサラダ

エネルギー 73kcal
塩分 0.3g

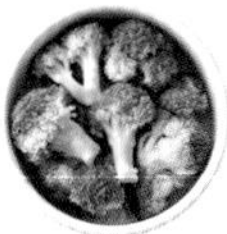

材料（2人分）

ゆでブロッコリー…120g
しらす干し…15g
レモン（くし形切り）…2切れ
エキストラバージンオリーブ油…小さじ2

作り方

器にブロッコリー、しらすを盛り合わせ、レモンを添える。食べるときにレモンを搾り、オリーブ油をかけて和える。

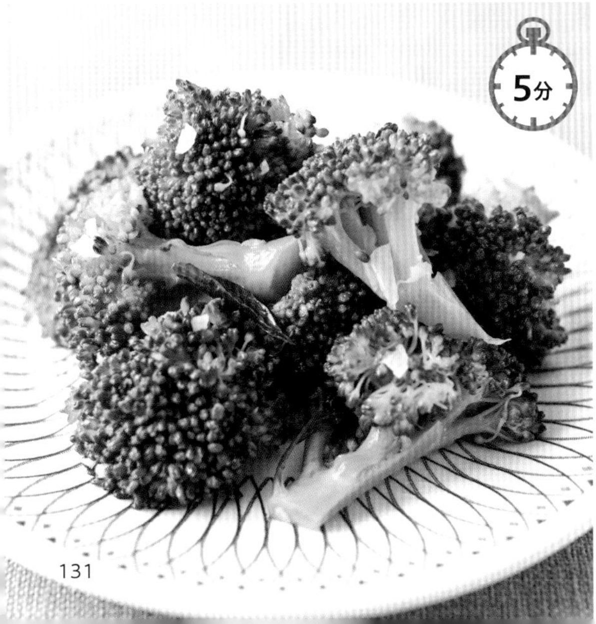

5分

にんにくの香りが食欲をそそる

ブロッコリーのペペロンチーノ炒め

エネルギー 61kcal
塩分 0.3g

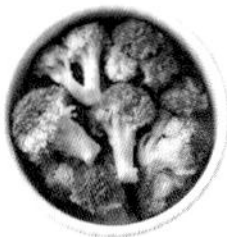

材料（2人分）

ゆでブロッコリー…120g
にんにく（みじん切り）…小1かけ
赤唐辛子（斜め半分に切る）…¼本
塩…少々（0.5g）
オリーブ油…小さじ2

作り方

フライパンにオリーブ油、にんにく、赤唐辛子を弱火で熱し、にんにくが色づいてきたらブロッコリー、塩を加えて中火で炒め合わせる。

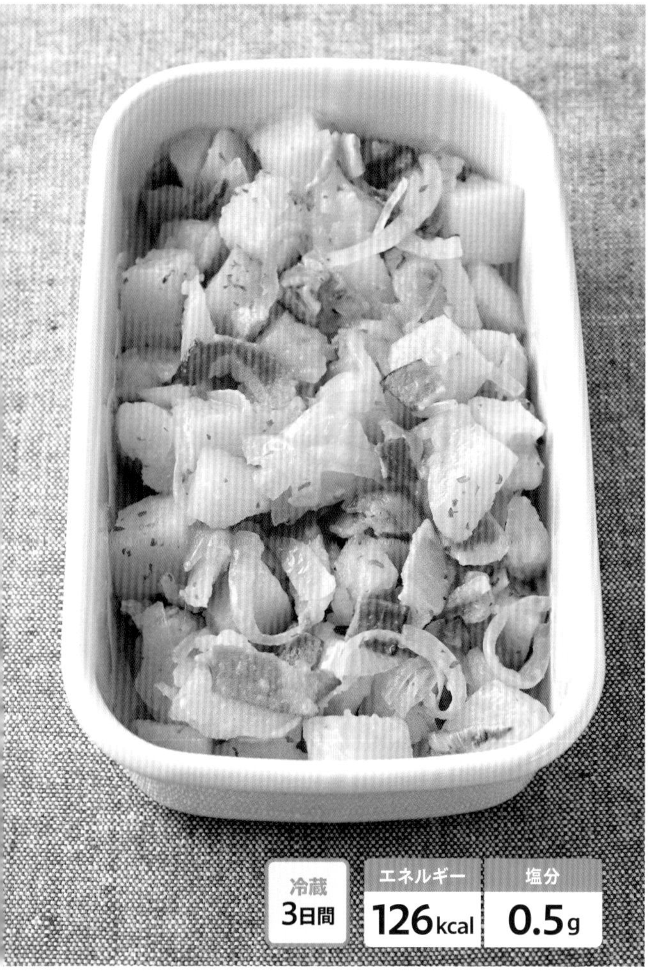

冷蔵 3日間　エネルギー 126kcal　塩分 0.5g

ドレッシングで味がなじんでしっとり

ジャーマンポテト

材料（2人分×2回分）

じゃがいも（皮をよく洗い、真ん中に1周切り目を入れる）…2個
ベーコン（1㎝幅に切る）…2枚
玉ねぎ（横に薄切り）…¼個
手作りドレッシング（P85参照）…大さじ2
オリーブ油…小さじ1　／　ドライパセリ…少々

作り方

1 じゃがいもは1個ずつラップで包み、竹串がすっと刺さるようになるまで電子レンジで5〜6分加熱する。熱いうちに皮をむき、1.5㎝角に切る。

2 フライパンにオリーブ油を中火で熱し、ベーコンを入れて炒め、脂が出てきたら玉ねぎを加えてしんなりするまで炒める。1を加えて炒め、油が回ったらドレッシングを加えてなじむように炒め、パセリをふる。

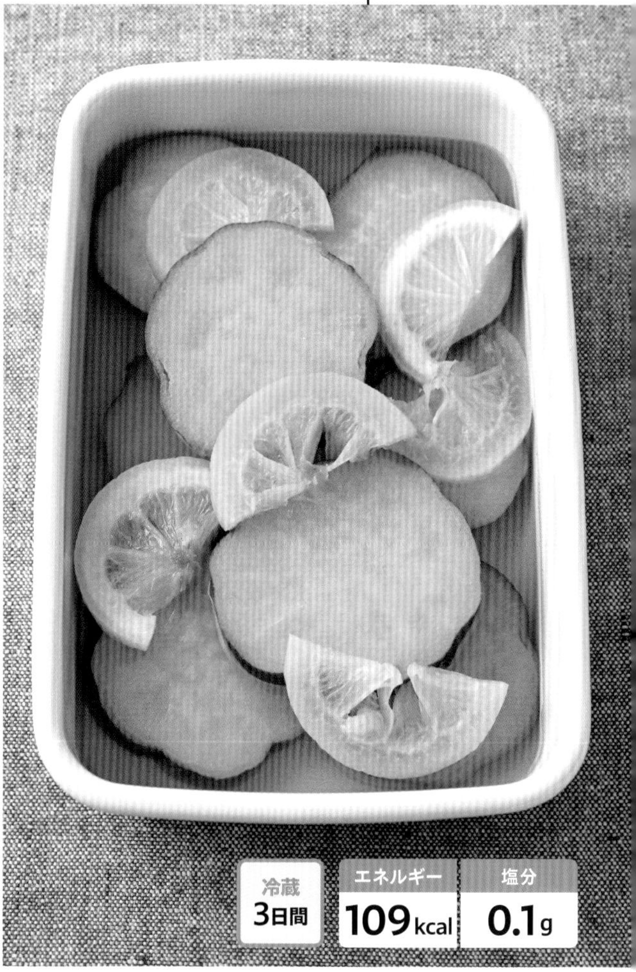

冷蔵 3日間　エネルギー 109kcal　塩分 0.1g

甘味と酸味のバランスが絶妙

さつまいものレモン煮

材料（2人分×2〜3回分）

さつまいも（皮つきのまま1㎝厚さの輪切り）…250g
A｜レモン（半月切り）…輪切り2〜3枚分
　｜だし汁…1カップ
　｜はちみつ、砂糖…各大さじ1
薄口しょうゆ…少々

作り方

1 さつまいもは水からゆでで、8割ほど火が通ったら、流水で洗って水けをきる。

2 鍋に1、Aを入れて弱めの中火で10分ほど煮る。仕上げに薄口しょうゆを数滴たらして味を含ませる。

Memo

おやつにもなる1品。箸休めやお弁当のおかずにも。はちみつはメープルシロップに代えても◎。

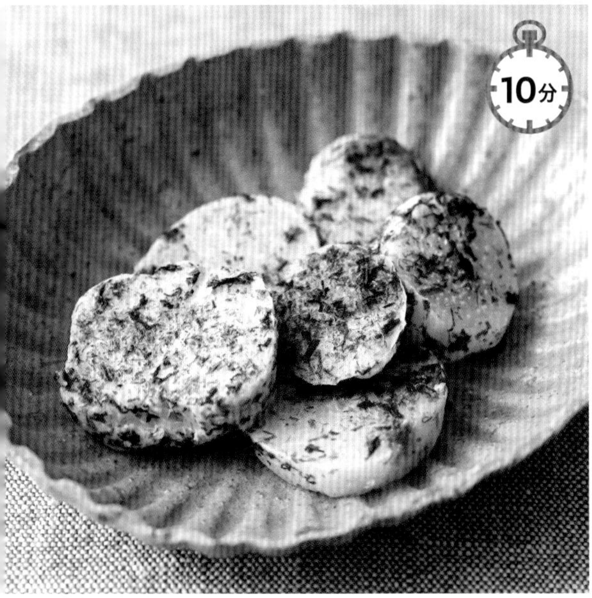

青のりの香りが香ばしい

里いもの青のり和え

エネルギー
41kcal
塩分
0.3g

材料（2人分）

里いも（皮をよく洗い、真ん中に
1周切り目を入れる）…小3個（150g）
青のり…小さじ1
塩…少々（0.5g）

作り方

里いもは1個ずつラップで包み、電子レンジで3～4分加熱する。熱いうちに皮をむき、1㎝厚さの輪切りにする。ボウルに入れ、青のり、塩を加えて和える。

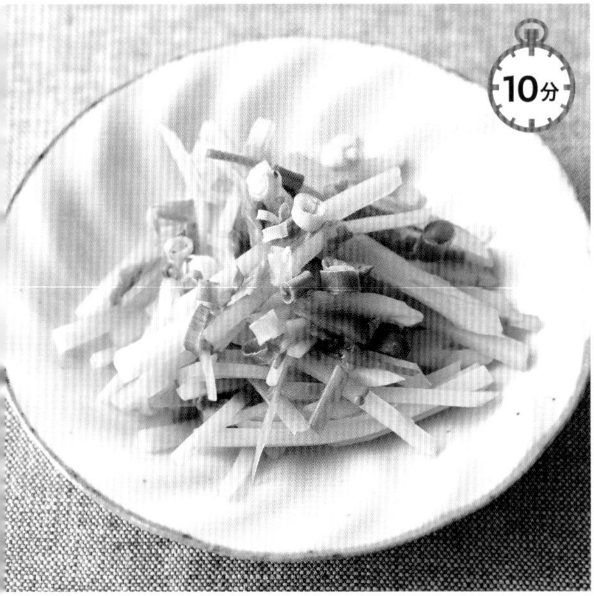

なめたけを使って調味料いらず

じゃがいものなめたけ和え

エネルギー
52kcal
塩分
0.6g

材料（2人分）

じゃがいも（せん切りにしてさっとゆでる）…1個
なめたけ（市販）…30g
小ねぎ（小口切り）…少々

作り方

じゃがいもとなめたけを和える。器に盛り、小ねぎをちらす。

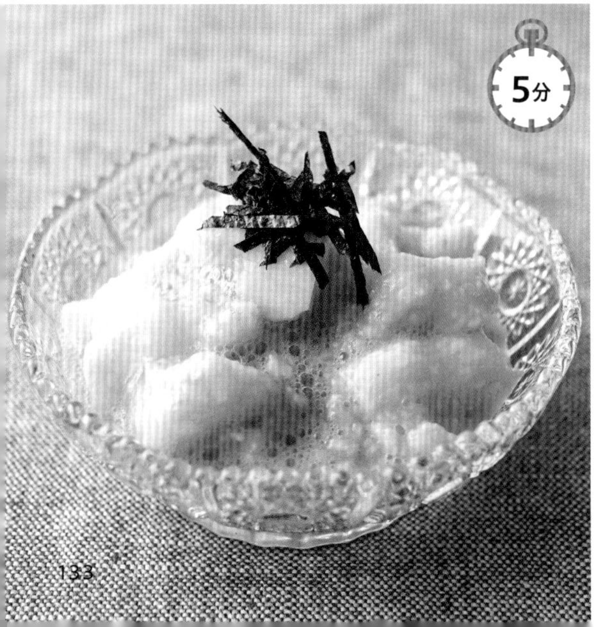

しゃきしゃき長いもにわさびを効かせて

たたき長いものわさびじょうゆ

エネルギー
53kcal
塩分
0.5g

材料（2人分）

長いも（皮をむき、ポリ袋に入れてたたく）…150g
A だし汁…小さじ2
しょうゆ…小さじ1
わさび…小さじ½
刻みのり…少々

作り方

ボウルに**A**を混ぜ合わせ、長いもを加えて和える。器に盛り、刻みのりをのせる。

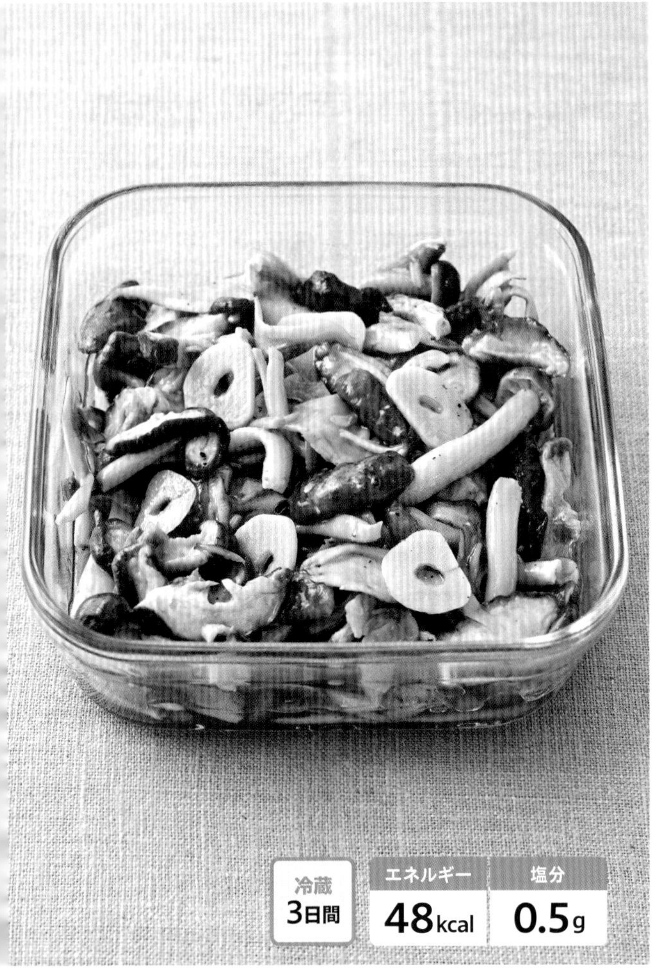
冷蔵
3日間
エネルギー
48kcal
塩分
0.5g

前菜にもおつまみにも。あると助かる

きのこのマリネ

材料（2人分×2～3回分）
しめじ、まいたけ（それぞれほぐす）
…各小1パック（100g）
しいたけ（軸は裂き、かさは5㎜幅に切る）…6個
にんにく（薄切り）…小1かけ
A｜酢…大さじ1　／　塩…小さじ⅓
オリーブ油…大さじ1

作り方
耐熱容器に全てのきのこ、にんにくを入れ、ラップをして電子レンジで4分加熱し、そのまま10分ほど蒸らす。Aを加えて和え、オリーブ油を加えてなじませる。

Memo
食べやすく切ったトマトやミニトマト、ゆでたブロッコリーやカリフラワーと和えても。

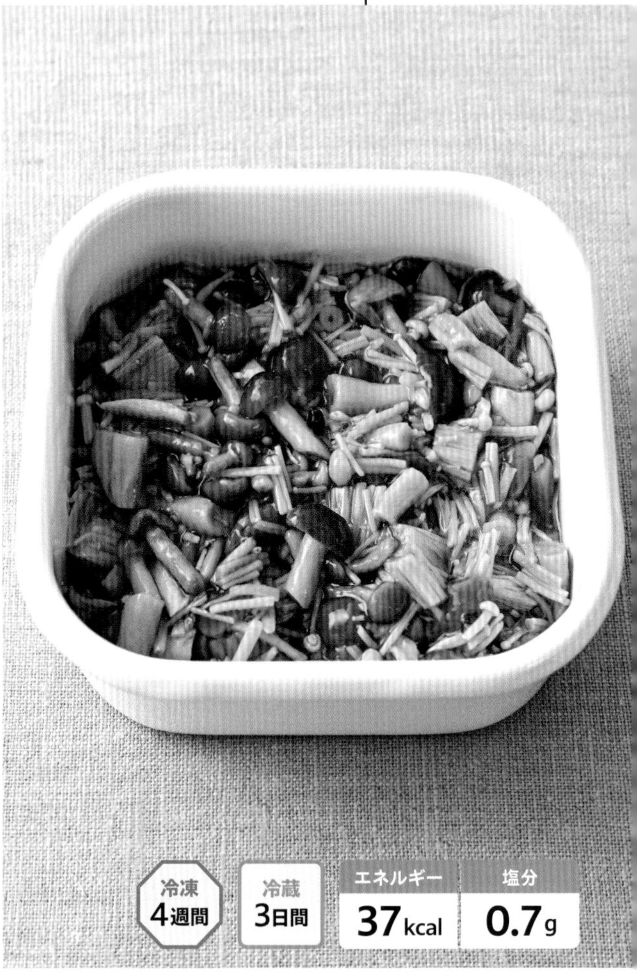
冷凍
4週間
冷蔵
3日間
エネルギー
37kcal
塩分
0.7g

きのこの旨味がたっぷり。豆腐にのせても！

きのこのしぐれ煮

材料（2人分×2～3回分）
しめじ（ほぐす）…小1パック（100g）
えのきだけ（2㎝長さに切る）…小1袋（100g）
なめこ（さっと洗う）…1袋
しょうが（せん切り）…小1かけ
しょうゆ、みりん、酒…各大さじ1

作り方
鍋に全ての材料を入れて中火にかけ、ときどき混ぜながら半分くらいのかさになるまで煮る。

Memo
そのまま食べても、ゆでた青菜や納豆と和えたり、冷奴や温奴にのせたりしても。

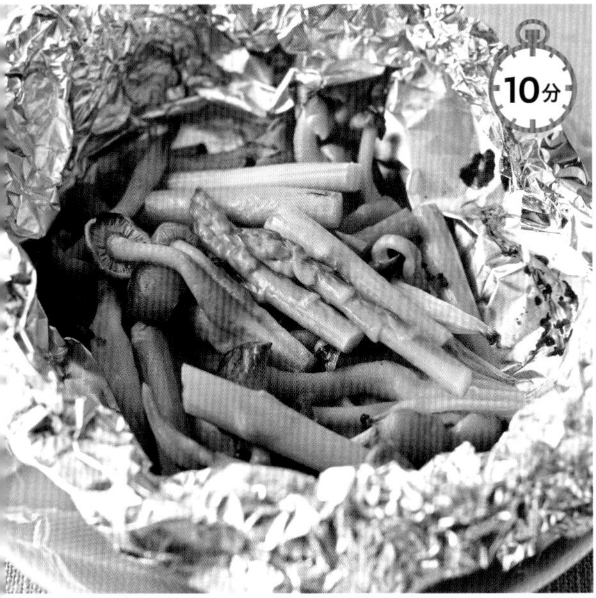

開けたときのきのこの香りを楽しんで

きのことアスパラガスのホイル焼き

エネルギー 32kcal
塩分 0.2g

材料（2人分）

しめじ（ほぐす）…小1パック（100g）
グリーンアスパラガス（はかまを取って4～5cm長さに切る）…50g
バター…小さじ1
しょうゆ…小さじ⅖

作り方

アルミホイルにしめじ、アスパラガスをのせ、バターをちぎってのせる。しょうゆをかけて口を閉じ、魚焼きグリルで7～8分、またはオーブントースターで10分ほど焼く。

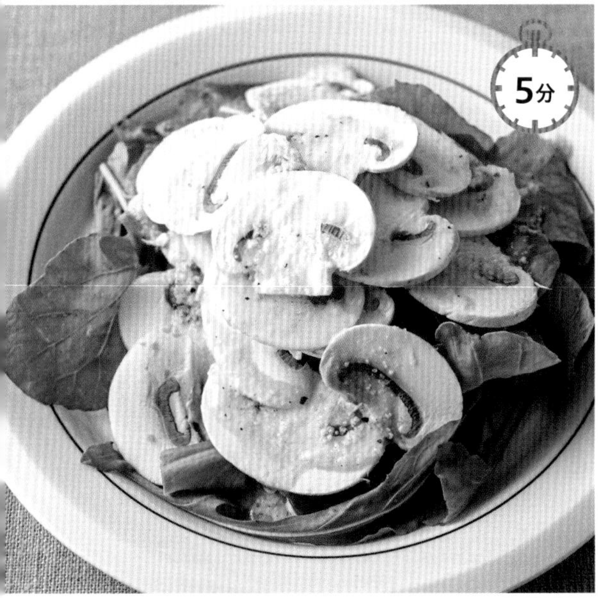

新鮮なマッシュルームで作ってほしい

マッシュルームサラダ

エネルギー 55kcal
塩分 0.4g

材料（2人分）

マッシュルーム（薄切り）…4個
ルッコラ（ざく切り）…60g
粉チーズ…小さじ2
手作りドレッシング（P85参照）…大さじ1

作り方

器にマッシュルーム、ルッコラを盛り合わせ、粉チーズ、ドレッシングをかける。

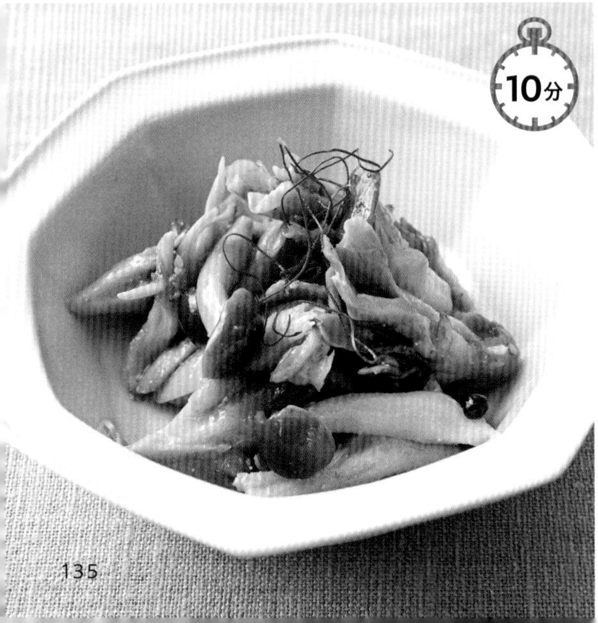

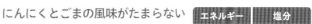

にんにくとごまの風味がたまらない

きのこのナムル

エネルギー 42kcal
塩分 0.5g

材料（4人分）

しめじ、まいたけ（それぞれほぐす）…各小1パック（100g）
A 白いりごま…大さじ1
　しょうゆ、酢、ごま油…各小さじ2
　にんにく（すりおろし）…少々
糸唐辛子…少々

作り方

1 耐熱ボウルに全てのきのこを入れ、ラップをして電子レンジで4分加熱し、粗熱をとって水けをきる。
2 ボウルにAを混ぜ合わせ、1を加えて和え、なじませる。器に盛り、糸唐辛子をのせる。

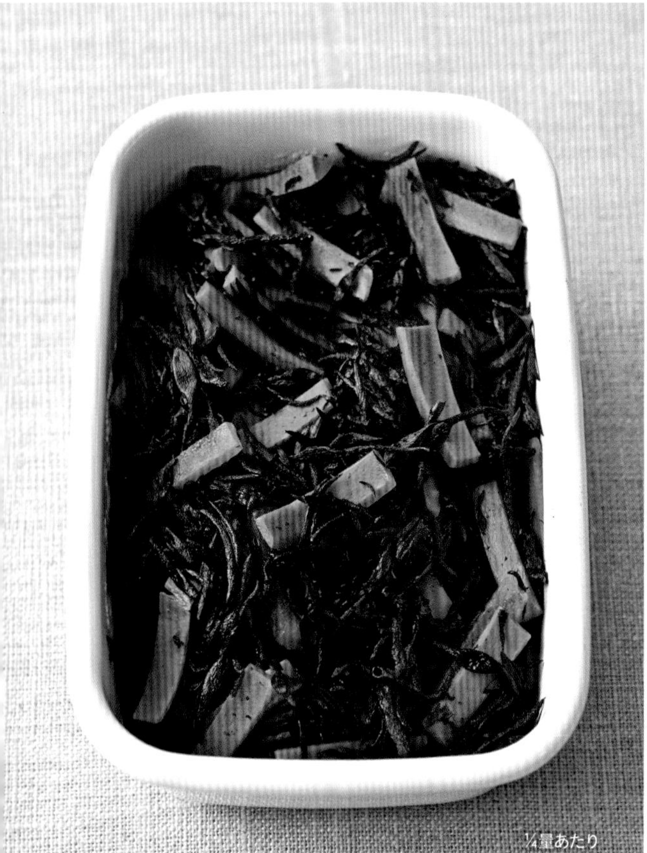

¼量あたり

冷凍 4週間　冷蔵 3日間　エネルギー 25kcal　塩分 0.7g

シンプルな味つけで味わう

ひじき煮

材料（作りやすい分量）

芽ひじき（乾燥／水に浸けて戻す）…20g
にんじん（短冊切り）…60g
だし汁…½カップ
しょうゆ、みりん…各大さじ1

作り方

鍋に全ての材料を入れ、落とし蓋をして火にかける。沸騰したら弱めの中火にして、汁けがなくなるまで10～15分煮る。

Memo

ごはんに混ぜたり、卵焼きの具にしたり、豆腐と和えたりとアレンジできる。

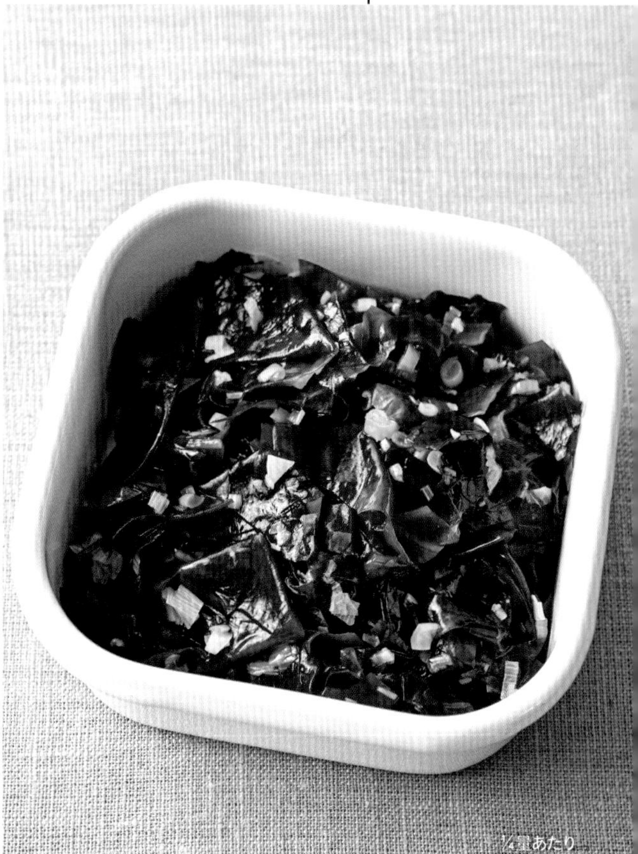

¼量あたり

冷凍 4週間　冷蔵 3日間　エネルギー 24kcal　塩分 0.3g

にんにくとごま油をわかめに絡めて

わかめの炒めナムル

材料（作りやすい分量）

わかめ（塩蔵／塩を洗い流して水に浸けて戻し、
　食べやすい大きさに切る）…80g
長ねぎ（みじん切り）…½本
にんにく（みじん切り）…小1かけ
A　酒…大さじ1
　　しょうゆ…小さじ1
ごま油…小さじ1

作り方

フライパンにごま油、にんにくを弱火で熱し、香りが立ったら長ねぎを入れ、中火でさっと炒める。わかめを加えて色が鮮やかになるまで炒める。Aを加えてなじむように炒める。好みで一味唐辛子をふっても。

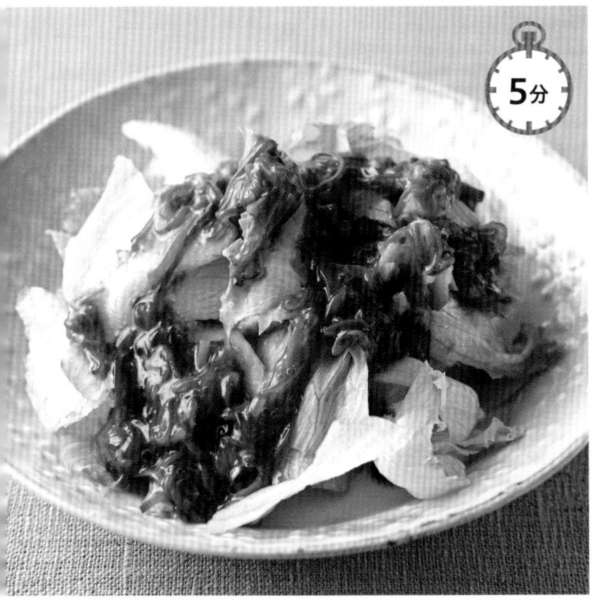

とろっとしためかぶがソース代わり

めかぶとレタスのサラダ

エネルギー **48kcal**
塩分 **0.6g**

材料（2人分）

めかぶ（タレつき）…2パック
レタス（ちぎる）…2枚（60g）
ごま油…小さじ2

作り方

1 めかぶは付属のタレの⅔量を入れて混ぜ、ごま油を加えて混ぜる。
2 器にレタスを盛り、**1**をかける。

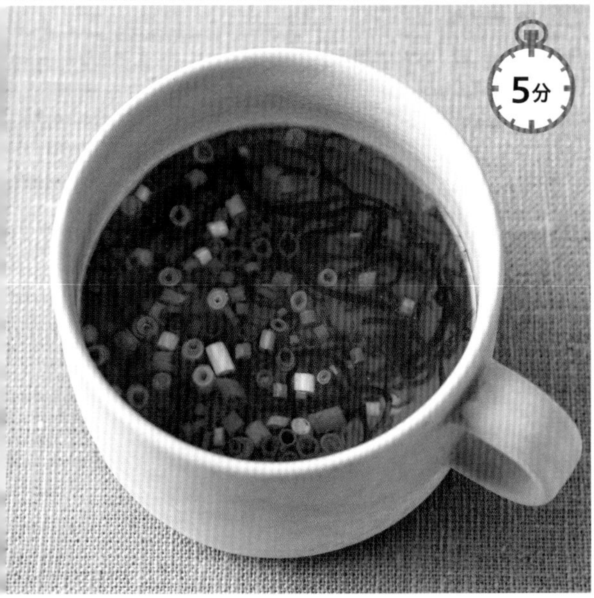

食物繊維とミネラルたっぷり

もずくスープ

エネルギー **4kcal**
塩分 **0.5g**

材料（2人分）

もずく…1パック
A 水…1カップ
　鶏がらスープの素…小さじ½
こしょう、小ねぎ（小口切り）…各少々

作り方

鍋に**A**を入れて火にかけ、もずくを加えて温める。こしょうをふり、小ねぎをちらす。

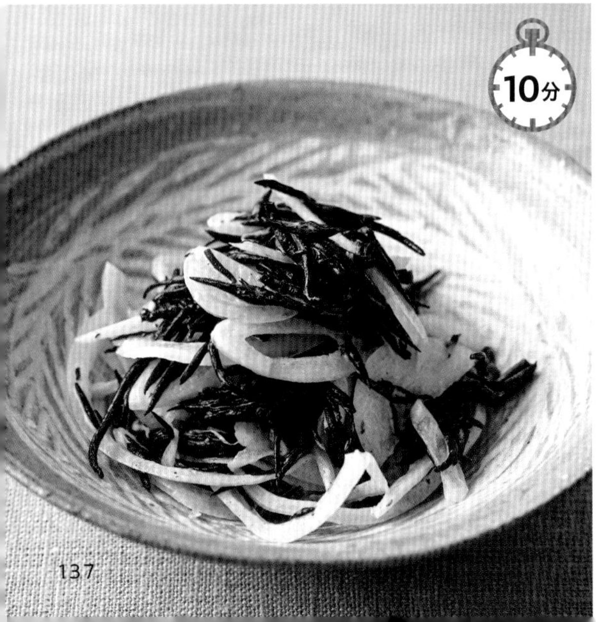

マヨネーズとポン酢を絡めて

ひじきと玉ねぎの和え物

エネルギー **26kcal**
塩分 **0.3g**

材料（4人分）

芽ひじき（乾燥／水に浸けて戻し、さっとゆでる）…5g
玉ねぎ（薄切りにして水にさらし、水けをきる）…¼個
A マヨネーズ、ポン酢しょうゆ…各小さじ1
　こしょう…少々

作り方

ひじき、玉ねぎを混ぜ合わせ、**A**を加えて和える。

塩分1gってどのくらい？

塩分コントロールに欠かせないのが、調味料に含まれる塩分量の把握です。
塩分1gにあたる調味料の量を知っておきましょう。

塩分1gにあたる調味料の量を把握しましょう

　高血圧の予防や改善では、なるべく外食や加工食品を避け、自炊を心がけることが大切です。高血圧の方では、1日の塩分摂取量を6g未満にするのが望ましいとされています。しかし、6gと言われても、どの調味料をどれだけとってよいのか、なかなかイメージしにくいですね。

　そこで大切になってくるのが、塩分1gにあたる調味料の量を把握しておくこと。「1食でこれだけ使える」という目安になります。

　また、注意したいのが、食品にもともと含まれる塩分の把握です。P99の表を参考にしながら、ソーセージ、ベーコンなどの加工肉、ちくわ、かまぼこなどの練り物、干物、塩鮭などは少量にし、生の食品をメインに調理することがポイントです。

食塩ならこのくらい！

食塩（精製塩）

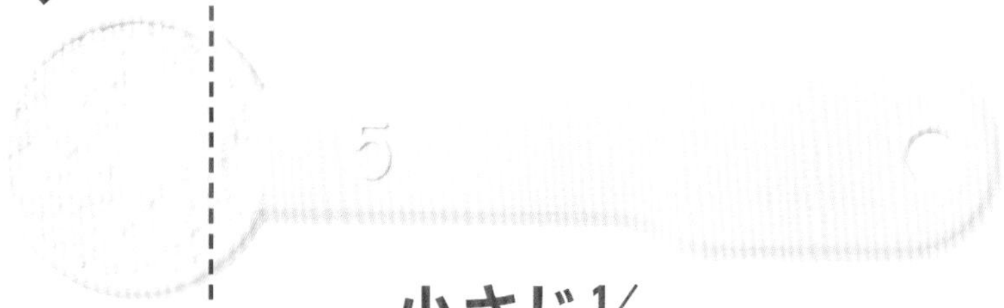

＝1g

小さじ1/6

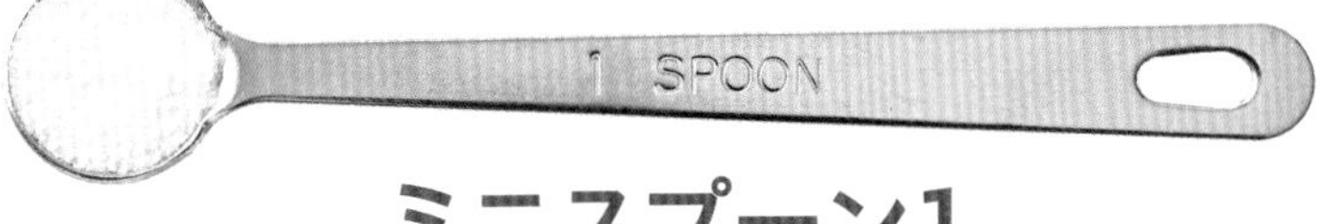

＝1g

ミニスプーン1

食塩は種類によって重量が変わります。サラサラした精製塩としっとりした天然塩がありますが、本書では、精製塩を使用していますので、小さじ1/6＝1gです。天然塩の場合は小さじ1/5＝1gで、塩分は若干ですが少なめになります。小さじではかるのが難しい場合は、デジタルばかりではかるか、ミニスプーンではかると正確にはかりやすくなります。

調味料の塩分1gの目安

調味料名	目安量		重量
濃口しょうゆ		小さじ1強	7g
みそ	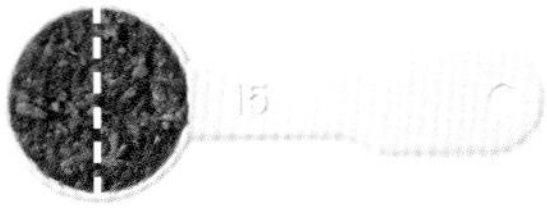	大さじ½弱	8g
ポン酢しょうゆ		小さじ2強	13g
オイスターソース	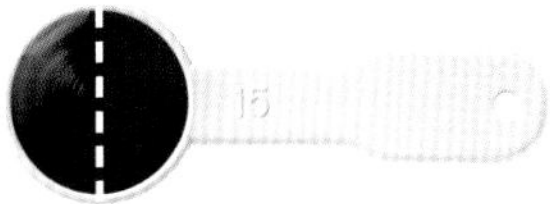	大さじ½	9g
トマトケチャップ		大さじ2弱	33g
ウスターソース		小さじ2	12g
マヨネーズ		大さじ4 ⅓	52g
塩麹	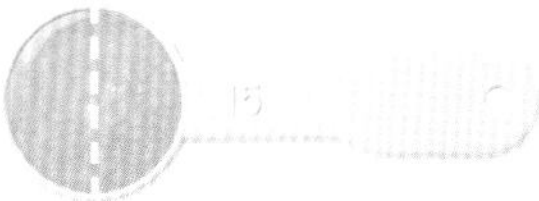	大さじ½弱	8.5g
めんつゆ(3倍濃縮)		大さじ½弱	10g
豆板醤		小さじ1弱	5.5g
鶏がらスープの素(顆粒)	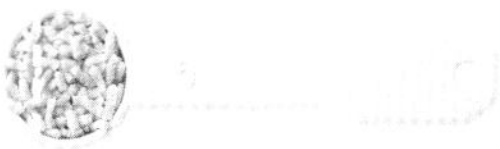	小さじ⅔	2g

生活コラム④

適度な運動習慣をつけよう

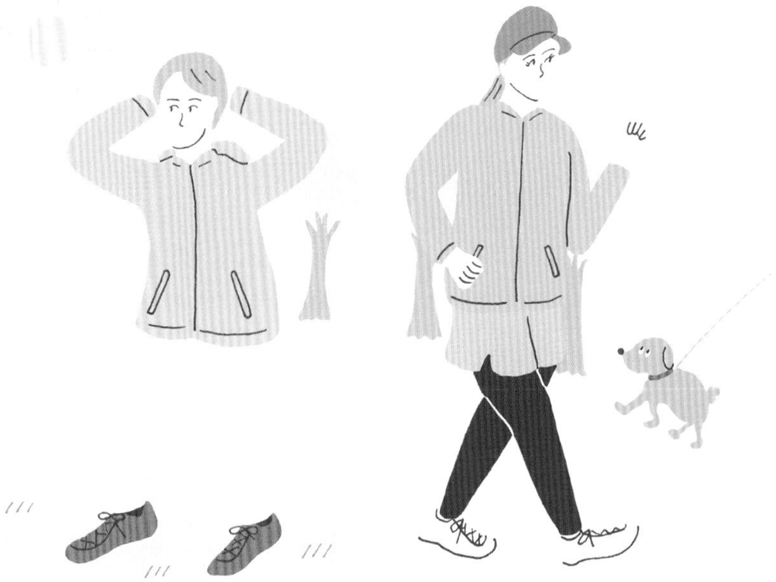

健康のために大切といわれている運動習慣。もちろん、高血圧にもよい効果をもたらすことがわかっています。運動の習慣をつけると、筋肉に酸素や栄養を運ぶために血管が拡張するほか、リラックス効果によっても、血圧が下がりやすくなるのです。また、高血圧の患者さんは、脂質異常症や糖尿病、肥満などを合併している人も多いのですが、運動はこれらも改善してくれます。おすすめの運動は、ウォーキングや水泳、ジョギングなどの有酸素運動。ウォーキングなら約1時間、水泳、ジョギングなら30分程度を、週に3回以上行うのが理想です。スクワットや腕立て伏せといった自重を使った軽い筋トレや、ストレッチを組み合わせるとさらに効果的です。ただし、運動療法をすすめられるのは、比較的軽度の方の場合。運動により一時的に血圧が上がることで、体にダメージを与えてしまう可能性があるからです。重度の高血圧の方、心臓の弱い方などは、運動を始める前に医師と相談してください。

Part 5

高血圧のおいしい ごはん・麺料理

主菜と副菜を兼ねることの多いごはん物や麺類は、
一皿で栄養バランスがとれるレシピを提案しています。
ごはん物の具は味つけが濃くならないような工夫をし、
麺類は汁に塩分が多くなりがちなので、
汁のないレシピを紹介します。

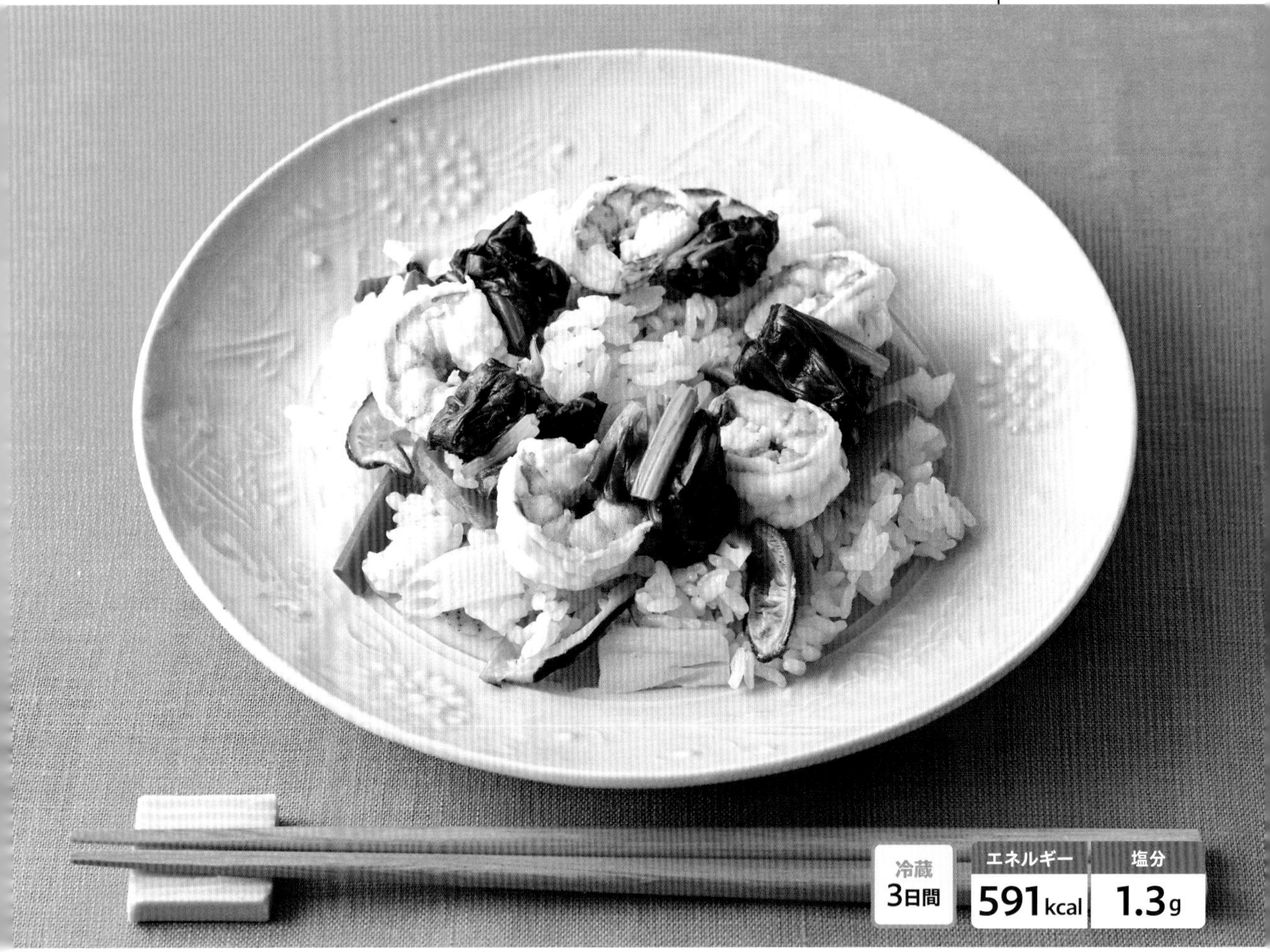

しっかり味を煮含めた野菜がおいしい

ちらし寿司

材料（2人分）

温かいごはん…300g
むきえび（背側に切り目を入れ、背ワタを取り除き、ゆでる）…100g
ほうれん草（ゆでる）…60g
しょうゆ…小さじ¼
にんじん、れんこん（各短冊切り）…各30g
干ししいたけ（水に浸けて戻し、薄切り）…2枚
A
- だし汁…大さじ2
- 酢…大さじ1
- 砂糖…大さじ½
- 塩…小さじ⅓

ごま油…小さじ2

作り方

1. ほうれん草にしょうゆをなじませ、汁けをしぼる。
2. フライパンにごま油を中火で熱し、にんじん、れんこん、しいたけを入れて炒める。**A**を加えて煮含める。
3. ごはんに**2**を混ぜ、器に盛る。**1**、えびを盛りつける。

Memo

むきえびは、かに缶、かに風味かまぼこで代用可。ほうれん草の代わりに旬の菜の花を合わせても。

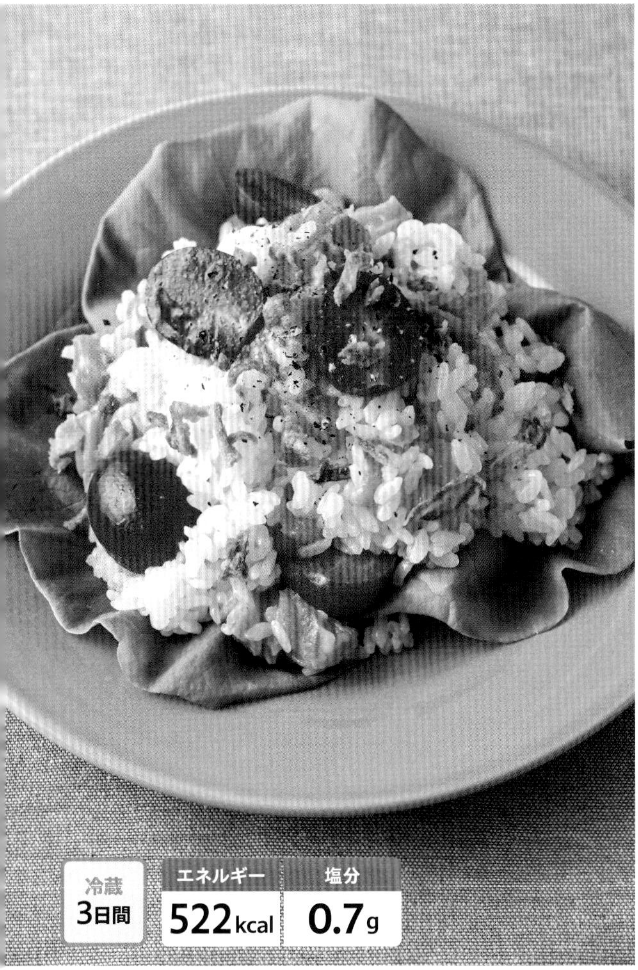

冷蔵
3日間
エネルギー
522kcal
塩分
0.7g

ドレッシングの酢飯がサーモンにマッチ

サラダ寿司

材料（2人分×2回分）

温かいごはん…300g

サーモン（薄切り）…150g

ミニトマト（縦半分に切る）…6個（90g）

サラダ菜…4枚

手作りドレッシング（P85参照）、フライドオニオン
…各大さじ2

粗びき黒こしょう…少々

作り方

1 温かいごはんにドレッシングを混ぜ、サーモン、ミニトマトを加えて混ぜ合わせる。

2 器にサラダ菜を敷き、**1**を盛り、フライドオニオン、粗びき黒こしょうをふる。

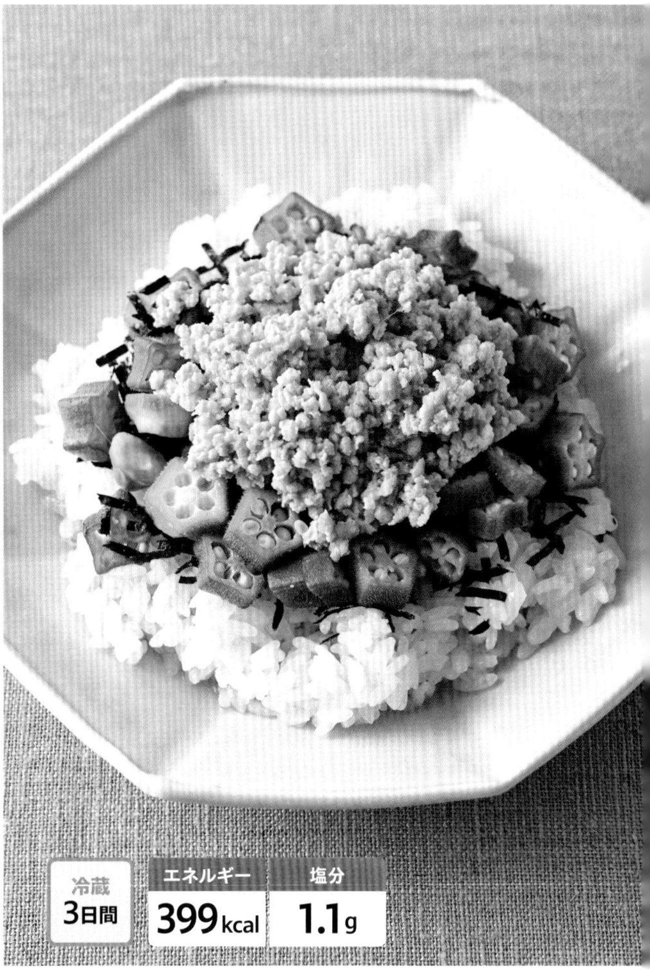

冷蔵
3日間
エネルギー
399kcal
塩分
1.1g

のりの風味とオクラの食感がアクセント

鶏そぼろ寿司

材料（2人分）

温かいごはん…300g

鶏ひき肉…150g

オクラ（ゆでて小口切り）…4本　／　刻みのり…少々

すし酢…大さじ1

A だし汁…¼カップ
みりん…小さじ2　／　しょうゆ…小さじ1

作り方

1 小鍋に**A**、ひき肉を入れて中火にかけ、汁けがなくなるまで煮る。

2 ごはんにすし酢を混ぜ、器に盛る。刻みのり、オクラをのせ、**1**をのせる。

Memo

1の鶏そぼろは、冷凍で4週間保存可能。

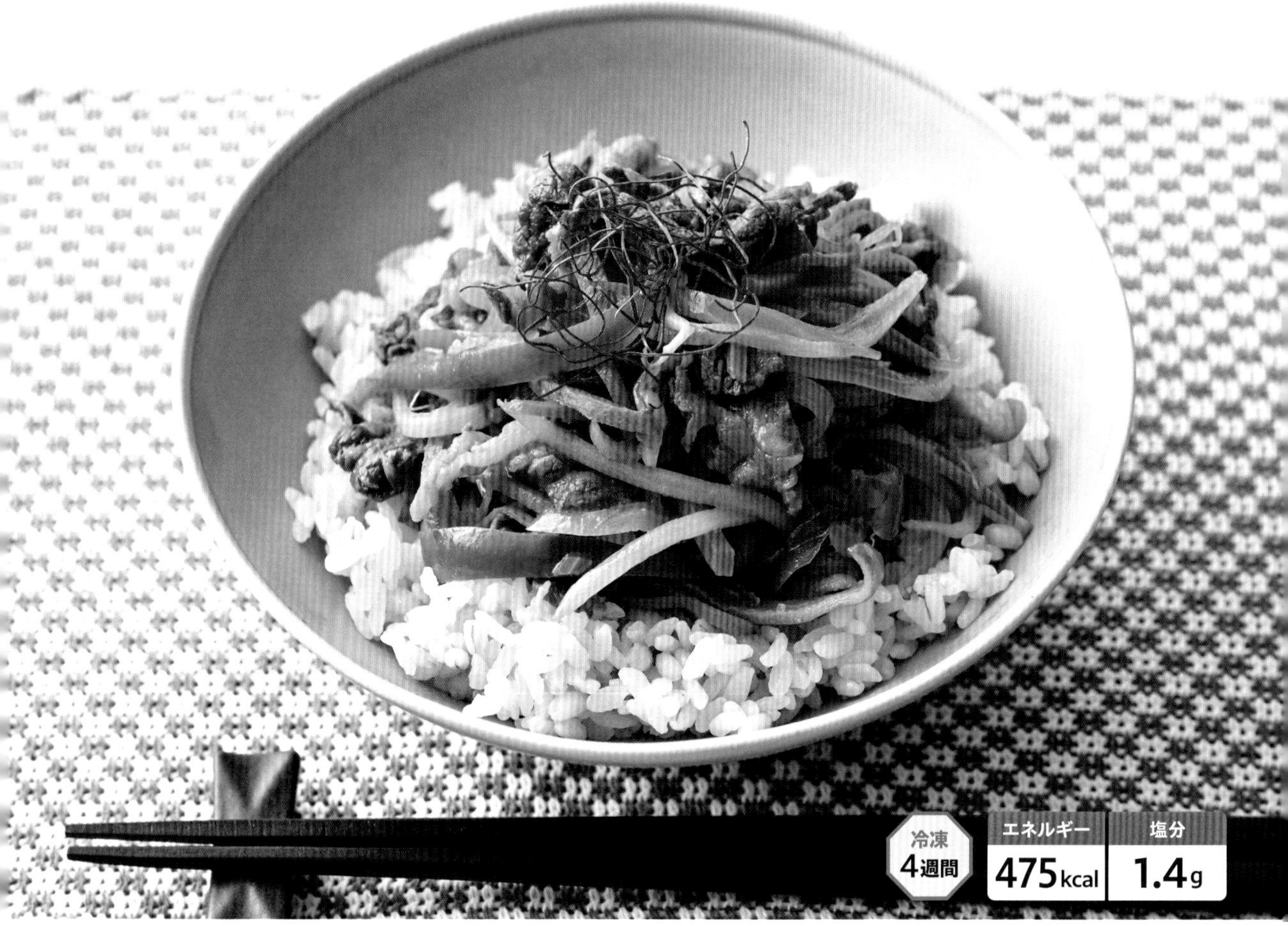

野菜ともち麦で食物繊維もたっぷり

焼き肉丼

材料（2人分）

温かいもち麦ごはん…300g
牛こま切れ肉…150g
ピーマン（縦に細切り）…1個
玉ねぎ（薄切り）…¼個
もやし、にんじん（細切り）…各50g
A しょうゆ、酒、ごま油…各大さじ1
砂糖…大さじ½
にんにく（すりおろし）…少々
植物油…小さじ2
糸唐辛子…少々

作り方

1 Aを混ぜ合わせ、牛肉を加えてなじませる。
2 フライパンに植物油を中火で熱し、全ての野菜を入れて炒め、しんなりしたら一度取り出す。
3 同じフライパンに**1**を入れて炒め、**2**を戻し入れて炒め合わせる。
4 器にもち麦ごはんを盛り、**3**をのせ、糸唐辛子をのせる。

Memo

・冷凍保存するときは、全てを混ぜて1食分ずつラップで包んで冷凍する。
・ピーマンは、小松菜や青梗菜に代えても。

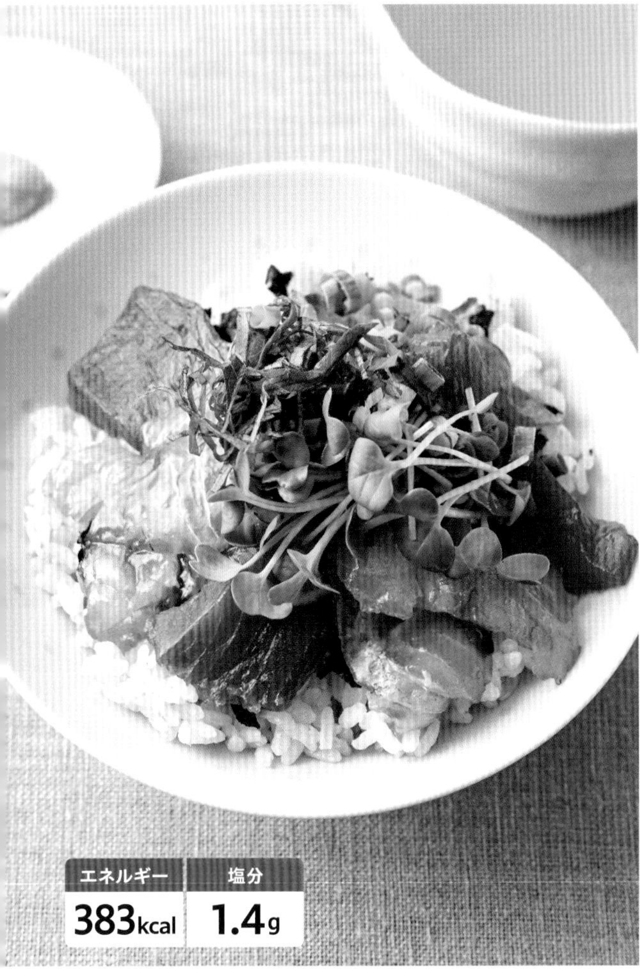
エネルギー
383kcal
塩分
1.4g

最初は漬け丼、だしをかけて味に変化を！

漬け丼

材料（2人分）

温かい胚芽米ごはん…300g
まぐろ（刺身）、鯛（刺身）…各75g
もみのり…適量
A だし汁、しょうゆ、みりん…各小さじ2
B 青じそ（せん切り）…3枚
小ねぎ（小口切り）…1本
かいわれ菜（ざく切り）…20g
C だし汁…1と½カップ
塩…少々
練りわさび…小さじ¼

作り方

1 **A**を混ぜ合わせ、まぐろ、鯛を漬けて10分ほどおく。
2 器にごはんを盛り、のりをちらして**1**、**B**をのせる。混ぜ合わせた**C**、わさびを添える。

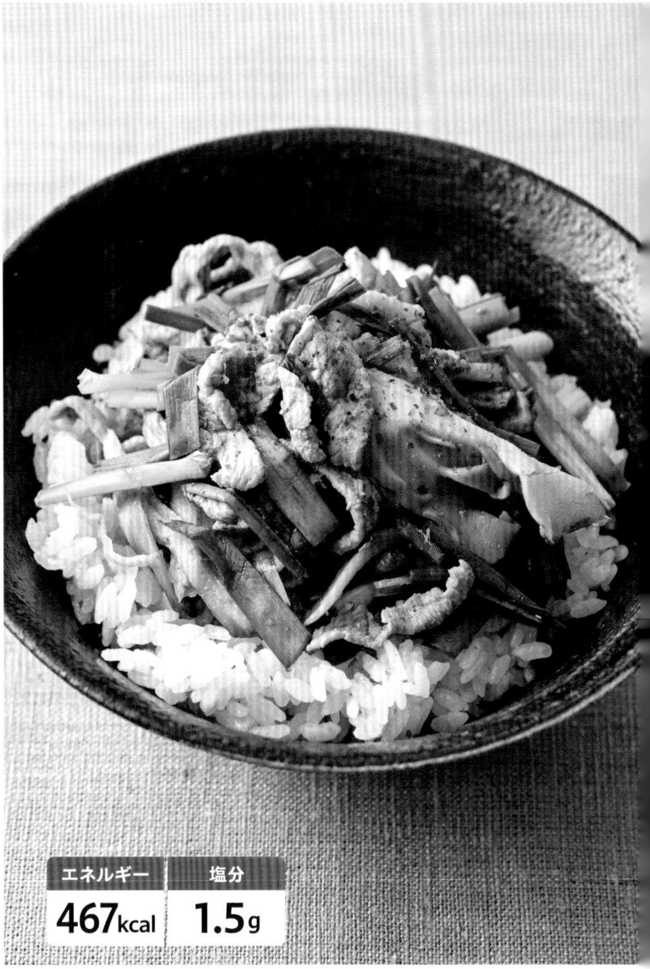
エネルギー
467kcal
塩分
1.5g

にらとまいたけの香りで食が進む

にら豚まいたけ丼

材料（2人分）

温かいごはん…300g
豚こま切れ肉…150g
にら（ざく切り）…½束
まいたけ（ほぐす）…小1パック（100g）
A だし汁…1カップ
しょうゆ、みりん…各大さじ1
七味唐辛子…少々

作り方

1 小鍋に**A**を入れて火にかけ、煮立ったらまいたけを加える。火が通ったら豚肉を少しずつ加えて火を通す。にらを加えて火をとめ、余熱で火を通す。
2 器にごはんを盛り、**1**をのせ、七味唐辛子をふる。

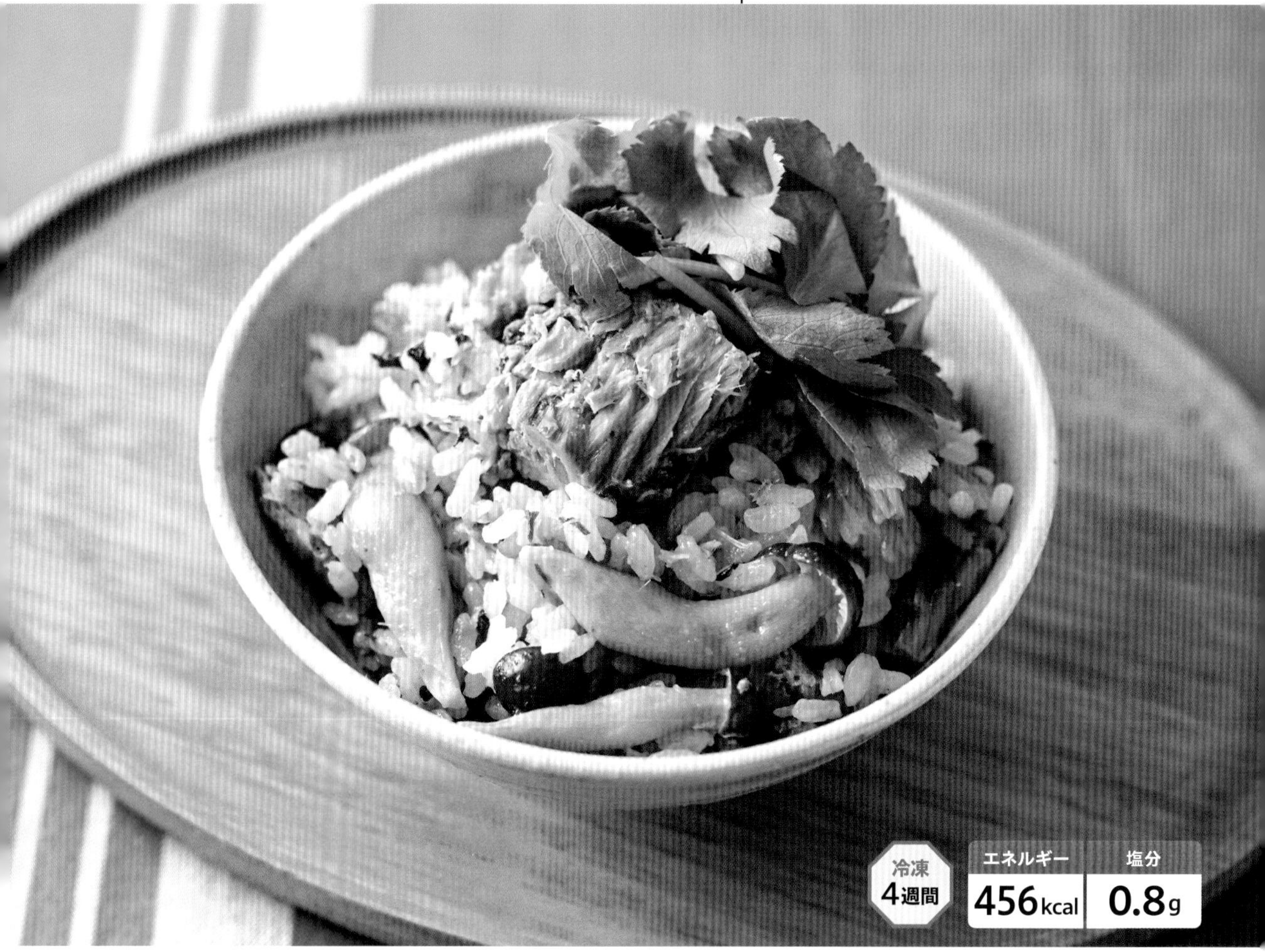

さば缶を使って手軽に旨味をプラス！

さばとしめじの炊き込みごはん

材料（2人分）

米（洗ってザルにあげる）…1合
さば缶（水煮）…1缶（180g）
しめじ（ほぐす）…小1パック（100g）
三つ葉（ざく切り）…1束
A | 酒、みりん…各大さじ1

作り方

1 炊飯器の内釜に米、**A**、さば缶の汁を入れ、1合の目盛りまで水を入れてさっと混ぜ、さば、しめじをのせて炊く。炊き上がったら全体を混ぜる。
2 器に盛り、三つ葉をのせる。

Memo
さばの水煮缶は鮭の水煮缶、三つ葉は小ねぎ、しめじはまいたけでも。

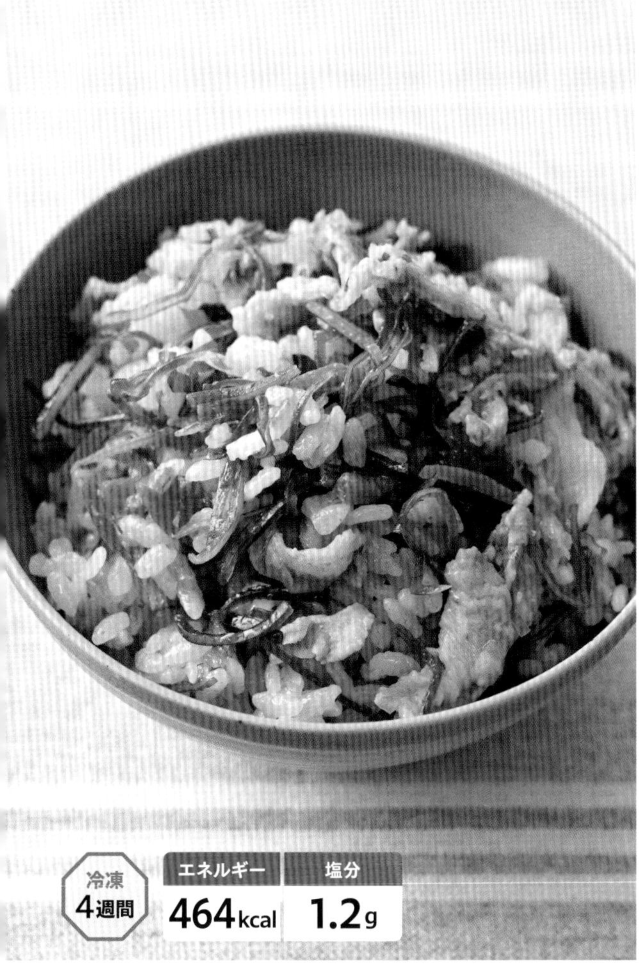

冷凍 4週間 エネルギー 464kcal 塩分 1.2g

昆布と肉の旨味のハーモニー

豚こま肉と刻み昆布の炊き込みごはん

材料（2人分）

米(洗ってザルにあげる)…1合
豚こま切れ肉…150g
にんじん(せん切り)…2㎝
刻み昆布(乾燥／水に浸けて戻し、水けをきって食べやすい長さに切る)…10g
A｜だし汁…1カップ
　｜しょうゆ…大さじ½

作り方

炊飯器の内釜に米、Aを入れてさっと混ぜ、豚肉、にんじん、刻み昆布をのせて炊く。炊き上がったら全体を混ぜる。

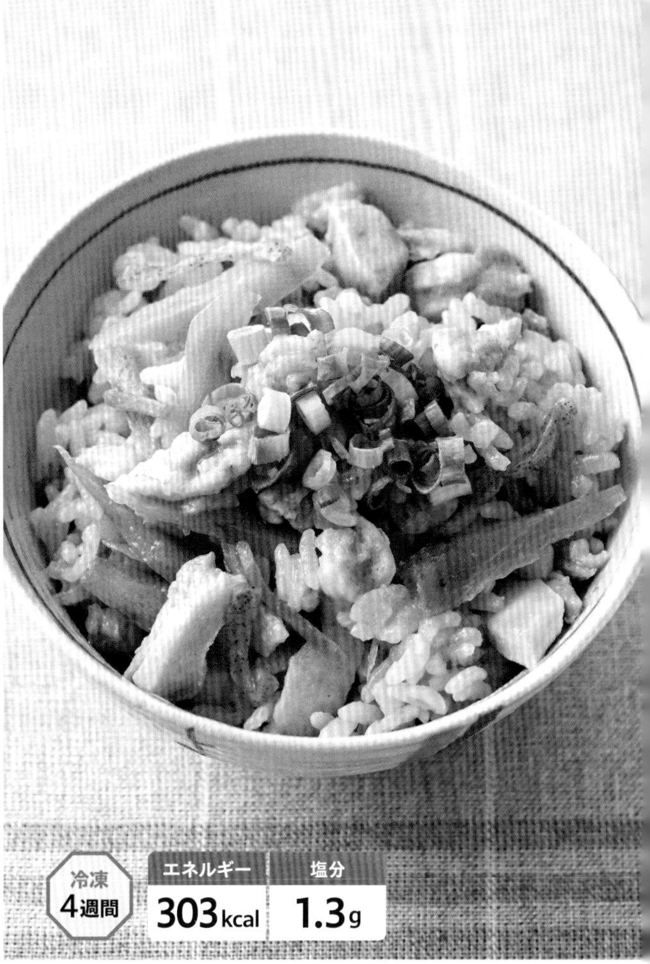

冷凍 4週間 エネルギー 303kcal 塩分 1.3g

鶏とごぼうの黄金コンビ。きんぴらミックスを使えば時短

鶏とごぼうの炊き込みごはん

材料（2人分）

胚芽米…1合
鶏もも肉(親子丼用または小さく切る)…150g
きんぴらミックス(水煮／ごぼう50g、にんじん30g、糸こんにゃく20g)…100g
小ねぎ(小口切り)…2本
A｜しょうゆ、みりん…各小さじ2
　｜塩…少々

作り方

1 炊飯器の内釜に胚芽米、水1カップを入れて30分ほどおく。Aを加えてさっと混ぜ、鶏肉、きんぴらミックスをのせて炊く。炊き上がったら全体を混ぜる。
2 器に盛り、小ねぎをちらす。

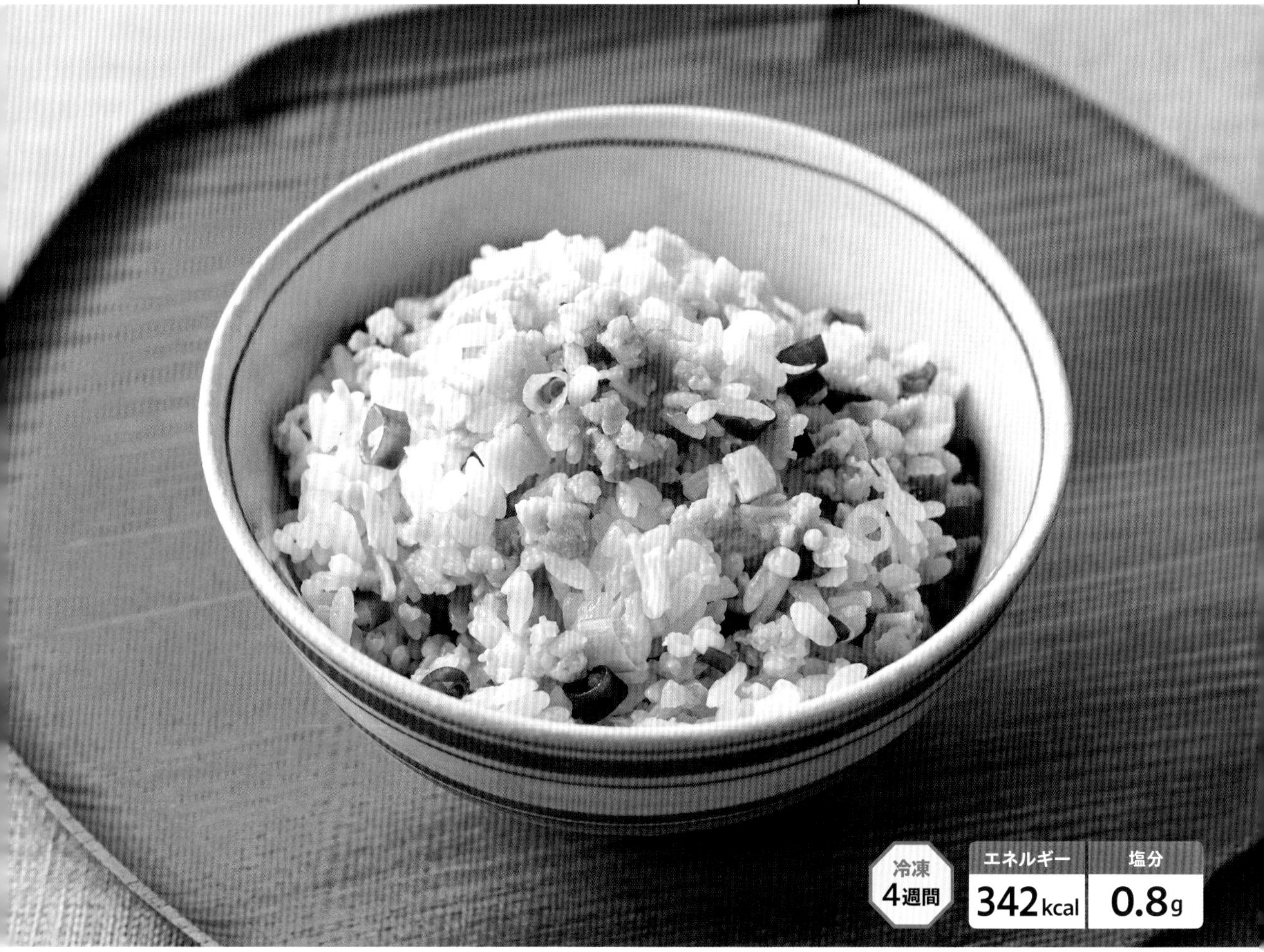

塩代わりの塩麹で旨味もプラス

きのこと鶏ひき肉の塩麹混ぜごはん

材料（2人分）

温かいごはん…300g
鶏ひき肉…100g
塩麹…大さじ1
えのきだけ（みじん切り）…小½袋（50g）
小ねぎ（小口切り）…2本

作り方

1 ひき肉に塩麹を混ぜる。
2 フライパンに**1**、えのきだけを入れて中火で炒める。
3 温かいごはんに**2**、小ねぎを混ぜる。

Memo
鶏ひき肉は豚ひき肉でも。鶏ひき肉とえのきだけを塩麹で炒めたものを作りおきして冷凍しておくと便利。

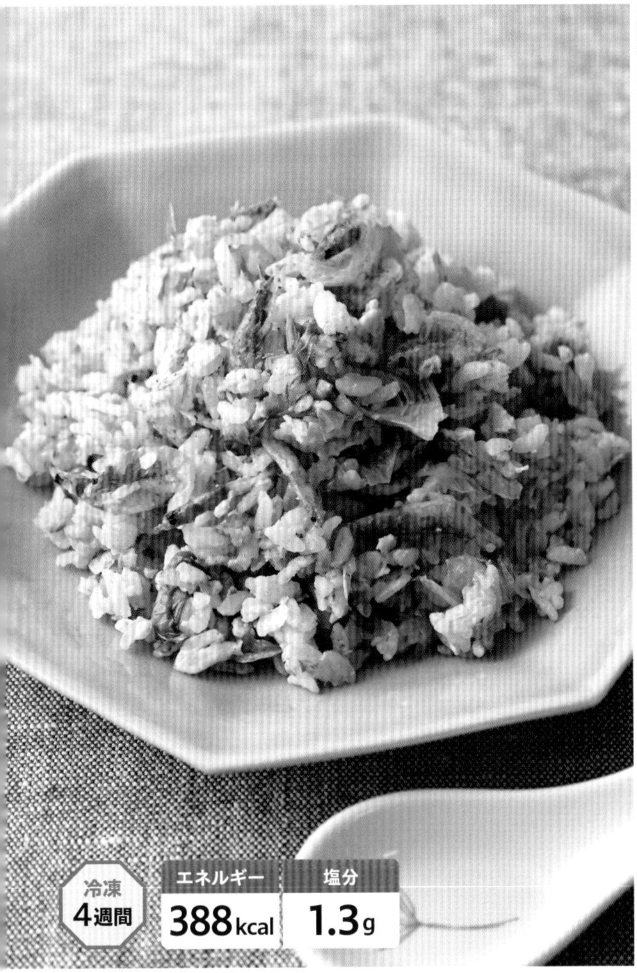
冷凍
4週間
エネルギー
388kcal
塩分
1.3g

シャキシャキレタスをさっと炒めて

レタスと桜えびのチャーハン

材料（2人分）

温かい胚芽米ごはん…300g
溶き卵…2個分
鶏がらスープの素…小さじ1
レタス（ざく切り）…100g
桜えび（乾燥）…10g
しょうゆ…小さじ½
こしょう…少々
植物油…大さじ1

作り方

1 胚芽米ごはんに溶き卵、鶏がらスープの素を混ぜ、なじませる。

2 フライパンに植物油を中火で熱し、**1**を入れてパラパラになるまで炒める。レタス、桜えびを加えて炒め合わせたら、鍋肌からしょうゆを加えてさっと炒め、こしょうをふる。

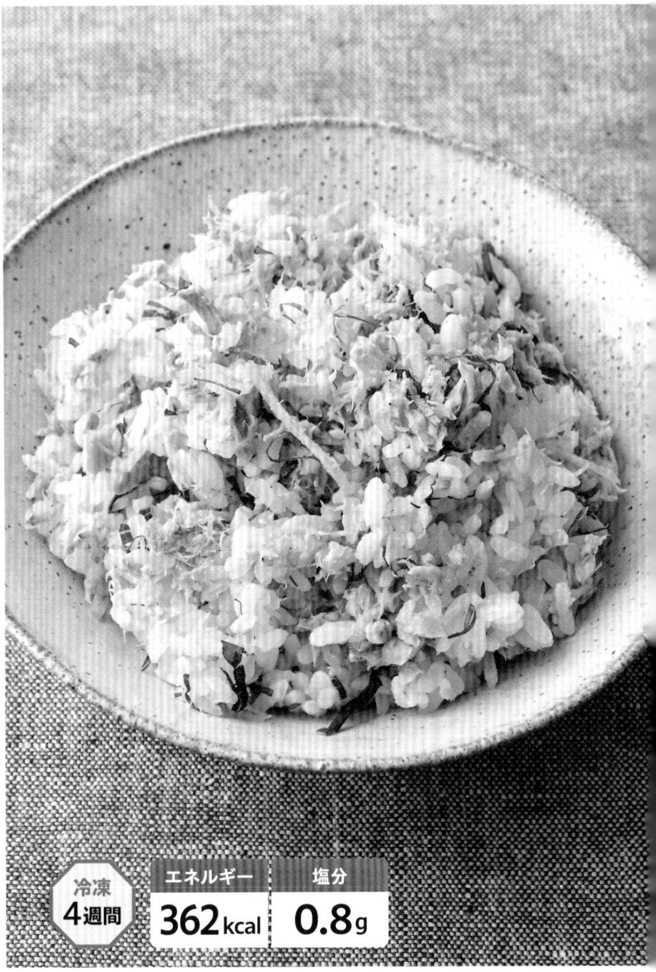
冷凍
4週間
エネルギー
362kcal
塩分
0.8g

レンチンした鮭を混ぜるだけ

鮭レンジ蒸し混ぜごはん

材料（2人分）

温かいごはん…300g
生鮭（切り身）…2切れ（160g）
塩…小さじ¼（鮭の重さの約1%）
酒…大さじ1
青じそ（せん切り）…4枚
しょうが（せん切り）…小1かけ
白いりごま（細かく刻む）…大さじ1

作り方

1 鮭に塩をふって10分ほどおき、水けを拭き取り、耐熱皿に入れる。酒をかけ、ラップをして電子レンジで2分加熱し、蒸らしてほぐす。

2 温かいごはんに**1**、青じそ、しょうが、白いりごまを混ぜる。

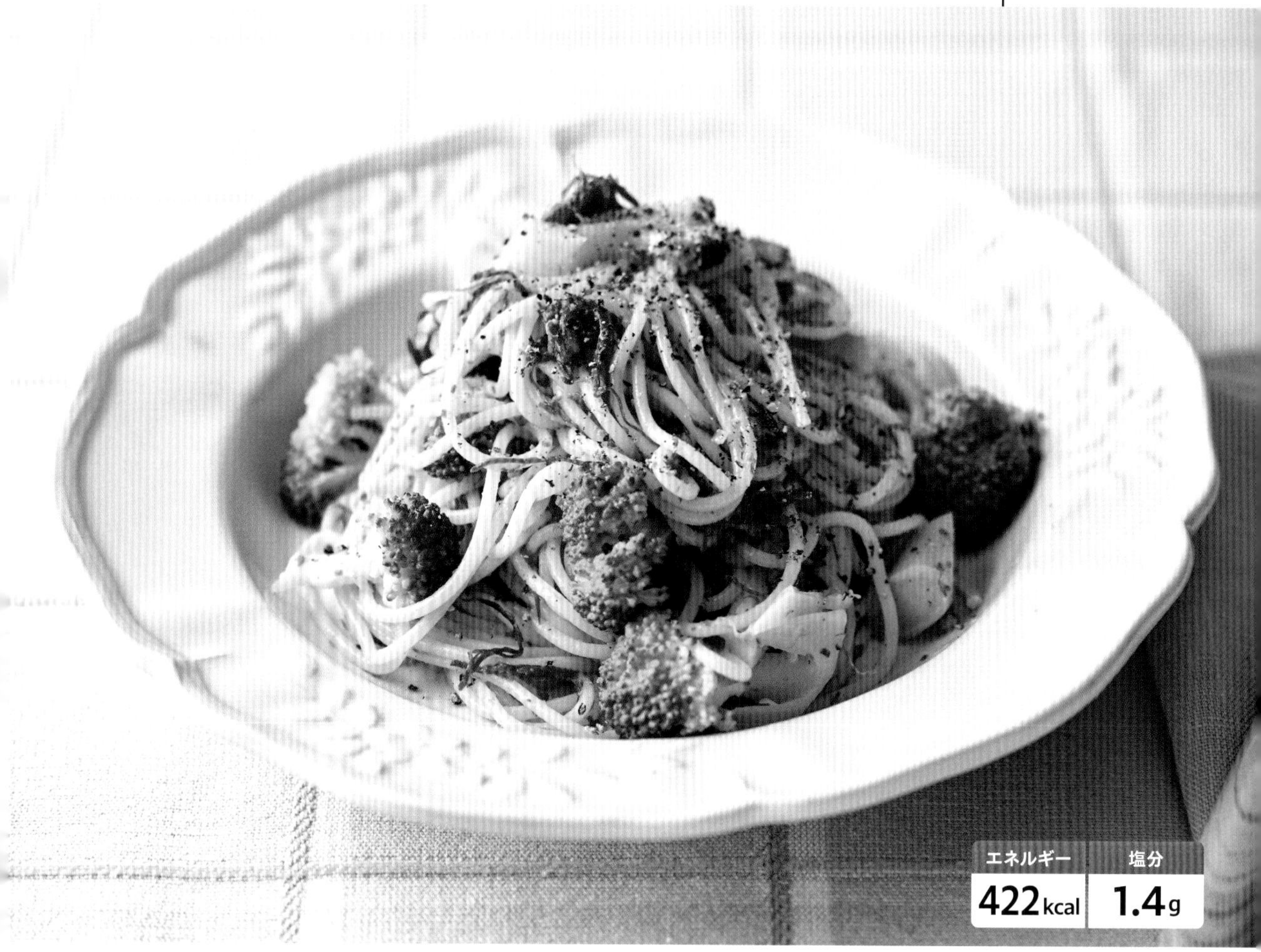

エネルギー	塩分
422kcal	1.4g

コンビーフの旨味で調味料いらず

ブロッコリーとコンビーフのパスタ

材料（2人分）

スパゲッティ…150g
ブロッコリー（小房に分ける）…150g
コンビーフ…1缶(80g)
にんにく(みじん切り)…小1かけ分
オリーブ油…大さじ1
粗びき黒こしょう…少々

作り方

1 スパゲッティは、湯1ℓに対して小さじ1弱の塩を加えた湯(塩分0.5%)でゆでる。ブロッコリーはスパゲッティのゆで時間が残り3分になったら加え、一緒にゆでる。

2 フライパンにオリーブ油、にんにくを入れて弱火で炒め、色づいてきたらコンビーフをほぐして加え、中火で炒める。**1**を加えて和える。

3 器に盛り、粗びき黒こしょうをふる。

Memo

ブロッコリーはアスパラガス、小松菜、さやいんげんなどに代えても。

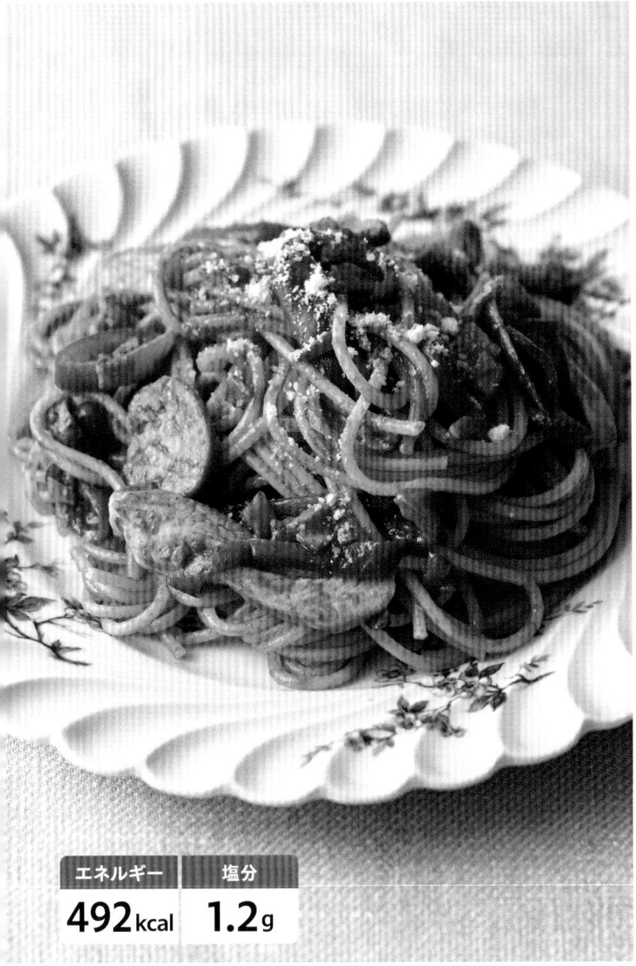

エネルギー	塩分
492kcal	1.2g

定番ナポリタンに鶏肉で旨味をプラス

ナポリタン

材料（2人分）

スパゲッティ…150g　／　鶏むね肉…100g

ハム（粗みじん切り）…1枚（15g）

ピーマン（横5㎜幅に切る）…2個

マッシュルーム（薄切り）…30g

A トマトピューレ…大さじ4
　トマトケチャップ…大さじ1

オリーブ油…大さじ2　／　粉チーズ…小さじ2

作り方

1 スパゲッティは、塩分0.5％の湯でゆでる。

2 フライパンにオリーブ油を中火で熱し、鶏肉、ハムを入れて炒め、鶏肉の色が変わったらピーマン、マッシュルームを加えてさっと炒める。**A**を加えてなじむように炒め、**1**を加えて炒める。

3 器に盛り、粉チーズをかける。

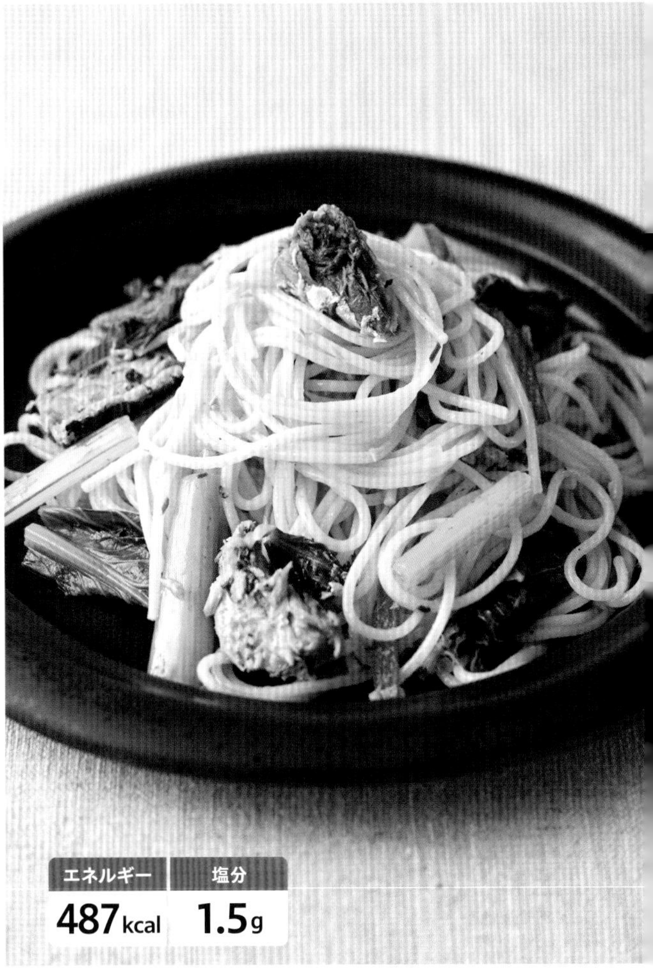

エネルギー	塩分
487kcal	1.5g

さば缶を使って魚のパスタをお手軽に

小松菜とさば缶のパスタ

材料（2人分）

スパゲッティ…150g

さば缶（水煮）…1缶（180g）

小松菜（ざく切り）…⅓束（100g）

パプリカ（赤／細切り）…⅓個

にんにく（みじん切り）…小1かけ分

オリーブ油…大さじ1

作り方

1 スパゲッティは、塩分0.5％の湯（P150参照）でゆでる。

2 フライパンにオリーブ油、にんにくを入れて弱火で炒め、色づいてきたら小松菜、パプリカを加えて中火でさっと炒め、さば缶を汁ごと加えてくずしながら炒める。**1**を加えて和える。

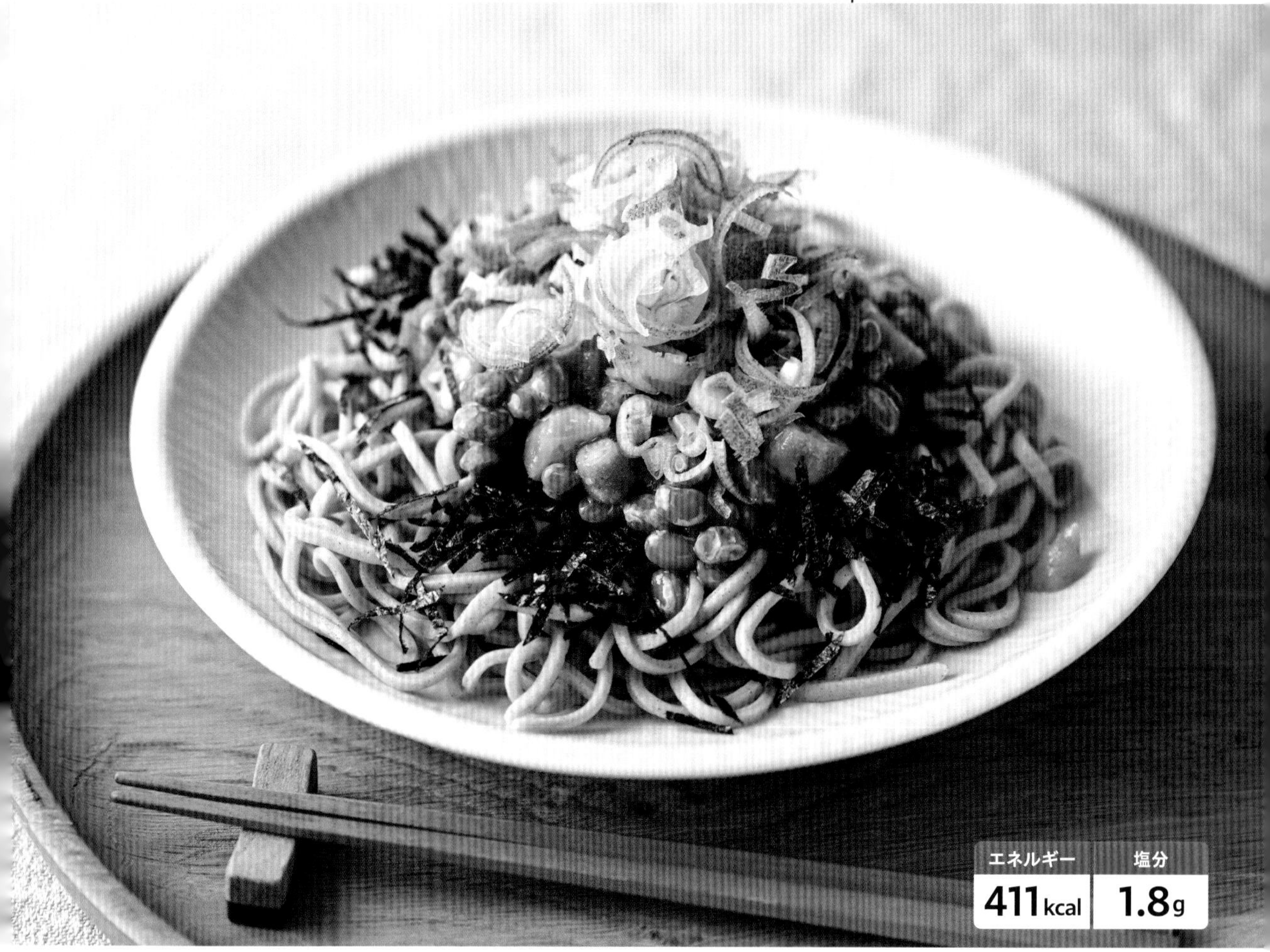

エネルギー	塩分
411kcal	1.8g

ねばねばコンビの旨味を絡めて

納豆和えそば

材料（2人分）

ゆでそば（塩分0タイプ）…2玉
納豆（添付のからしを混ぜる）…2パック
オクラ（ゆでて小口切り）…4本
みょうが（小口切り）…2個
刻みのり…適量
めんつゆ（3倍濃縮）…大さじ2

作り方

1 そばはゆでて冷水に取り、水けをきって器に盛る。
2 納豆、めんつゆを混ぜ、刻みのり、オクラ、みょうがとともに**1**にのせる。和えていただく。

Memo

オクラの代わりに、めかぶや、夏ならゆでて刻んだモロヘイヤを合わせても◎。

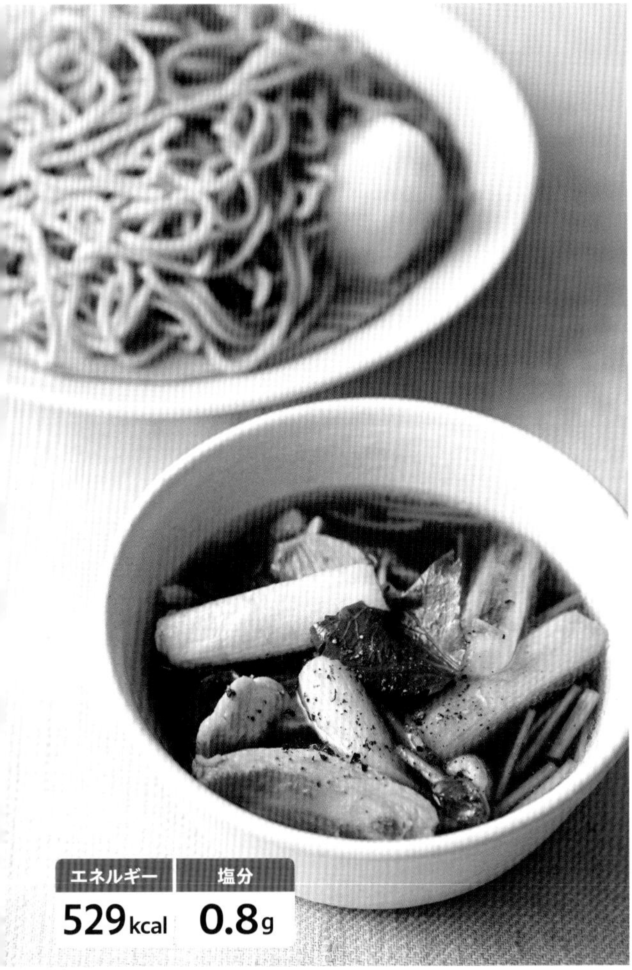

エネルギー 529kcal　塩分 0.8g

鶏肉を使えば南蛮そばも手軽にできる

鶏南蛮そば

材料（2人分）

ゆでそば（塩分0タイプ）…2玉
鶏もも肉（そぎ切り）…150g
長ねぎ（浅く切り目を入れてぶつ切り）…½本
大根（おろして水けをきる）…100g
A　だし汁…1カップ
　しょうゆ、みりん…各大さじ1
三つ葉（ざく切り）…1株
植物油…大さじ½　／　粗びき黒こしょう…適宜

作り方

1 そばはゆでて冷水に取り、水けをきり、器に盛る。
2 フライパンに植物油を中火で熱し、鶏肉、長ねぎを入れて焼きつける。Aを加えて煮立て、火をとめて三つ葉を加え、器に注ぐ。
3 1に大根おろしを添え、2につけていただく。途中で粗びき黒こしょうを加えても。

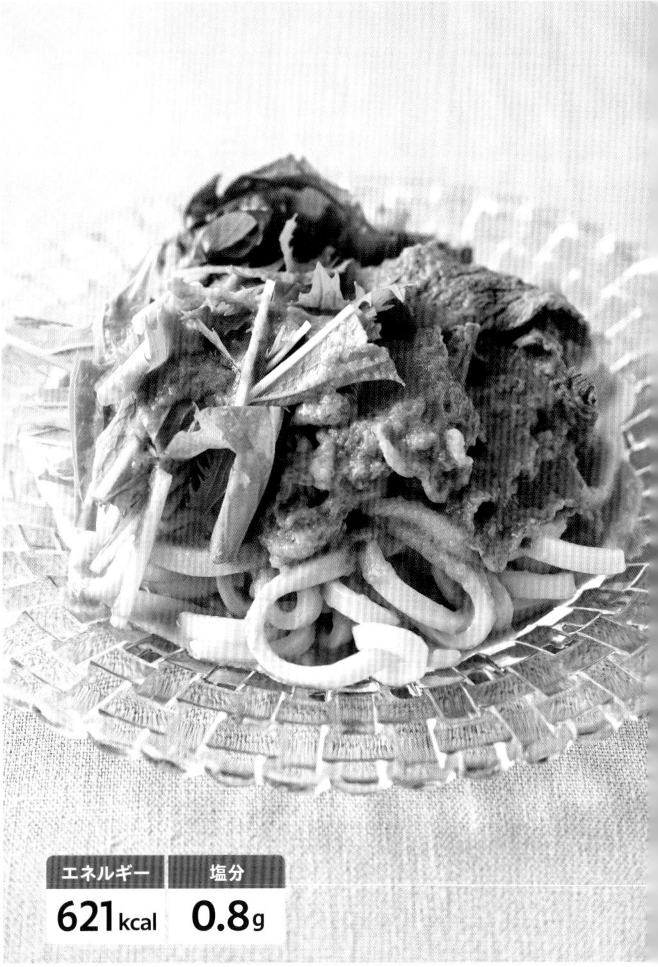

エネルギー 621kcal　塩分 0.8g

めんつゆと練りごまの相性抜群

ごまだれ冷やしうどん

材料（2人分）

ゆでうどん（塩分0タイプ）…2玉
牛こま切れ肉（沸騰した湯でゆでてザルにあげる）
　…150g
水菜（ざく切り）…1株
カットわかめ（乾燥／水で戻して水けをきる）
　…大さじ1強（4g）
A　めんつゆ（3倍濃縮）、白練りごま、だし汁
　…各大さじ2

作り方

1 うどんはゆでて冷水に取り、水けをきって器に盛る。
2 1に牛肉、水菜、わかめをのせ、Aを混ぜてかける。和えていただく。

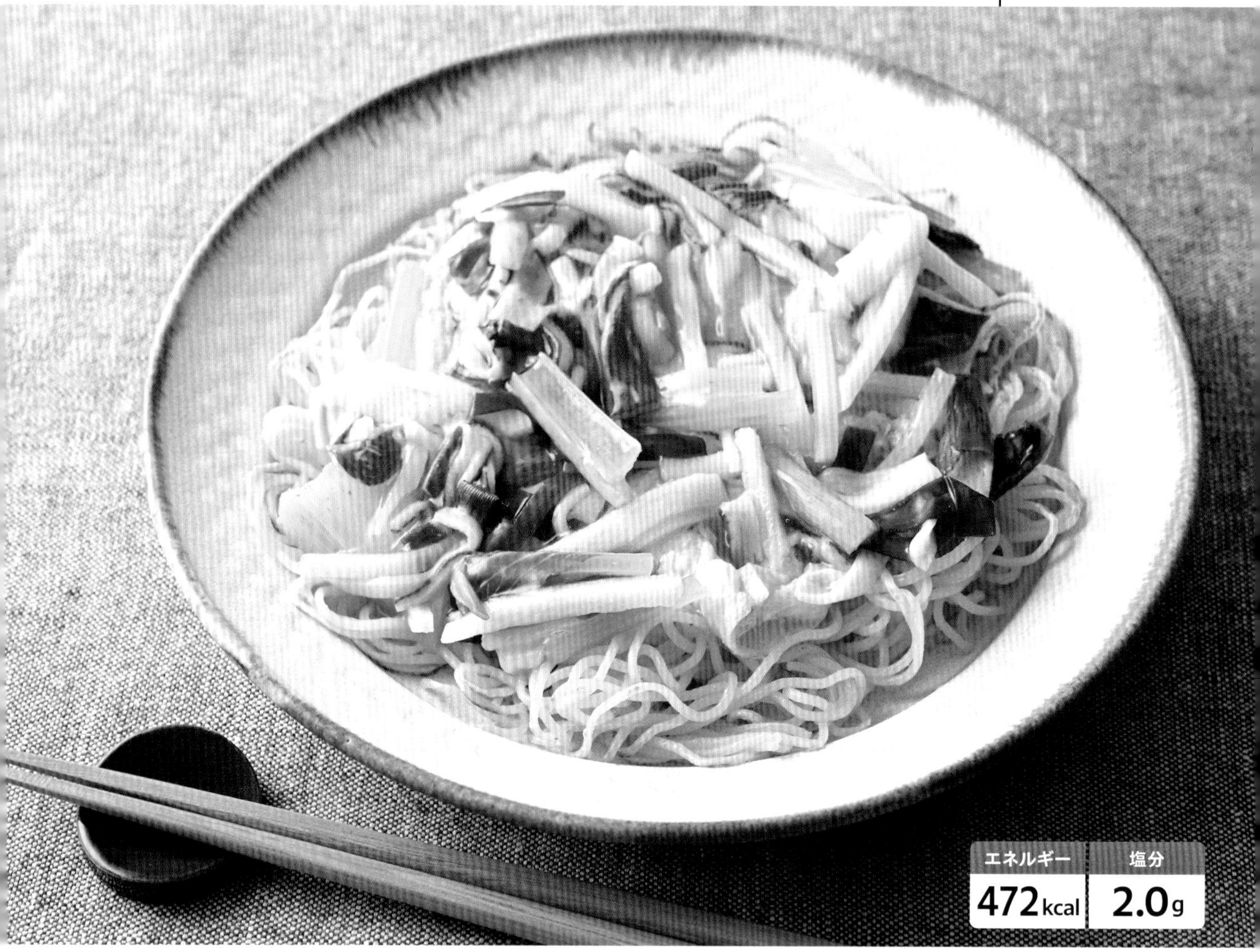

エネルギー	塩分
472kcal	2.0g

カリッと焼きつけた麺にあんを絡めて

あんかけそば

材料（2人分）

中華蒸し麺（袋を開け、電子レンジで2分加熱）
…2玉

溶き卵…2個分

A
- ゆでたけのこ（細切り）…50g
- 小松菜（3㎝長さに切る）…¼束（50g）
- 小ねぎ（3㎝長さに切る）…4本
- かに風味かまぼこ（ほぐす）…6本（60g）

B
- 鶏がらスープの素…小さじ1
- 水…¾カップ

水溶き片栗粉…片栗粉小さじ2＋水小さじ4

植物油…大さじ2

作り方

1 フライパンに植物油大さじ1を熱し、麺を入れて両面を焼きつけ、器に盛る。

2 同じフライパンに植物油大さじ1を熱し、溶き卵を流し入れてさっと炒め、**1**にのせる。

3 同じフライパンに**B**を入れて煮立て、**A**を加えて再び煮立ったら、水溶き片栗粉を加えてとろみをつけ、**2**にかける。

Memo

かに風味かまぼこは、シーフードミックスやかに缶、ほたて缶にしても。

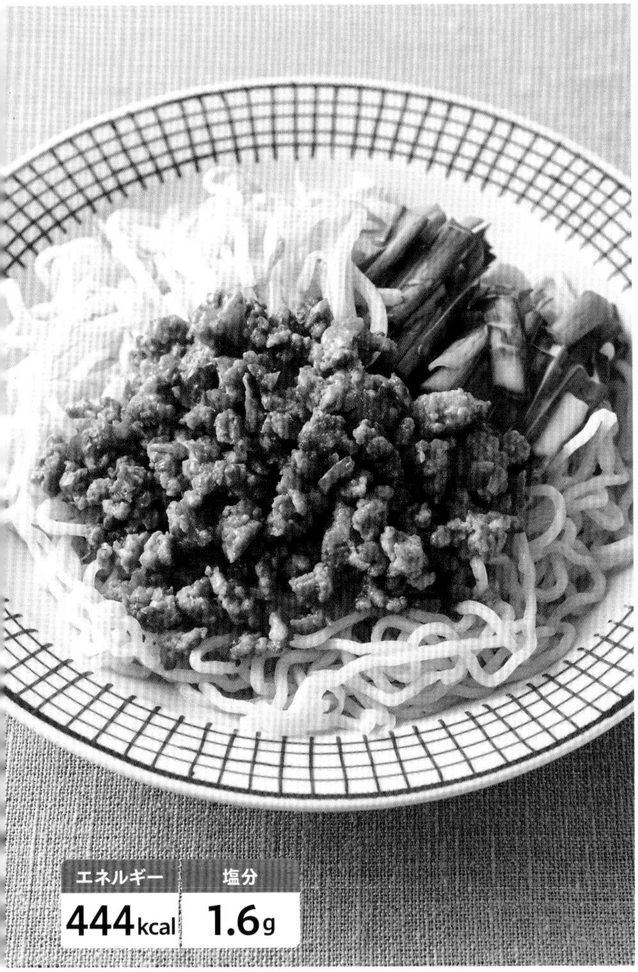
エネルギー
444kcal
塩分
1.6g

よく和えて召し上がれ！

担々風和え麺

材料（2人分）

中華麺（ゆでて流水で洗う）…2玉
豚ひき肉…100g　／　もやし（ゆでる）…50g
にら（ゆでてざく切り）…½束
ザーサイ（細かく刻む）…5g
無調整豆乳…½カップ
鶏がらスープの素…小さじ½　／　豆板醤…小さじ¼
A｜みそ、酒…各小さじ1　／　ごま油…小さじ1

作り方

1 鶏がらスープの素は少量の湯で溶かし、豆乳とよく混ぜておく。
2 フライパンにごま油、豆板醤を入れて弱火で炒め、ひき肉を加えて中火で炒める。ポロポロになったらザーサイ、よく混ぜたAを加えて炒める。
3 器に麺を盛り、2、もやし、にらをのせ、1をかける。和えていただく。

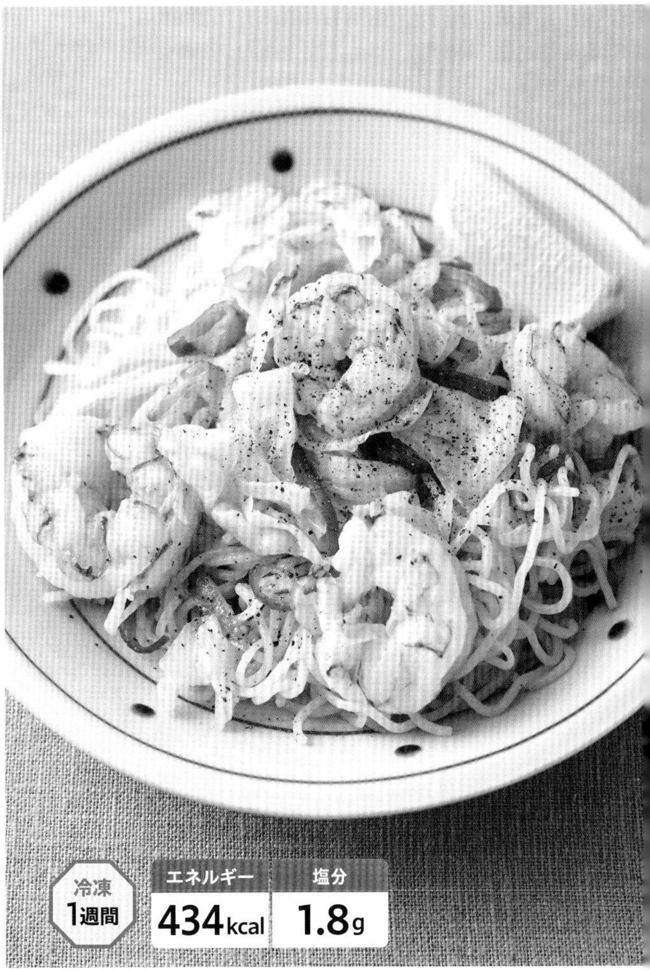
冷凍
1週間
エネルギー
434kcal
塩分
1.8g

レモンでさっぱり食べられる

塩レモン焼きそば

材料（2人分）

中華蒸し麺（袋を開け、電子レンジで2分加熱）…2玉
むきえび（背ワタを取り除く）…150g
キャベツ（ざく切り）…100g
ピーマン（細切り）…¼個　／　カットレモン…2切れ
A｜鶏がらスープの素…大さじ½
　｜ぬるま湯…¼カップ
植物油…大さじ2　／　粗びき黒こしょう…少々

作り方

1 フライパンに植物油大さじ1を熱し、むきえび、キャベツ、ピーマンを入れて炒め、Aを加えてなじんだら、汁ごといったん取り出す。
2 同じフライパンに残りの油を熱し、麺を炒める。1を戻し入れ、なじむように炒めて焼きつける。
3 器に盛り、粗びき黒こしょうをふり、レモンを添える。

さくいん

豆類・豆加工品

果実類

種実類

漬け物類

主食・皮・粉類

その他

監修 **伊藤貞嘉**（い とう さだ よし）

公立刈田綜合病院特別管理者。医学博士。1979年東北大学医学部卒業。1997年東北大学医学部教授、2012年東北大学理事（研究担当）。腎臓が食塩を感知して機能を調節する仕組みを世界で初めて証明。国際腎臓学会理事、国際高血圧学会理事、日本高血圧学会理事長などを歴任。紫綬褒章、米国高血圧学会最高栄誉賞など受賞も多数。著書・監修書に『日本人の食事摂取基準（2020年版）』（第一出版）『保健指導で高血圧パラドックスの解消へ』（東京医学社）などがある。

レシピ作成・料理 **牧野直子**（まき の なお こ）

管理栄養士、料理研究家、ダイエットコーディネーター。「スタジオ食（くう）」代表。食と栄養に関する豊富な知識から生み出される作りやすく、おいしく、ヘルシーな料理に定評がある。雑誌、テレビ、料理教室、健康セミナーなど、多方面で活躍中。著書・監修書に『2品でととのう やせ献立 おかず2つ&ゆる糖質オフだからラクに続けられる!』（主婦の友社）『塩分早わかり 第5版』『エネルギー早わかり 第5版』（女子栄養大学出版部）、『70歳からの簡単、美味しい健康レシピ』（成美堂出版）などがある。

参考文献
日本人の食事摂取基準（2020年版）
血圧 vol.20（ 2013,先端医学社）
塩分早わかり 第4版（女子栄養大学出版部）

健康づくりポータルサイト
https://healthy-life21.com/2022/02/11/20220211/

Staff

撮影	田中宏幸
スタイリング	宮沢ゆか
デザイン	矢﨑進、森尻夏実
	相馬和弥（大空出版）
イラスト	Norio
調理アシスタント	徳丸美沙
栄養計算	松本美子
執筆協力	志水あい、圓岡志麻
編集・構成	丸山みき（SORA企画）
編集アシスタント	大西綾子、秋武絵美子、
	永野廣美（SORA企画）
編集担当	原 智宏（ナツメ出版企画）

ナツメ社Webサイト
https://www.natsume.co.jp
書籍の最新情報（正誤情報を含む）はナツメ社Webサイトをご覧ください。

本書に関するお問い合わせは、書名・発行日・該当ページを明記の上、下記のいずれかの方法にてお送りください。電話でのお問い合わせはお受けしておりません。
・ナツメ社webサイトの問い合わせフォーム　https://www.natsume.co.jp/contact　・FAX（03-3291-1305）
・郵送（下記、ナツメ出版企画株式会社宛て）　なお、回答までに日にちをいただく場合があります。
　正誤のお問い合わせ以外の書籍内容に関する解説・個別の相談は行っておりません。あらかじめご了承ください。

おいしい かんたん 作りおき 高血圧・減塩レシピ（こう けつ あつ げん えん）

2024年4月1日　初版発行

監修者	**伊藤貞嘉**（い とう さだ よし）	Ito Sadayoshi,2024
料　理	**牧野直子**（まき の なお こ）	Makino Naoko,2024
発行者	**田村正隆**	

発行所　**株式会社ナツメ社**
　　　　東京都千代田区神田神保町1-52　ナツメ社ビル1F（〒101-0051）
　　　　電話 03-3291-1257（代表）　FAX 03-3291-5761　振替 00130-1-58661
制　作　**ナツメ出版企画株式会社**
　　　　東京都千代田区神田神保町1-52　ナツメ社ビル3F（〒101-0051）　電話 03-3295-3921（代表）
印刷所　**図書印刷株式会社**

ISBN978-4-8163-7531-6　　　　　　　　　　　　　　　　　　　　　Printed in Japan